U0642295

高等医药院校《SPSS18及其医学应用》专用教材

SPSS18
及其医学应用

【第二版】 SPSS18 JIQI YIXUE YINGYONG

主　编◎虞仁和

副主编◎魏高文　袁秀琴

主　审◎孙振球

中南大学出版社
www.csupress.com.cn

—— ·内容提要· ——

　　本书是根据人民卫生出版社出版、孙振球和徐勇勇教授主编的《医学统计学》(第4版)配套编写的通用教材。重点介绍了 SPSS 18 的特点、功能、运行环境、主要窗口和对话框等及其在医学研究中的应用,包括数据文件的建立、数据文件的管理、描述性统计分析、t 检验、方差分析、χ^2 检验、秩转换的非参数检验、双变量回归与相关分析、多元线性回归分析、logistic 回归分析、生存分析、判别分析、聚类分析、主成分分析与因子分析、多变量方差分析、诊断试验评价、信度与效度分析、统计图形等,并以实例对每一个统计过程进行演示,突出了实用性,以便读者在较短时间内掌握常用统计方法的SPSS 操作。

　　本书主要是面向非统计专业人员、医学研究生和本科生学习《SPSS 及其医学应用》课程的教材,也可作为《医学统计学》的辅助教材。同时,还可用于医学科研工作者的培训和继续教育,是广大非统计专业的科研和教学人员、卫生行政部门管理人员参考用书。

图书在版编目(CIP)数据

SPSS18 及其医学应用/虞仁和主编. —2 版.
—长沙:中南大学出版社,2017.3
ISBN 978 - 7 - 5487 - 2749 - 1

Ⅰ.S...　Ⅱ.虞...　Ⅲ.医学统计 - 统计分析 - 软件包
Ⅳ. R195.1 - 39

中国版本图书馆 CIP 数据核字(2017)第 056804 号

SPSS18 及其医学应用(第 2 版)

虞仁和　主编

□责任编辑	谢新元	
□责任印制	易建国	
□出版发行	中南大学出版社	
	社址:长沙市麓山南路	邮编:410083
	发行科电话:0731 - 88876770	传真:0731 - 88710482
□印　　装	长沙印通印刷有限公司	

□开　　本	787×1092 1/16	□印张 19.25	□字数 479 千字
□版　　次	2017 年 3 月第 2 版	□2017 年 3 月第 1 次印刷	
□书　　号	ISBN 978 - 7 - 5487 - 2749 - 1		
□定　　价	38.00 元		

图书出现印装问题,请与经销商调换

《SPSS 18 及其医学应用》(第2版)
编写人员

主　编　虞仁和

副主编　魏高文　袁秀琴

主　审　孙振球

编　委　(按姓氏笔画为序)

王一任(中南大学)

王乐三(中南大学)

史静琤(中南大学)

朱　旭(湖南中医药大学)

许林勇(中南大学)

杨土保(中南大学)

杨　芳(中南大学)

李杏莉(中南大学)

胡平成(中南大学)

胡国清(中南大学)

胡　明(中南大学)

查文婷(湖南师范大学)

袁秀琴(南华大学)

曾小敏(中南大学)

虞仁和(中南大学)

颜艳(中南大学)

魏高文(湖南中医药大学)

前　　言

　　SPSS 统计分析软件是世界上通用的权威统计分析软件之一，最初其英文名称原意为"Statistics package for social science，SPSS"，即"社会科学统计软件包"。随着产品服务领域的扩大和服务深度的增加，其英文全称已于 2000 年更改为"Statistics product and service solutions"，即"统计产品与服务解决方案"。2009 年 3 月，SPSS 公司把 SPSS Statistics 改为 PASW（predictive analytics soft ware）Statistics，将 SPSS 17 统计分析软件正式更名为 PASW Statistics 17，稍后将该版本升级为 PASW Statistics 18。与以前版本相比，PASW Statistics 18 在统计分析功能上有了不小提高。

　　与其他国际权威软件相比，SPSS 统计分析软件最显著的特点是菜单和对话框操作方式，绝大多数操作过程仅靠点击鼠标即可完成，操作简便，容易上手，受到了广大非统计专业用户的欢迎。中南大学湘雅公共卫生学院卫生统计学教研室自 2001 年将 SPSS 软件列入医学硕士研究生和临床医学八年制以及预防医学本科生的选修课程，开设了统计软件课程。伴随着 SPSS 软件的更新和国内《医学统计学》教材的再版，先后编写了多本 SPSS 实习教程，无论是最初的内部印刷材料还是正式出版的论著，都在不同阶段受到了广大研究生和医疗卫生工作人员的欢迎和好评。

　　2010 年，中南大学湘雅公共卫生学院流行病与卫生统计系孙振球教授主编的全国高等医药院校研究生规划教材《医学统计学》（第 3 版）正式出版，为方便广大医学生使用 PASW Statistics 18 完成第 3 版教材中的统计分析，2012 年编写了《SPSS18 及其医学应用》一书。在 4 年多的教学与科学研究应用实践中，深受广大高等医药院校师生和科技工作者的欢迎和好评。2014 年，孙振球、徐勇勇教授主编的全国高等医药院校研究生规划教材《医学统计学》（第 4 版）出版，为完成第 4 版教材中的统计分析和适应医学统计学教学内容改革与医学科研的发展，我们对第 1 版《SPSS18 及其医学应用》进行了修订。

　　《SPSS18 及其医学应用》第 2 版在保持和发扬第 1 版编写风格和编写框架的基础上，增加了"多变量方差分析"和"信度与效度分析"两个章节，以及"多个样本率间的多重比较"1 节；重写了第 15 章"聚类分析"。此外，还对各章内容，包括例题与练习题进行了更精细的加工，并作了适当更新和适当删节。

　　本书主要面向医学生和医疗卫生工作者，可作为研究生和本科生学习 SPSS 统计软件的参考教材，尤其适合与国家卫生与计划生育委员会"十二五"规划教材、全国高等医药教材建设研究会"十二五"规划教材《医学统计学》(第4版)配套使用。本书在编写上突出实用性，通过实例对统计分析过程的每一个步骤进行演示，包括数据文件的建立与管理，统计方法的选择与操作，输出结果的解释等，能使读者很快学会常用统计方法的SPSS操作。

　　本书修订过程中，得到中南大学各级领导和湘雅公共卫生学院流行病与卫生统计学系全体师生的关心与支持；来自省内4所高等医药院校的专家、教授参加了第2版《SPSS18及其医学应用》教材的修订编写，他(她)们为本教材的修订付出了艰辛劳动；谨在此一并表示感谢。

　　由于作者水平有限，本书难免存在不足之处。如有偏颇之处，恳请同行专家及读者批评指正，以便今后进一步完善本书。

虞仁和

中南大学湘雅公共卫生学院

2016 年 12 月于长沙

目　录

第一章　SPSS 统计软件概述

　　SPSS 是当今世界上通用的权威统计分析软件之一，最初其英文名称原意为"Statistics package for social science"即"社会科学统计软件包"。事实上，SPSS 不仅适用于社会科学，同样可应用于自然科学和技术科学，如生物学、心理学、医学、经济学等各个领域。随着产品服务领域的扩大和服务深度的增加，其英文全称已于 2000 年更改为"Statistics product and service solutions"即"统计产品与服务解决方案"。2009 年 3 月，SPSS 公司把 SPSS Statistics 改为 PASW(Predictive analytics soft ware)Statistics。此后 SPSS 把 SPSS 17 统计分析软件正式更名为 PASW Statistics 17。目前的版本为 PASW Statistics 18，在这之后，SPSS 又推出了多个版本，虽然产品名称历经变迁，但是软件的统计分析功能和使用方法变化不大。本书以 PASW Statistics 18 为例，还是采用简单的名称：SPSS Statistics。

　　1968 年，美国斯坦福大学三位学生 Norman Nie(斯坦福大学政治学博士研究生)、Bent (斯坦福大学运筹学方向研究生)与 Hull 一起开发了一套自动化处理数据和输出统计分析结果的程序。第一个版本于 1968 年正式发布。随着 SPSS 销售的迅速增长，SPSS 两位创始人 Norman Nie 和 Hull 于 1975 年在芝加哥成立了 SPSS 公司。极大地扩充了 SPSS 统计软件的应用范围，并使其能很快地应用于自然科学、技术科学、社会科学的各个领域，世界上许多有影响的报刊杂志纷纷就 SPSS 的自动统计绘图、数据的深入分析、使用方便、功能齐全等方面给予了高度的评价与称赞。在国际学术界有条不成文的规定，即在国际学术交流中，凡是用 SPSS 软件完成的计算和统计分析，可以不必说明算法，由此可见其影响之大和信誉之高。

　　1984 年推出用于个人电脑的 SPSS/PC +，1992 年推出 Windows 版本，即最初的 4.0 版本。之后，相继有 Windows 3.x 平台下的 SPSS 6.0 和 SPSS 6.1 版本，以及 Win 95 或以上平台下的 SPSS 7.0、SPSS 7.5、SPSS 8.0、SPSS 9.0、SPSS 10.0、SPSS 11.0、SPSS 13.0、SPSS 14.0、SPSS 15.0、SPSS 16.0 版本。2008 年 12 月发布了 SPSS 17，2009 年 3 月更名为 PASW Statistics 17，2009 年 8 月发布了 PASW Statistics 18。其中 SPSS 14.0 和 SPSS 16.0 版本都有中文版发行。从版本 17 开始，SPSS 把所有支持的语言集成在一起，可选择 11 种语言的任何一种版本。迄今 SPSS Statistics 软件已有 40 余年的成长历史。全球约有 28 万家产品用户，它们分布于通讯、医疗、银行、证券、保险、制造、商业、市场研究、科研教育等多个领域和行业，是世界上应用最广泛的专业统计软件。

　　在 2009 年 IBM 公司收购 SPSS 公司后，现在在中国市场上推出的最新产品是 IBM SPSS Statistics 22.0 多国语言版。

　　与其他国际权威软件相比，虽然 SPSS 也可以通过编辑程序来运行，但它最显著的特点是菜单和对话框操作方式，绝大多数操作过程仅靠点击鼠标即可完成。因此，它以易于操作而成为非统计专业人员应用最多的统计软件。

一、SPSS 统计分析软件的基本特点

1. Windows 风格的界面极为友好

SPSS 最突出的特点就是操作界面极为友好，输出结果美观漂亮。SPSS 是第一个采用人机交互界面的统计软件，非常容易学习和使用。

2. 操作简便

SPSS 软件基本操作可通过点击鼠标来完成，有一定统计基础且熟悉 Windows 一般操作的应用者参考它的帮助系统基本上可以自学使用；除了数据录入及部分命令程序等少数输入工作需要使用键盘键入外，对于常见的统计分析方法完全可以通过对"菜单""对话框"的操作完成，无需编程（熟悉或精通编程者可以通过编程来实现窗口和对话框分析的所有功能）。从某种意义上讲，SPSS 软件还可以帮助数学功底不够的使用者学习运用现代统计技术。使用者仅需要关心某个问题应该采用何种统计方法，并初步掌握对计算结果的解释，而不需要了解其具体运算过程，就可以在使用手册的帮助下完成对数据定量分析。现在很多使用者只需要适当的练习，就能够掌握简单的操作分析，因此 SPSS 特别受非统计专业数据分析人员的青睐。

3. 数据管理功能强大且操作直观

SPSS 软件在其基本界面上集成了数据录入、转换、检索、统计分析、作图、制表及编辑等功能；采用类似 EXCEL 表格的方式输入与管理数据，数据接口较为通用，能方便地从其他数据库中读入数据。

4. 统计分析方法全面

SPSS 软件的统计过程包括了常用的、较为成熟的统计分析方法，提供了从简单的描述统计到复杂的多元统计分析方法。比如数据的探索性分析、一般统计描述、简单列联表分析、均数比较、一般线性模型、混合模型、相关回归、对数线性模型、聚类和判别、因子和对应分析、多维标度、可靠性信度分析、非参数检验、时间序列、生存分析及缺失值估计、神经网络等。而且所有菜单操作的内容可自动生成 SPSS 命令语句，简单编辑后又形成 SPSS 环境下的可执行程序文件，像 SAS 系统下的程序一样可存储、调用。

5. 功能模块组合灵活

SPSS 软件由 SPSS Statistics Core、SPSS Statistics Base、SPSS Statistics Regression、SPSS Advance Statistics、SPSS Custom Tables、SPSS Categories、SPSS Exact Tests、SPSS Missing Values、SPSS Conjoint、SPSS Complex Samples、SPSS Decision Trees、SPSS Data Preparation、SPSS Forecasting、SPSS Statistics Adapter、SPSS Neural Networks、SPSS Direct Marketing、SPSS Bootstrapping 共 17 个功能模块组成，用户可根据自己的分析工作需要和计算机设备的实际配置情况选择和装配模块。

6. 方便的数据接口

SPSS 可以同时打开多个数据集，方便研究时对不同数据库进行比较分析和进行数据库转换处理。软件提供了更强大的数据管理功能帮助用户通过 SPSS 使用其他的应用程序和数据库。能够读取及输出多种格式的文件。比如：由 dBASE、FoxBASE、FoxPRO 产生的 *.dbf 文件，文本编辑器生成的 ASCⅡ数据文件，Excel 的 *.xls 文件等均可转换成可供分析的 SPSS 数据文件。同样的，能够把 SPSS 的图形转换为 7 种不同的图形文件。SPSS 的输出结果

可保存为 ∗.txt、pdf、doc、ppt、html 等格式的文件。

　　总之，SPSS 界面清晰、形象直观、易学易用。只要掌握一定的 Windows 操作技能，懂得统计分析基本原理和方法，就可使用该软件为特定的科研服务。

二、SPSS 的运行环境

1. 硬件环境

SPSS 要求的硬件环境取决于选择哪些分析模块以及所选用的版本号。SPSS 18 对计算机硬件的基本要求如下：

（1）Pentium 系列或同等性能的处理器。

（2）至少 256M 内存。

（3）至少 800M 的剩余硬盘空间。如果安装 SPSS 18 的全部模块，大约需要 1.2G 的硬盘空间。

（4）VGA 显示器和与 Windows2000/XP/Vista 兼容的图形适配卡。

（5）CD – ROM 光盘驱动器。用于光盘安装 SPSS 18。

（6）网络适配卡。用于访问 SPSS 公司的网站（www.spss.com.cn）。

2. 软件环境

客户端支持 Windows XP（32 位）、Windows Vista（32 位和 64 位）、Linux 和 Mac OS。服务器端支持 Windows Server 2003（32 位和 64 位）、Windows Server 2008（32 位和 64 位）、AIX、HP – UX、Solaris。

三、SPSS 的启动与退出

1. SPSS 的启动

在启动 Windows 操作系统后，按照通常启动 Windows 程序的方法：

（1）通过双击（或单击）SPSS 桌面快捷方式图标启动 SPSS。

（2）通过"开始"菜单的"程序"运行方式启动 SPSS。

2. SPSS 的退出

（1）单击主菜单中的"File"，在下拉菜单中单击"Exit"，可退出 SPSS。

（2）单击 SPSS 窗口右上角控制框中的关闭按扭 ❌ ，可退出 SPSS。

（虞仁和　杨土保）

第二章　SPSS 的主要窗口和对话框

SPSS 主要有五大窗口：数据编辑窗口、结果输出窗口、结果编辑窗口、语法编辑窗口和脚本窗口。

第一节　数据编辑窗口

SPSS 启动后，在默认情况下会弹出开始界面对话框，如图 2 - 1 所示。

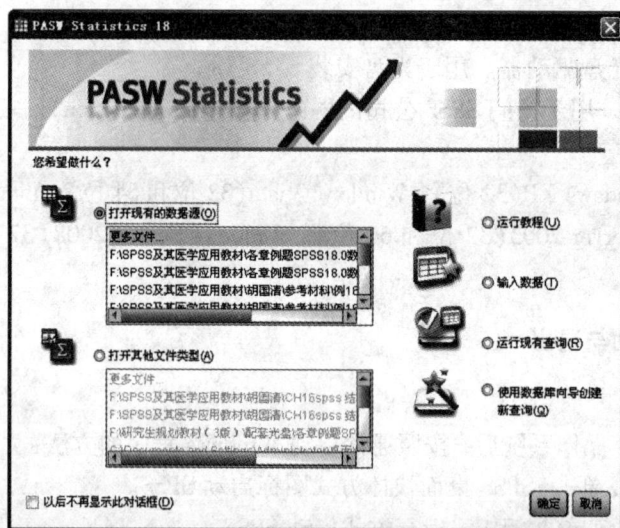

图 2 - 1　SPSS 开始界面

选择左边【打开现有的数据源】，打开最近使用过的数据文件。

选择左边【打开其他文件类型】，打开最近使用过的其他类型的非数据文件。

选择右边【运行教程】，打开 SPSS 统计分析软件的教程。

选择右边【输入数据】，可以输入新的数据。

选择右边【运行现有查询】，可以运行已有的查询语句，在 SPSS 数据编辑器显示查询结果。

选择右边【使用数据库向导创建新查询】，使用 SPSS 向导帮助你一步一步从数据库中获取数据。

勾选下方【以后不再显示此对话框】，以后启动 SPSS 软件时，图 2 - 1 所示对话框将不再出现。

单击【取消】按钮，将在屏幕上显示主画面即数据编辑窗口，见图 2 - 2。

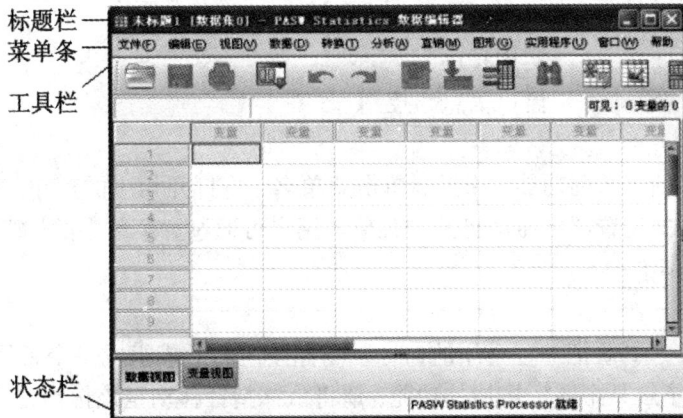

图 2 - 2　数据编辑窗口

在数据编辑窗中,有标题栏、菜单栏、工具栏、状态栏和数据视图及变量视图。数据编辑窗主要有建立新的数据文件、编辑和显示已有数据文件等功能。数据编辑窗由【数据视图】和【变量视图】两个视窗组成,两个视窗切换单独显示。数据视图用于显示和编辑变量值;变量视图用于定义、显示和编辑变量特征。

数据编辑窗的打开有以下几种方式:启动 SPSS 以后,数据编辑窗将首先自动打开;若在 SPSS 运行过程中欲建立新的数据文件,从菜单选择【文件】→【新建】→【数据】。

1. 标题栏

标题栏位于窗口顶部,左边是控制菜单图标和窗口名称,右边是窗口控制按钮。单击控制菜单图标 ▦ 或按 Alt + 空格 ,将弹出如图 2 - 3 所示的窗口控制菜单。窗口控制按钮有 3 个,从左至右分别为最小化按钮 ▬ 、最大化按钮 ▢ 和关闭按钮 ✕ 。

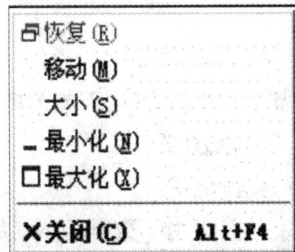

图 2 - 3　窗口控制菜单

2. 菜单条

标题栏下面是一行由 11 个菜单项组成的主菜单,见图 2 - 4。

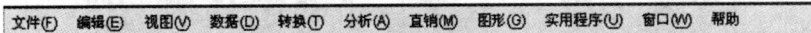

图 2 - 4　窗口主菜单

其内容为:

(1)文件　　　　　　　文件操作
(2)编辑　　　　　　　文件编辑
(3)视图　　　　　　　设置操作界面的外观
(4)数据　　　　　　　数据文件的建立与编辑
(5)转换　　　　　　　数据转换
(6)分析　　　　　　　统计分析
(7)直销　　　　　　　直销

（8）图形   统计图表的建立与编辑

（9）实用程序   实用程序

（10）窗口   窗口信息与控制

（11）帮助   帮助

每个菜单都包括一系列功能，用鼠标单击菜单名，将打开相应的菜单。按 Esc 键或用鼠标单击菜单条以外的位置即可撤消打开的菜单。用户可通过主菜单中的【视图】→【菜单编辑器】自定义或增加菜单。

3. 工具栏

为了方便用户，SPSS 把一些常用的命令以图标按钮的形式组成一个常用工具栏（位于菜单条下面）。若要了解某个图标按钮的功能，请将鼠标指针移动至该按钮处，暂停，然后阅读弹出的"按钮提示"，见图 2-5。单击按钮将执行相应的功能和命令。

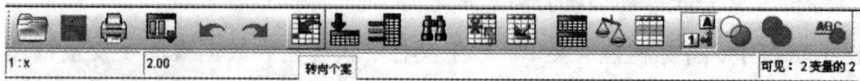

图 2-5   工具栏弹出"按钮提示"

4. 状态栏

状态栏位于窗口的底部，显示 SPSS 工作的当前状态。初始状态见图 2-6 所示。

图 2-6   状态栏

当我们执行"分析"菜单项中的"比较均值""独立样本 T 检验…"命令时，状态栏中显示"运行 T 检验…"。

5. 数据视图

数据视图用于数据输入、编辑、显示数据（变量值），如图 2-7 所示。

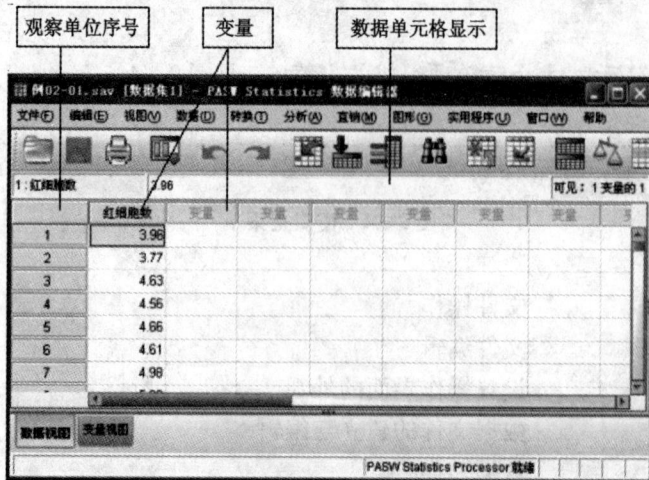

图 2-7   数据视图

视图中有一个可扩展的平面二维表格,表格的顶部标有变量名,表格的左侧是观察单位序号。一个变量名和一个观察单位序号就对应了二维表格中的一个单元格(cell)。视图的工具栏下面有一个条形栏,它的左边为窗口状态栏,显示输入数据的记录号和变量名,右边为输入数据栏,原样显示直接从键盘输入的变量值。当用户选定某个单元格位置,它就被圈为黑框,用户从数据输入栏输入数据,单击该单元格或回车后,数据就以隐含格式进入黑框。

6. 变量视图

变量视图用于定义、显示和编辑变量特征,如图 2 - 8 所示。

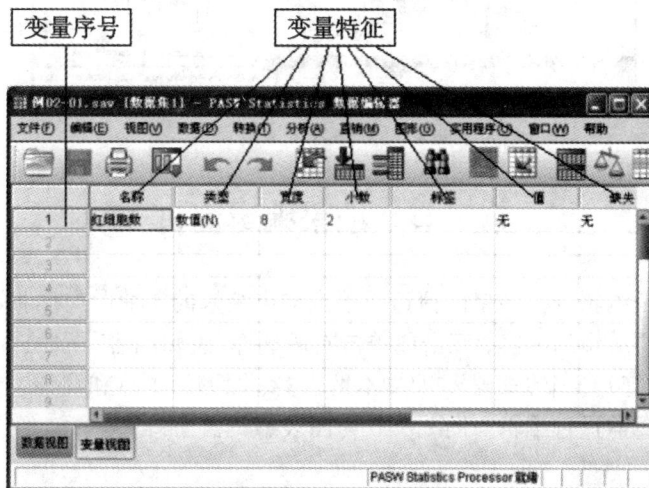

图 2 - 8　变量视图

视图中有一个平面二维表格,表格的顶部为变量特征,表格的左侧是变量序号。一行可定义一个变量。

第二节　结果输出窗口

SPSS 统计软件对数据进行分析后,把统计分析的结果自动地写到结果输出窗口中,如图 2 - 9所示。该窗口由左右两框架组成:左框架主要显示输出的标题,为右框架的内容提供了一大纲视图,右框架主要显示统计图、表以及一些文字说明(输出统计分析结果)。移动该窗口的垂直与水平滚动条便可看到输出结果的全部内容,或可用鼠标单击左框架中的标题直接转入相应的输出结果。左框架和右框架的宽窄可通过移动两框架间的纵线调节。双击左框架所选内容的标题图标可在右框架中显示或隐藏该内容,还可以通过移动左框架中的选项来改变输出结果的顺序。

打开结果输出窗有以下几种方式:在第一次产生分析结果的 SPSS 过程后,结果输出窗被自动打开;打开新的结果输出窗,从菜单选择【文件】→【打开】→【输出】。

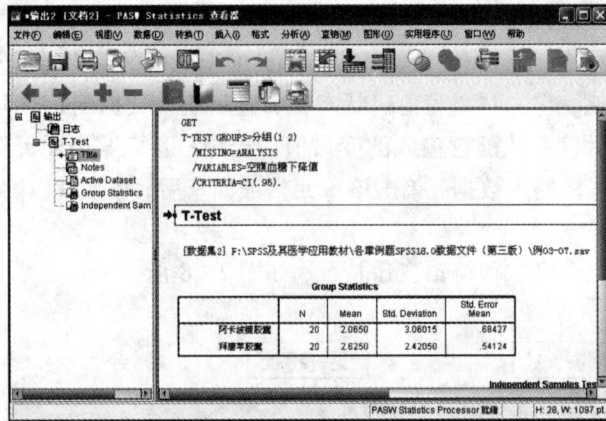

图 2-9 结果输出窗口

第三节 结果编辑窗口

结果编辑窗口是编辑分析结果的窗口。根据输出结果的 3 种形式，即文本、图形和表格，在结果输出窗选择要编辑的内容，双击或单击右键选择"编辑内容"下"在阅读器中"或"在单独窗口中"，相应地打开 3 个编辑器，即文本编辑器、图形编辑器和统计表编辑器，输出结果可通过激活这些编辑器进行编辑。图 2-10 为图表编辑器窗口。

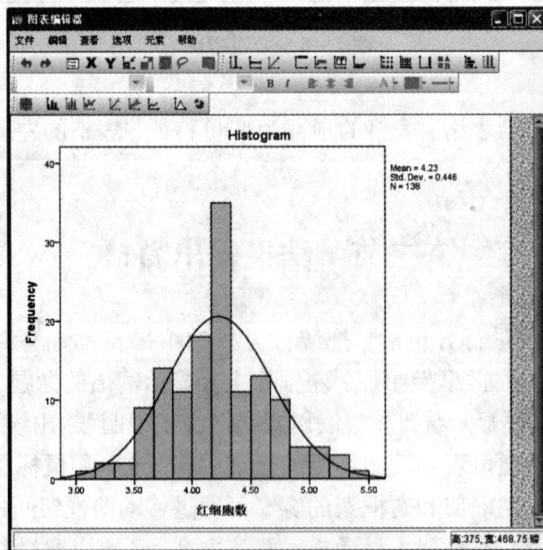

图 2-10 图表编辑器窗口

第四节 语法编辑窗口

SPSS 除了提供菜单操作，也提供语法编程方式。语法编辑窗口用于建立、编辑命令文件和其他文本文件,见图 2－11。命令文件由若干条 SPSS 命令组成。

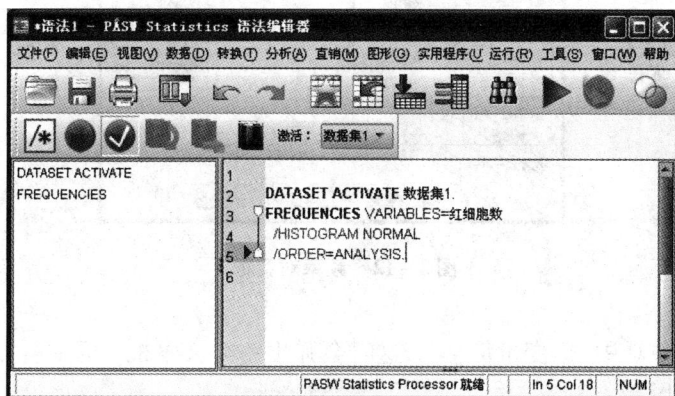

图 2－11　语法编辑窗口

　　我们可以采用粘贴方式、编辑方式或它们的混合方式建立命令文件。粘贴方式是对过程命令的对话框和子对话框操作完毕,按下对话框中"粘贴"钮,就会自动打开"语法 1"语法编辑窗口,并且把 SPSS 过程的命令语句,以及各选择项对应的子命令语句按照 SPSS 语言的语法组成一个或若干个完整的语法粘贴进去。编辑方式是指直接在语句窗口中键入 SPSS 语法,熟悉 SPSS 命令语言的用户可以采取此法。混合方式是采用粘贴命令的部分信息与从键盘输入部分信息相结合的方法。比如在某个命令中要粘贴一些变量,只需选择该窗口主菜单项"实用程序"和子菜单"变量",便可调出选择变量的对话框,用户选择需要的变量后,按"粘贴"钮,选择的这些变量就粘贴到语句窗口的某个命令中。

　　建立命令文件的好处有以下两点:

　　(1)处理大型或较复杂的资料时,可将所有分析过程汇集在一个命令文件中,以避免因数据的小小改动而大量重复分析过程。

　　(2)对一些特殊的或专业性问题,又不能通过完全菜单运行管理方式实现的过程,可通过编辑命令语句实现。此内容超出了本书范围,有兴趣者可参考有关书籍。

　　当命令文件建立好后,如果要执行全部命令,单击菜单【运行】→【全部】便可执行命令。

第五节　对话框及其使用方法

　　对话框,顾名思义就是提供人机对话环境和内容的窗口,见图 2－12。

　　主菜单中各功能的完成总要通过对话框选择命令、语句、变量或者参数,提交系统执行才能得到要求的结果。

　　从源变量栏中选择变量,被选的变量都处于反白区,按右箭头钮 便进入目标变量栏。如果选错了变量,则可以在目标变量栏中单击它,使它处于反白区,然后按左箭头钮 (这时原来的右箭头钮已自动转为左箭头钮)退回到源变量栏中。

　　如果想查看某变量的有关信息,先用鼠标左键单击变量名以选中该变量,然后单击鼠标

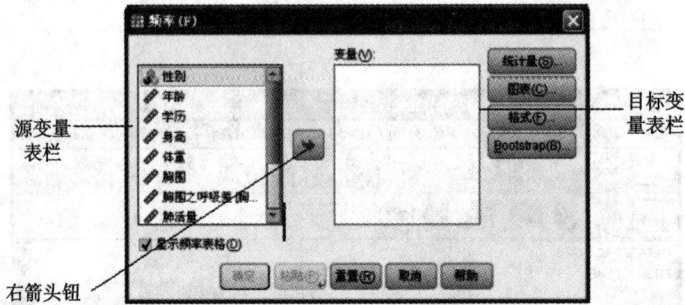

图 2 – 12　频率对话框

右健，从弹出的菜单项中选"变量信息"，这时会弹出一个文本框，框中会显示变量名称、标签及值标签等，见图 2 – 13。

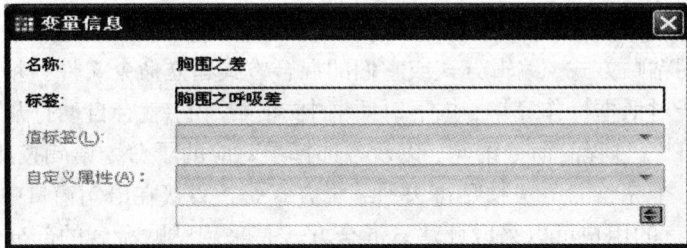

图 2 – 13　变量信息文本框

　　数值变量前有一 ✐ 图标；字符型变量前有一 ♣ 图标。变量标签可以对变量名称的含义加以解释。变量名称和标签都可在对话框中显示出来，见图 2 – 14。括号内的是名称，括号外的是标签。

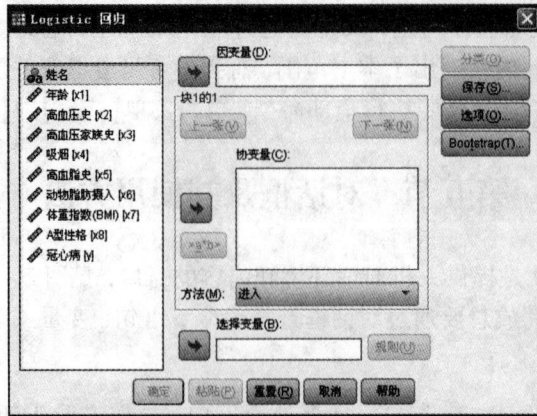

图 2 – 14　变量名称及标签

（虞仁和）

第三章　数据文件的建立

SPSS 所处理的数据文件有两种来源：一是在 SPSS 环境下新建数据文件；二是从 SPSS 外部调用已建立的数据文件。

在 SPSS 环境下新建数据文件，一般来说，包括三个步骤：①定义变量；②录入数据；③保存数据。

第一节　定义变量

定义变量包括定义变量名称、类型、宽度、小数、标签、值标签、缺失值、列宽、对齐方式、度量标准等。

例 3 - 1　表 3 - 1 给出的是 40 名观察对象的体检数据，试定义 SPSS 数据文件变量。

表 3 - 1　40 名观察对象的体检数据

姓名	性别	年龄（岁）	身高（m）	体重（kg）	胸围（cm）	胸围之呼吸差	肺活量	是否近视	身体状况
吴勇	男	65	1.68	68.5	72.5	3.44	5311	是	差
于建平	男	35	1.86	88.0	75.5	2.52	8860	是	中
胡士敏	男	36	1.66	52.0	57.0	2.57	5356	是	好
陈锐	男	50	1.58	52.0	62.0	1.85	4146	是	好
陈昕晖	男	19	1.69	64.0	63.0	2.55	5450	是	中
郝长青	男	51	1.55	55.5	68.0	1.35	5600	是	差
覃建华	男	45	1.55	54.0	74.0	3.55	6005	否	中
宋乐文	男	29	1.74	66.0	77.0	1.87	6150	否	中
戚中华	男	46	1.58	55.0	75.0	2.50	5145	是	中
吴忠卫	男	46	1.58	58.0	75.0	2.50	4850	是	好
许可	男	42	1.75	63.0	76.5	2.88	5050	否	差
舒向阳	男	42	1.75	64.5	56.0	2.88	2264	否	差
刘胤	男	25	1.68	64.0	76.0	2.55	6254	否	好
曾超	男	56	1.58	58.5	59.0	2.32	3254	是	好
周文辉	男	53	1.63	64.0	75.0	3.14	5450	是	好
欧致威	男	25	1.68	65.5	86.0	2.55	7254	否	中
郭锦	男	56	1.58	64.0	59.0	2.32	3254	是	差
郑霄汉	男	40	1.57	67.0	76.0	2.55	4547	否	中
胡传琛	男	39	1.64	69.0	69.0	3.55	5655	是	中
唐文静	女	39	1.75	60.0	62.5	1.57	4233	是	好
金丰	女	41	1.65	55.5	62.0	2.22	3189	是	好
李茜	女	41	1.64	54.0	58.5	2.22	4189	是	好
邵明子	女	62	1.45	45.5	50.5	2.69	2265	否	中

续表 3 - 1

姓名	性别	年龄 （岁）	身高 （m）	体重 （kg）	胸围 （cm）	胸围之 呼吸差	肺活量	是否 近视	身体 状况
李 靓	女	62	1.48	50.0	53.5	2.69	2665	否	中
汪倩倩	女	38	1.65	60.6	70.5	2.47	4234	否	差
张 滢	女	38	1.65	70.3	75.0	2.47	4850	否	差
高 洁	女	65	1.52	57.0	58.5	2.89	2334	是	中
⋮	⋮	⋮	⋮	⋮	⋮	⋮	⋮	⋮	⋮
杨 晖	女	27	1.58	51.5	59.5	3.15	2900	否	差

定义变量步骤如下：

1. 启动 SPSS

首先启动 SPSS 进入 SPSS 的主画面——数据编辑窗口，见图 3 - 1。SPSS 数据编辑窗口分为两个视区："数据视图"和"变量视图"。

2. 选择"变量视图"

单击数据编辑窗口底部的"变量视图"切换到变量定义界面，见图 3 - 1。此时，电子表格中的行为变量序号，列为变量特征，依次为变量的名称、类型、宽度、小数、标签、值、缺失、列、对齐、量度标准和角色 11 个选项。

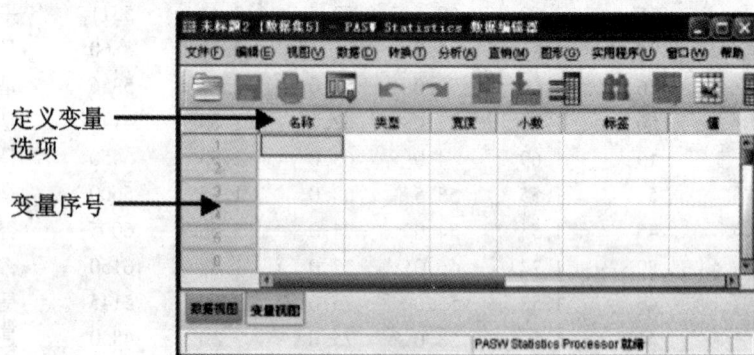

图 3 - 1　变量视图

3. 定义变量名

在图 3 - 1 中的"名称"下面输入要定义的变量名称。系统按变量定义顺序给出的变量名默认值为：VAR00001、VAR00002、VAR00003，依此类推。

定义变量名应遵循如下原则：

（1）首字符必须是英文字母或汉字，不能以下划线"_"或圆点"."结尾。

（2）变量名不能使用 SPSS 的保留字。所谓"保留字"就是在程序语言或操作系统内已经指定用途的字句。SPSS 的保留字有：ALL、AND、BY、OR、NOT、EQ、GE、GT、LE、LT、NE、TO、WITH 等。

（3）变量名中不能有空格或某些特殊符号，如"!"、"?"和"*"等。

（4）系统中不区分变量名中的大小写字符。例如 WANG 与 wang 被认为是同一变量。

（5）变量名称最好以能够代表该数据意义的文字来命名，如此可提高变量的可读性。例如：您可以用"职员代号"来作为职员代号的变量名称，比使用"no"来表示更清楚明了。

例 3 - 1 变量名定义如图 3 - 2 所示。

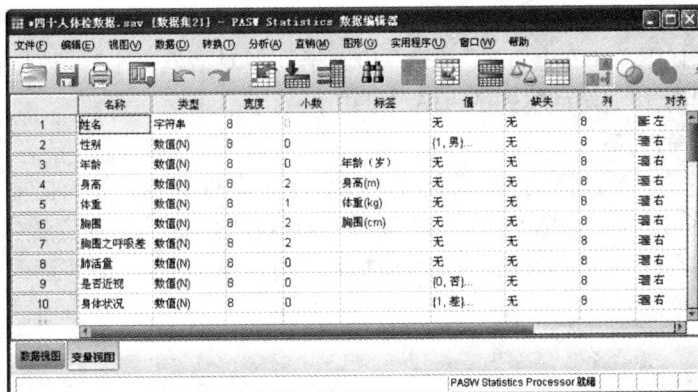

图 3 - 2　定义例 3 - 1 变量名示意图

4. 定义变量类型

在图 3 - 2 中"类型"下的单元格，单击定位后，单元格右方出现按钮 。单击该按钮，弹出定义变量类型对话框，见图 3 - 3。系统默认为数值型。

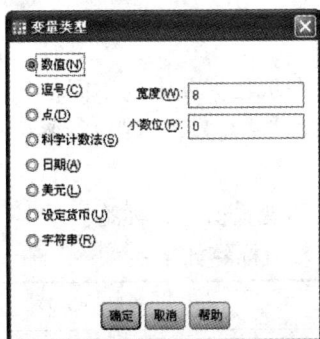

图 3 - 3A　变量类型对话框（数值）

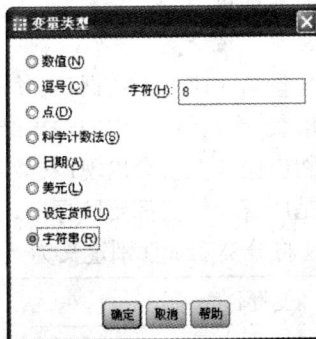

图 3 - 3B　变量类型对话框（字符串）

对话框中出现 8 种可供选择的变量类型，分别是：

"数值"	数值型变量：即数值变量和经过编码的分类变量，系统默认
"逗号"	带逗点的数值型变量：千进位用逗号分隔，小数与整数间用圆点分隔
"点"	圆点数值型变量：千进位用圆点分隔，小数与整数间用逗号分隔
"科学计数法"	用科学计数法来表示数值型数据
"日期"	日期型变量
"美元"	带美元符号的数值型变量
"设定货币"	选用客户设定的货币形式
"字符串"	字符型变量

若选了"数值",则用户可在图3-3A中部的"宽度"、"小数位"文本框中键入相应的数值型的宽度(长度)及小数位数。其默认值为宽度:8,小数位数:2。应该注意,数值型的宽度应该大于该变量的数据的"整数位数+小数位数+1"。

若选了"字符串",则用户可在图3-3B"字符"文本框中键入字符串的长度。

变量定义视图(图3-1)上方的"宽度"相当于类型对话框(图3-3)中的"宽度"和"字符";"小数"相当于类型对话框图3-3A中的"小数位"。

5.定义变量名的标签

变量名的标签简称变量标签,定义标签是对该变量名称所表示的数据项内涵的进一步说明。变量标签最多可由256个字符组成。在统计分析过程的输出中会在变量名称对应的位置显示该变量的标签,有助于理解输出结果。变量标签为可选项,可以定义,也可以不定义。

例3-1的变量标签为:

变量名	变量标签
年龄	年龄(岁)
身高	身高(m)
体重	体重(kg)
胸围	胸围(cm)

在图3-1中的"标签"下的单元格中,单击定位后,或双击激活单元格,进入编辑状态,输入变量标签即可。

6.定义变量值标签

每个变量名对应一个数据项,每个变量取不同的值,表示数据项中的不同信息。有时为了更好理解统计分析过程中的输出结果,要给变量的取值(简称变量值)赋以标签。那么在输出结果的相应位置上就会出现该标签,使读者一目了然。

并不是所有变量值都要取标签,一般来说分类变量才给变量值定义标签。

例如:将分类变量性别定义为数值型,其变量值与变量值标签如下:

变量名称	变量值	变量值标签
性别	1	男
	2	女

在图3-1中的"值"下的单元格中,单击定位后,单元格右方出现按钮 ⋯ 。单击该按钮,弹出"值标签"对话框,见图3-4。

在图3-4中,应先在"值"中键入1,再在"标签"中键入"男",然后击"添加"按钮。类似的,继续在"值"中键入2,在"标签"中键入"女",然后再单击"添加"。至此,所有变量值都已赋以标签,按"确定"按钮,返回到图3-1界面。

7.定义变量缺失值

在SPSS中缺失值有两类,即系统缺失值和用户缺失值。前者不需定义,系统自动生成。只有用户缺失值才需定义。

在图3-1中的"缺失"下的单元格中,单击定位后,单元格右方出现按钮 ⋯ 。单击该按钮，弹出缺失值对话框，见图 3 - 5。

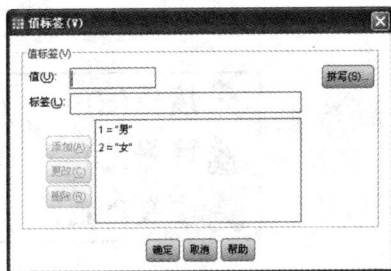

图 3 - 4　值标签对话框

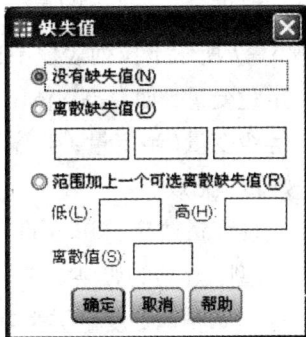

图 3 - 5　缺失值对话框

若无缺失值，可选图 3 - 5 中的"没有缺失值"。系统默认。

若变量的观察值是离散值，可选图 3 - 5 中的"离散缺失值"，此项选择最多可定义 3 个不同数值为缺失数据。例如对于性别变量，值为 3、4、5 都被认为是非法的，在输入数据过程中很有可能输入了这几个数据。则可把这三个值输入到三个矩形框中。

若变量的观察值既可能是连续值，也可有部分离散值，可选图 3 - 5 中的"范围加上一个可选离散缺失值"。将连续型缺失值的最小值和最大值分别放入低　　和高　　数值栏，将一个离散型缺失值放入离散值　　栏。

8. 定义变量的显示宽度

图 3 - 1 中的"列"表示列宽，用于调整数据表中各列的显示宽度。系统默认为 8 位。在图 3 - 1 中"列"下的单元格中，单击定位后，单元格右方出现按钮 ，点击可增加或减少位数，或直接在方格中填入数字。列宽位数要大于该变量中宽度选项的位数，否则在数据表中，数据显示不完整。

9. 定义变量显示的对齐方式

在图 3 - 1"对齐"下的单元格中，单击定位后，单元格右方出现按钮 ，点击该按钮，在如图 3 - 6 所示下拉列表框选择对齐方式。三个选项分别为"左"对齐、"右"对齐、"居中"。系统默认数值型变量为右对齐，字符型变量为左对齐。

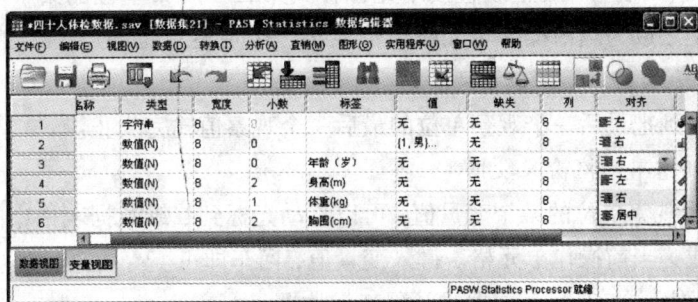

图 3 - 6　定义变量值对齐方式对话框

10. 定义变量的度量类型

在图 3-1"度量标准"下的单元格中,单击定位后,单元格右方出现按钮 ![img]，点击该按钮,在如图 3-7 所示下拉列表框中选择度量类型。

度量:定量变量,如身高、体重、血压等测量值。

序号:等级变量(半定量,有序分类),如疗效记录:治愈、显效、好转、无效。

名义:定性变量或字符串变量,如血型记录为 A 型、B型、AB 型、O 型,姓名为张某。

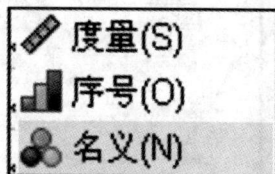

变量类型为数值时,度量类型默认值为度量,变量类型为字符串时,其默认值为名义。

图 3-7　度量标准下拉列表框

第二节　数据录入

完成变量定义后,单击数据编辑窗口左下方的"数据视图"标签,切换到数据视图,此时,电子表格中的列为变量,行为个案。数据录入方法主要有以下三种:

1. 按变量输入数据

把光标移到要输入的该变量名对应的一列的顶部,如姓名的单元格并单击之,使该单元格为当前操作的单元格,输入该变量的第一个字符,此时,姓名的单元格接受该字符,输入完第一个人姓名后回车。当前操作单元格下移到姓名的单元格。输入第二个人姓名,回车。如此一直到把该变量的数值输完为止。

2. 按观察单位输入数据

按观察单位输入数据,就是把一个观察单位的所有变量的数据都输入后,再输入下一个观察单位的所有变量的数据……。从数据二维表格来看,它是横向输入数据。

其方法是,先把光标移到第一个变量和第一个观察单位的交叉单元并单击之,使之成为当前操作单元格。输入第一个观察单位的第一个变量值,按"Tab"键,该单元格接受该数据,同时激活右边一个单元格(即成为当前操作单元格)。接着,输入第一个观察单位的第二个变量,按"Tab"键……。直到输完第一个观察单位的最后一个变量值。

利用上、下、左、右移动键,或直接用光标移到第二个观察单位的第一个变量的交叉单元格并单击之,使之成为当前操作单元格。输入第二个观察单位的第一个变量值,按"Tab"键……

如此反复,直到把最后一个观察单位的最后一个观察值输完为止。

3. 按全屏幕任意单元格输入数据

要想输入某个观察单位的某个变量值,可以移动光标到二维数据表格中的相应的单元格并单击之,使之成为当前操作单元格。键入变量值,回车即可。

此种方法经常用在修改某个数据或补漏某个数据。

第三节　数据文件的存储

1. 保存数据文件

SPSS 提供两种数据保存方式，一是保存为 SPSS 数据文件，一是保存为其他格式的数据文件，以便其他软件使用。

选主菜单"文件"中的"保存"或"另存为…"。如果数据库已命名，要以原名及原文件格式保存，使用"保存"命令；如果要将已命名的数据库换名或以其他文件格式保存，使用"另存为…"命令。这两个命令都会弹出"将数据保存为"对话框，见图 3-8。在"查找范围"后的下拉列表框选择保存路径，在"文件名(N)"后文本框中键入文件名，在保存类型后的下拉列表框中选择数据类型，单击"保存"按钮。

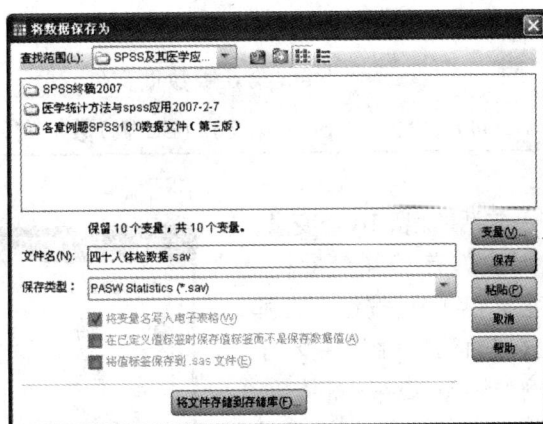

图 3-8　将数据保存为对话框

SPSS 能够保存的数据文件格式有：

PASW Statistics（＊.sav）	SPSS 18 建立的数据文件
SPSS 7.0（＊.sav）	SPSS7.0 数据文件
SPSS/PC＋（＊.sys）	SPSS for DOS 建立的数据文件
便携（＊.por）	其他软件生成的 ASCII 文件
以制表符分隔（＊.dat）	ASCII(Tab 分隔符)文件
固定 ASCII 格式（＊.dat）	固定 ASCII 格式文件
Excel 2.1（＊.xls）	Excel 2.1 建立的数据文件
Excel 97 至 2003（＊.xls）	Excel 97 至 2003 建立的数据文件
Excel 2007（＊.xls）	Excel 2007 建立的数据文件
1-2-3 Rel 3.0(＊.wk3)	用 Lotus 1-2-3 3.X 产生的数据文件

续上表

1 – 2 – 3 Rel 2.0(∗. wk1)	用 Lotus 1 – 2 – 3 2. X 产生的数据文件
1 – 2 – 3 Rel 1.0(∗. wk3)	用 Lotus 1 – 2 – 3 1. X 产生的数据文件
SYLK(∗. slk)	SYLK(符号链接)格式数据文件
dBASE Ⅳ (∗. dbf)	DBASE Ⅳ格式数据文件
dBASE Ⅲ (∗. dbf)	DBASE Ⅲ格式数据文件
dBASE Ⅱ (∗. dbf)	DBASE Ⅱ格式数据文件
SAS v6 Windows 版(∗. sd2)	SAS v6 Windows 版数据文件
SAS v6 UNIX 版(∗. ssd01)	SAS v6 UNIX 版数据文件
SAS v9 + Windows(∗. sas7bdat)	SAS v9 + Windows 数据文件
SAS v9 + for UNIX(∗. sas7bdat)	SAS v9 + for UNIX 数据文件
Stata 第 6 版(∗. dat)	Stata 第 6 版数据文件
Stata 第 7 版(SE 版)(∗. dat)	Stata 第 7 版(SE 版)数据文件

在图 3 – 8 的中部有一句话"保留 10 个变量，共 10 个变量"，意思是：该文件有 10 个变量，保存了 10 个变量。单击【变量(V)…】按钮可在弹出的"将数据保存为：变量"对话框(图 3 – 9)中修改保存的变量个数。例如不想保存变量体重，在该变量前的"保留"区域单击，使方框里的"√"被取消，单击"继续"按钮回到"将数据保存为"对话框。

2. SPSS 的文件类型

(1)数据文件：扩展名为. sav。

(2)结果文件：扩展名为. spv。

(3)图形文件：扩展名为. cht。

(4)语法文件：扩展名为. sps。

(5)SaxBasic 脚本语言文件：扩展名为. sbs。

图 3 – 9 数据保存为：变量对话框

[注意] 如果你准备将数据存为 SPSS 以外的其他类型，要注意有些设置可能会丢失，如标签和缺失值等。尤其是缺失值，如果想存的数据格式不支持缺失值，那你的数据可能会变得面目全非。

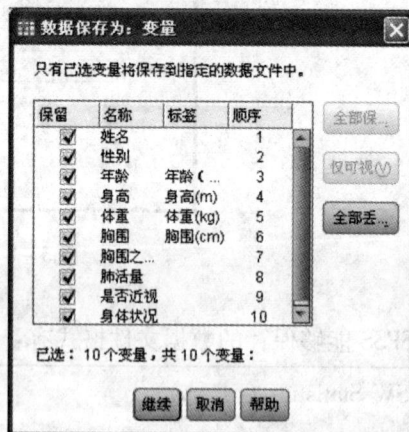

第四节 调用已建立的数据文件

1. 直接打开数据文件

SPSS 不但可以直接打开 SPSS 数据文件，而且可以直接打开其他(如 Excel)类型的数据文件。

调入已建立的数据文件的步骤是：

(1)选择【文件】→【打开】→【数据】，弹出打开数据文件对话框，见图3-10。

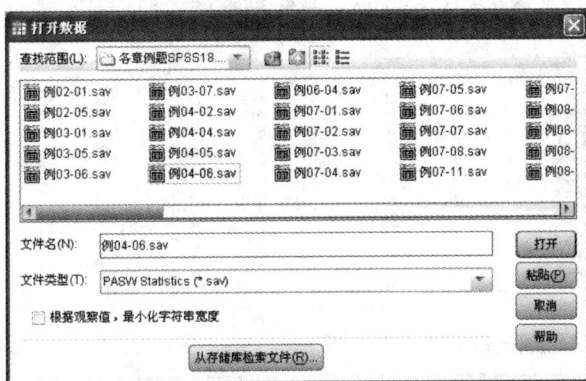

图3-10 打开数据对话框

(2)在图3-10的"查找范围"下拉列表框中选择文件所在的路径。

(3)在图3-10的"文件类型"下拉列表框中选择相应的文件类型。默认文件类型为PASW Statistics（*.sav）即SPSS数据文件。

(4)在图3-10的文件框内用光标点击所选文件，则选中的文件名会出现在"文件名"后的文本框中。

(5)单击"打开"按钮，选定的文件就被读入。

2. 读入Excel数据

(1)选择【文件】→【打开】→【数据】，弹出打开数据文件对话框，见图3-10。

(2)在图3-10的"查找范围"下拉列表框中选择文件所在的路径。

(3)在图3-10的"文件类型"下拉列表框中选择Excel文件类型。

(4)在图3-10的文件框内用光标点击所选文件，则选中的文件名会出现在"文件名"后的文本框中。

(5)单击"打开"按钮，将弹出一个"打开Excel数据源"对话框，见图3-11，以选择需要打开的工作表以及数据的范围。范围用Xm：Yn格式指定，X代表Excel表格中开始读入的第一个数据的列名，m代表行号；Y代表Excel表格中读入的最后一个数据的列名，n代表其所在的行号。默认情况选择Excel工作簿的最后工作的工作表和全部数据。默认情况下，SPSS从第一行数据读入变量名。如果第一行数据不是变量名，不要勾选"从第一行数据读取变量名"。

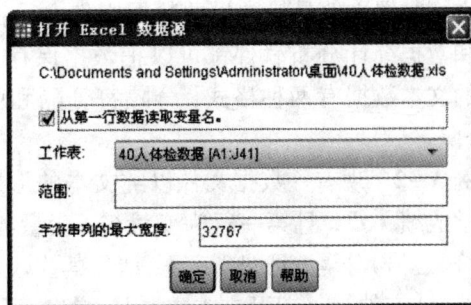

图3-11 打开Excel数据源对话框

例如这里要打开的 Excel 文件的第一行是变量名,见图 3 – 12。因此保留默认设置,单击"确定"按钮,读入的 Excel 数据在转换成了 SPSS 数据,见图 3 – 13。

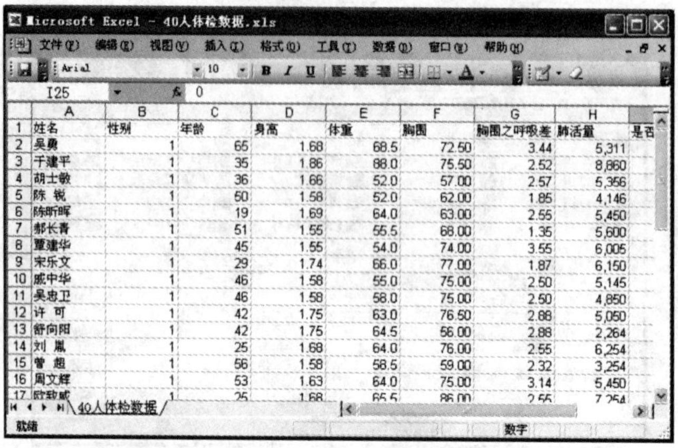

图 3 – 12   Excel 数据源

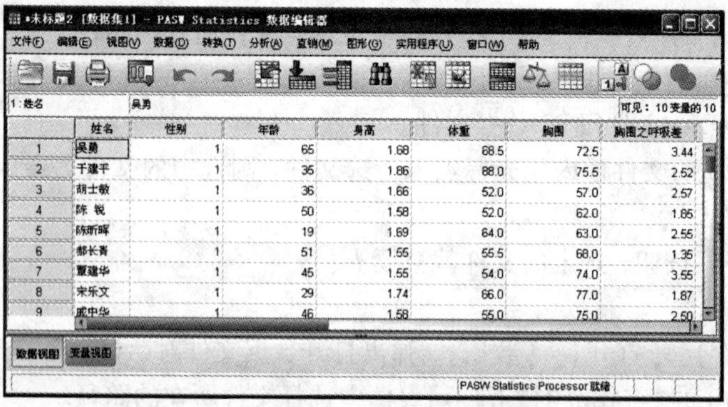

图 3 – 13   读入后的 SPSS 数据

3. 读入文本文件

文本数据文件是最常见的数据文件之一,大部分的数据库和数据统计分析软件都可以把数据保存为文本格式。常见的文本数据有两种格式:分隔符分隔和固定列宽(空格)分隔。

例 3 – 2   现有一数据文件以纯文本的形式存入"D:\统计学成绩.txt",且第一行为变量名,变量与变量之间用分隔符(逗号)分隔,见图 3 – 14,请将其读入 SPSS。

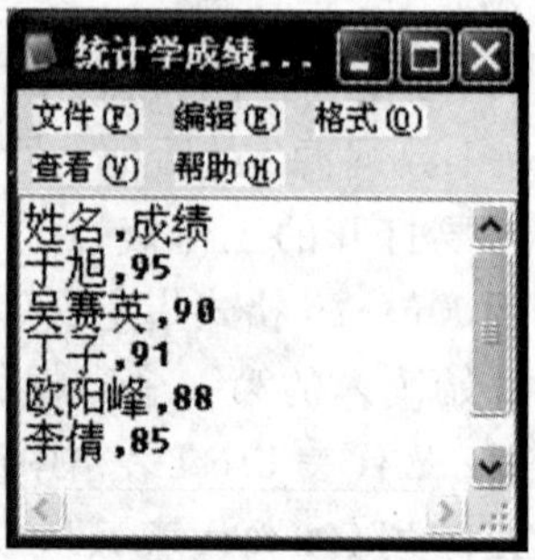

选择【文件】→【打开文本数据】,弹出打开文本数据对话框,见图 3 – 15。在"查找范围"下拉列表框中选择文件所在的路径。"文件类型"默认为文本格式。在文件框内用光标点击所选文件"统计学成绩.txt",则选中的文件名会出现在"文件名"后的文本框中。

图 3 – 14   例 3 – 2 的文本文件

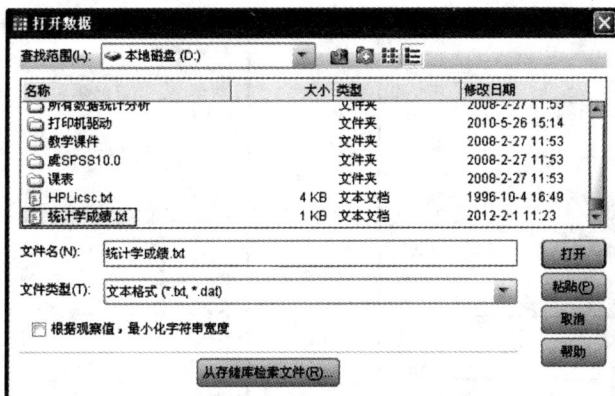

图 3 – 15 打开数据窗口

单击"打开"按钮，将弹出一个"文本导入向导"对话框，见图 3 – 16，该向导有六步，具体说明如下：

第一步，显示数据预览。从中可以知道 SPSS 按照默认方式读入数据是否正确。SPSS 默认第一行读入的数据是数据的变量名，如果默认读入方式有错，可在第二步至第六步对默认方式进行修正。

第二步，设置文本文件中变量的排列方式和变量的设置。本例要读入的文本文件的变量是由分隔符（逗号）分隔的，文件的顶部是变量名，本例设置见图 3 – 17。

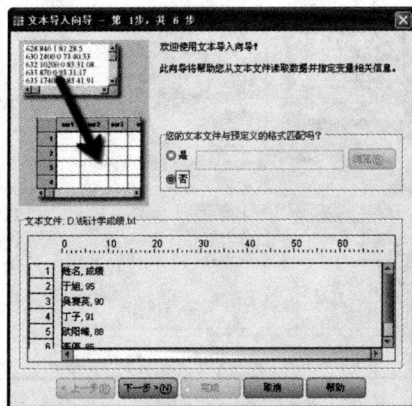

图 3 – 16 文本导入向导 – 第 1 步

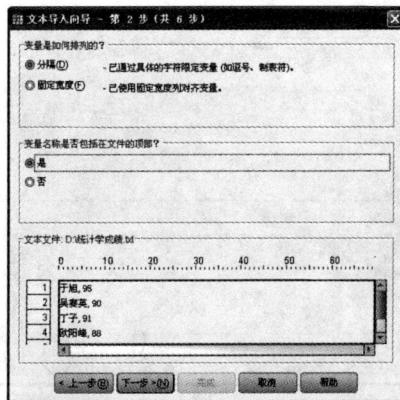

图 3 – 17 文本导入向导 – 第 2 步

第三步，设定从何处开始导入个案和导入个案的个数，本例设置见图 3 – 18。

第四步，设定个案内变量的分隔方式。在"变量之间有哪些分隔符"有五种选择，在"文本限定符是什么？"用来选定用什么方式来标示文本或字符串，本例设置见图 3 – 19。

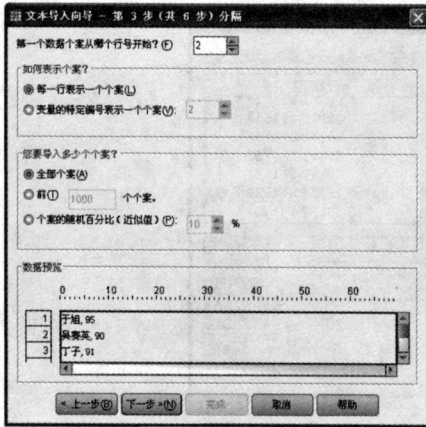

图 3 - 18 文本导入向导 - 第 3 步

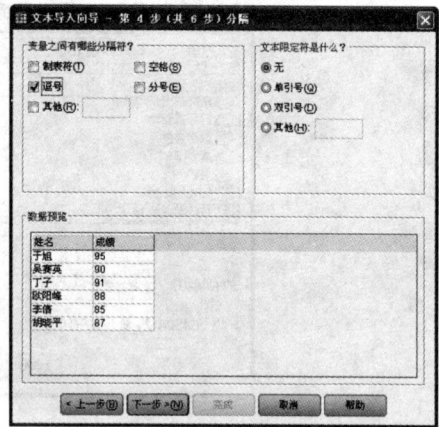

图 3 - 19 文本导入向导 - 第 4 步

第五步, 对变量名称及其数据格式进行调整。单击"数据预览"部分变量名, 可以调整变量名及其数据格式。本例变量名称"姓名"其数据格式为"字符串", 变量名称"成绩"其数据格式为"数值", 设置见图 3 - 20。

第六步, 指定是否保存该导入数据的方式为文件格式并保存为语法文件, 本例选择默认方式见图 3 - 21。

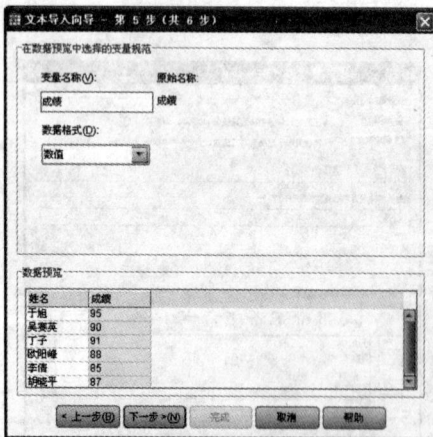

图 3 - 20 文本导入向导 - 第 5 步

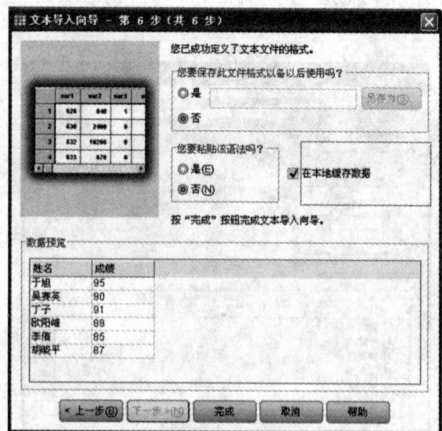

图 3 - 21 文本导入向导 - 第 6 步

单击"完成"按钮, 在 SPSS 数据视图中得到导入的数据, 见图 3 - 22。

4. 读入数据库数据

SPSS 可以读入所有类型的数据库文件, 如 Access、SQL Server、Oracle、DB2、dBASE、FoxPro 等。所有的数据库文件都可以通过建立 ODBC 数据源的方式读入到 SPSS 中。dBASE、Excel、MS Access Database 类型的数据文件已经在 ODBC 数据源中列出, SPSS 可以直接读入 dBASE、Excel、MS Access Database 数据库的数据文件。其他类型的数据文件需要先建立

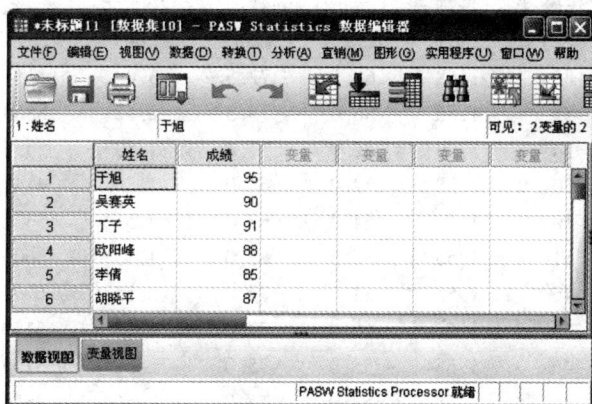

图 3 – 22　导入数据完成后的数据视图

ODBC 数据源。

　　选择【文件】→【打开数据库】→【新建查询】，可以打开 SPSS 数据库向导，见图 3 – 23，其中会列出你使用的机器上已安装的所有数据库驱动程序，选中所需的数据源，然后单击下一步，向导会一步一步的提示你如何做，直至将数据读入 SPSS。因为情况较复杂，本书不再介绍。

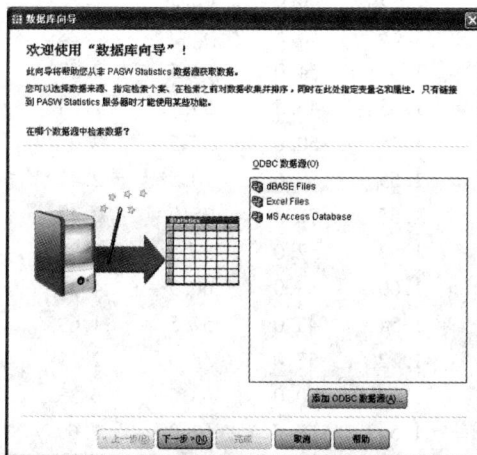

图 3 – 23　数据库向导 – 选择 ODBC 数据源

[练习题]

1. 在桌面上新建一个文件夹(用自己的姓名作为文件夹名)。
2. 将以下资料建立数据文件并保存在文件夹中。

姓名	性别	年龄 （岁）	身高 （m）	体重 （kg）	胸围 （cm）	胸围之 呼吸差	肺活量	是否 近视	身体 状况
吴　勇	男	65	1.68	68.5	72.5	3.44	5311	是	差
于建平	男	35	1.86	88.0	75.5	2.52	8860	是	中
胡士敏	男	36	1.66	52.0	57.0	2.57	5356	是	好
陈　锐	男	50	1.58	52.0	62.0	1.85	4146	是	好
陈昕晖	男	19	1.69	64.0	63.0	2.55	5450	是	中
郝长青	男	51	1.55	55.5	68.0	1.35	5600	是	差
覃建华	男	45	1.55	54.0	74.0	3.55	6005	否	中
宋乐文	男	29	1.74	66.0	77.0	1.87	6150	否	中
戚中华	男	46	1.58	55.0	75.0	2.50	5145	是	中
吴忠卫	男	46	1.58	58.0	75.0	2.50	4850	是	好
许　可	男	42	1.75	63.0	76.5	2.88	5050	否	差
舒向阳	男	42	1.75	64.5	56.0	2.88	2264	否	差
刘　胤	男	25	1.68	64.0	76.0	2.55	6254	否	好
曾　超	男	56	1.58	58.5	59.0	2.32	3254	是	好
周文辉	男	53	1.63	64.0	75.0	3.14	5450	是	好
欧致威	男	25	1.68	65.5	86.0	2.55	7254	否	中
郭　锦	男	56	1.58	64.0	59.0	2.32	3254	是	差
郑霄汉	男	40	1.57	67.0	76.0	2.55	4547	否	中
胡传琛	男	39	1.64	69.0	69.0	3.55	5655	是	中
唐文静	女	39	1.75	60.0	62.5	1.57	4233	是	好
金　丰	女	41	1.65	55.5	62.0	2.22	3189	是	好
李　茜	女	41	1.64	54.0	58.5	2.22	4189	是	好
邵明子	女	62	1.45	45.5	50.5	2.69	2265	否	中
李　靓	女	62	1.48	50.0	53.5	2.69	2665	否	中
汪倩倩	女	38	1.65	60.6	70.5	2.47	4234	否	差
张　滢	女	38	1.65	70.3	75.0	2.47	4850	否	差
高　洁	女	65	1.52	57.0	58.5	2.89	2334	是	中
田　露	女	32	1.60	58.0	60.5	4.33	3556	否	中
方　清	女	28	1.54	45.0	51.5	1.69	2278	否	好
吴　婧	女	65	1.52	57.0	58.5	2.89	2334	是	好
胡咏梅	女	32	1.60	60.0	63.5	4.33	3556	否	好
梁章琴	女	28	1.54	57.0	62.0	1.69	3278	否	好
黄婉媛	女	24	1.49	58.0	61.0	1.36	2200	否	中
郭彬彬	女	55	1.49	48.5	65.0	1.86	3850	否	好
张美菊	女	24	1.49	51.5	61.0	1.36	2200	否	中
姚文瑜	女	31	1.67	62.0	68.0	1.69	4500	是	好
余丁钰	女	45	1.63	60.5	66.0	2.36	3985	是	差
邹　明	女	22	1.55	55.5	58.0	4.33	2147	是	好
胡　丽	女	40	1.70	68.5	62.0	2.45	3200	是	中
杨　晖	女	27	1.58	51.5	59.5	3.15	2900	否	差

（虞仁和　王一任）

第四章　数据文件的管理

在建立数据文件之后，有时需要对原来的数据文件进行管理加工，它包括对数据的排序、变量的增加或删减、观察值的增加或修改，对数据进行转换或重新编码，SPSS 提供了丰富的数据管理功能，现分述于下。

第一节　数据的查找

如果某个变量的某个观察单位的数值输错了，只要找到显示该数据的单元格，激活这个单元格(使它成为当前操作单元格)，重新输入正确数据即可。

查找指定变量中的指定数据的单元格

例如，我们要查找例 3 - 1 中的"年龄"中的变量值为 32 的单元格，其操作为：

(1)单击主菜单中的"文件"菜单项，在其下拉菜单中"打开"寻找"数据"，用鼠标单击之，在弹出的打开数据文件对话框中，选择"四十人体检数据. sav"并单击，再按"打开"钮，则读入了例 3 - 1 的数据文件。

(2)光标移到变量名为年龄所在列中任意单元格，单击鼠标键。

(3)单击主菜单中的"编辑"菜单项，在其下拉菜单中寻找"查找…"并用鼠标单击，则打开了"查找与替换"对话框。见图 4 - 1。

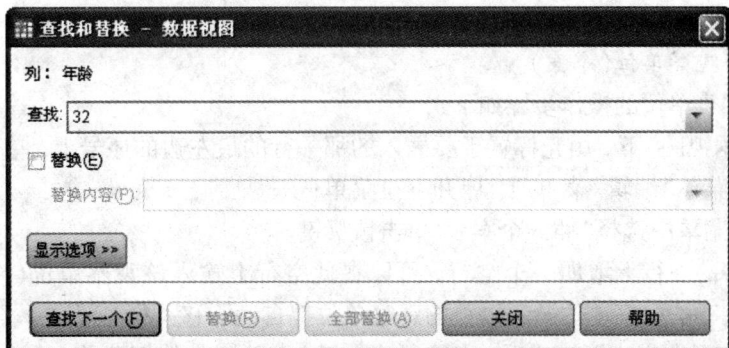

图 4 - 1　查找与替换对话框

(4)在"查找"后矩形框内键入 32，按"查找下一个"钮，如果找不到则会出现"未找到搜索字符串"。如果找到了，则激活数据编辑器，在数据文件中显示找到的变量值。光标自动跳到该值所在的单元格，读者可以进行编辑。

在"查找与替换"对话框中，激活替换并在替换内容后矩形框内键入替换值可以替换掉要查找的数据。

第二节　变量的插入与删除

1. 插入一个变量

要把新的变量放在已经存在的两个变量之间，则按以下操作步骤：

(1) 单击数据编辑窗口左下方的"变量视图"标签；

(2) 把光标定位于新的变量要占据的那一行的变量序号上，右击鼠标键，展开快捷菜单；

(3) 在快捷菜单中选择"插入变量"并单击鼠标左键。

结果在选定的位置上插入一个变量名为"Var0000n"的变量，其原来占此行的变量及其下侧的变量全部下移。

读者可以根据第三章的方法对"Var0000n"进行变量及其属性的定义。

2. 删除一个变量

删除一个变量的步骤如下：

(1) 将光标移至待删除的变量序号上（数据视图为变量名上），单击鼠标键。被选中的变量占有行的全部单元格都被反白显示；

(2) 单击主菜单"编辑"菜单项，展开下拉菜单；

(3) 在下拉菜单中单击"剪切"项，选中的变量（整个行）暂时消失（存入剪贴板），还可用粘贴恢复；如果鼠标单击"清除"，则为不可恢复的删除。

结果被选中的变量消失，其后的变量上移一列。

[注意]　也可在完成第一步后，点按鼠标右键，在弹出的快捷菜单中执行上述第三步相应的操作即可。

第三节　观察单位(个案)的插入与删除

1. 插入一个观察单位(个案)

插入一个观察单位的操作步骤如下：

(1) 在"数据视图"下，用光标置于要插入的那一行的最左边的序号上，单击鼠标键；

(2) 单击主菜单"编辑"菜单项，展开下拉菜单；

(3) 在下拉菜单中选择"插入个案"，单击鼠标键。

结果在选中的一行上增加一个空行，可以在此空行上输入该观察单位(个案)的各变量值。而原来在此行的观察单位及其以下的观察单位都自动下移一行。

[注意]　亦可在完成第一步后，点按鼠标右键，在弹出的快捷菜单中执行上述第三步相应的操作即可。

2. 删除一个观察单位(个案)

删除一个观察单位的操作步骤如下：

(1) 用光标置于选定的观察单位的序号上，单击鼠标键。则该观察单位全部单元格都反白显示；

(2) 单击主菜单的"编辑"菜单项，展开下拉菜单；

(3) 在下拉菜单中选择"剪切"项，单击鼠标键，选中的观察单位暂时消失（存入剪贴板），尚可用粘贴恢复；如果鼠标单击"清除"，则为不可恢复的删除。

结果，被选定的观察单位消失，其下面的各观察单位都自动上移。

[**注意**] 也可在完成第一步后，点按鼠标右键，在弹出的快捷菜单中执行上述第三步相应的操作即可。

第四节 数据的剪切、复制和粘贴

1. 选择操作对象

有时在数据统计处理前，要对某些数据进行移动、拷贝、剪贴等处理。

SPSS 的主菜单"编辑"中提供了此功能。在要剪切、拷贝、粘贴之前，首先要选定操作对象。其操作方法是：

（1）选择某个变量：将光标定位于选定的变量名上，单击鼠标左键，则该变量名所在列全部反白显示；

（2）选择某个观察单位：将光标定位于选定的观察单位序号上，单击鼠标左键，则该观察单位所在行全部反白显示；

（3）选择连续的若干个变量：将光标定位于第一个变量名上，单击鼠标左键不要松开，向右移动鼠标，直到要选的列全部反白显示，再松开鼠标左键；

（4）选择连续的若干个观察单位：将光标定位于第一个观察单位序号上，单击鼠标左键不要松开，向下移动鼠标，直到要选的行全部反白显示，再松开鼠标左键；

（5）选择不连续的若干个变量：用鼠标左键单击要选的第一个变量名，然后按下 Ctrl 键不要松开，再用鼠标左键单击其他变量名，最后松开 Ctrl 键；

（6）选择不连续的若干个观察单位：用鼠标左键单击要选的第一个观察单位序号，然后按下 Ctrl 键不要松开，再用鼠标左键单击其他观察单位序号，最后松开 Ctrl 键；

（7）选择某个变量的若干个连续单元格：如要选择某个变量的第二个至第九个变量值，可将光标定位于该变量的第二个变量值上，按下鼠标左键，向下拖动鼠标一直到第九个变量值再松开鼠标左键，使选中的单元格全部反白显示；

（8）选择某观察单位中的若干个连续单元格：将光标定位于开始的单元格，按下鼠标左键，向右横向拖动鼠标，直到选中的单元格全部变为反白显示时，松开鼠标左键；

2. 剪切、拷贝和粘贴

（1）剪切包含两种状态：一种是单纯剪切，相当于删除；另一种在原处剪切，转移粘贴到另一处适当的地方。

剪切的操作是：单击主菜单"编辑"菜单项，展开下拉菜单，选择"剪切"，单击鼠标键，选定的内容从数据编辑器中消失，并且暂时转存到假想的剪贴板上保存起来。

（2）拷贝是要把选中的内容复制到另一适当的位置，而其原来的内容还在原来的位置上。

拷贝的操作是：单击主菜单"编辑"菜单项，展开下拉菜单，选择"复制"，单击鼠标键。其结果是原来选定不变，而其相同内容存储到剪贴板上。

[**注意**] 剪贴板上的内容是暂时保存的，一旦新的剪切或拷贝的内容存入剪贴板，原来在剪贴板上的内容将全部消失。

（3）粘贴是把剪切操作或拷贝操作存入剪贴板的内容粘贴到新的适当的地方。

1)拷贝和粘贴一个变量：首先按本节(1)的方法选择一个变量；其次按剪切或拷贝操作，把它转存到剪贴板上；再次，按插入变量的办法，在适当位置上选定插入一个空变量；最后单击主菜单"编辑"菜单项，展开下拉菜单，在其中选择"粘贴"，单击鼠标键。

结果，如果是复制操作，暂存在剪切板上的变量值全部填充在插入的空变量的各单元格中。但是，其变量名是"Var0000n"，它的属性与原来系统默认值相同，必要时，读者应重新定义其变量名和属性。如果是剪切操作，暂存在剪切板上的变量值全部填充在插入的空变量的各单元格中，其变量名不变。

2)拷贝和粘贴一个观察单位：首先按本节(1)选择一个观察单位；其次用剪切或拷贝操作，将其存入剪贴板上；再次用插入一个观察单位的办法，在适当的位置上插入一个空观察单位；最后单击主菜单的"编辑"菜单项，展开下拉菜单，选择"粘贴"单击鼠标键。

结果，暂存在剪贴板上的观察单位的诸变量值全部填充到该插入的空观察单位上。拷贝和粘贴变量或观察单位的部分内容，其操作方法与上面类似，读者不妨模仿操作。

第五节　排序

1. 对某个变量的值进行排序

在进行数据处理时，尤其是数据文件的合并与拆分，往往事先要对观察单位按照某个变量值进行重新排序。其操作步骤是：

(1)先打开某个数据文件，比如打开"四十人体检数据. sav"数据文件。

(2)在主菜单中单击"数据"菜单项，展开下拉菜单。

(3)在下拉菜单中选择"排序个案…"并单击之，则弹出"排序个案"对话框，如图 4-2 所示。

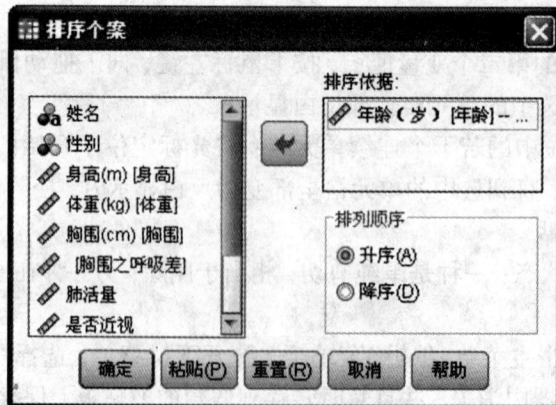

图 4-2　排序个案对话框

在图 4-2 的中上部，有"排序依据："，读者事先要想好根据哪一个或哪些变量的值对观测量进行排序，这些变量我们可称之为排序依据变量。在左边源变量框中选择这些变量，并通过单击向右箭头按钮将选中的排序依据变量移到右面的排序依据下面的矩形框中。应该注意，如果选择了两个以上排序依据变量，观测量排序的结果与排序依据变量在栏内的顺序有关。列在首位的称之为第一排序依据变量，其后的顺序称之为第二排序依据变量、第三排序依据变量……把某变量调入其下面的对话框。

例如，在例3–1中可引入"年龄"，这意味着按年龄的大小进行排序。

(4)在"排序依据"栏选择一个排序依据变量，在"排列顺序"栏选择一种排序方式：

升序：表示按所选变量的升序排序

降序：表示按所选变量的降序排序

(5)重复(4)的操作可以制定下一个排序依据变量的排序方式。

(6)单击图4–2中的"确定"钮。

2. 个案排秩

在某些统计分析进程中(比如秩和检验)需要对变量的秩进行分析。SPSS提供了该功能，其操作步骤如下：

(1)选择菜单【转换】→【个案排秩…】，出现"个案排秩"对话框，如图4–3所示。选择对话框左边源变量年龄进入右边"变量："下矩形框中。

变量：设定要排秩的变量。新生成的秩变量的名称以原变量名称前加字母"R"的形式出现在原文件中。

排序标准：若选择分组变量，系统将按此变量的不同组别分别进行排秩。如果把"性别"调入排序标准下面的矩形框，那么将会分别按男性和女性，对"年龄"进行排秩。

将秩1指定给：选择秩序的排列方式，可有以下两种方式："最小值"即将最小的变量值指定为秩序1；变量值由小到大排秩。"最大值"即将最大的变量值指定为秩序1；变量值由大到小顺序排秩。

中下部的显示摘要表：复选框用于确定是否在结果窗口内输出摘要表。

(2)单击"秩的类型…"按钮，定义秩次类型。单击该按钮则弹出"个案排秩：类型"对话框，图4–4。

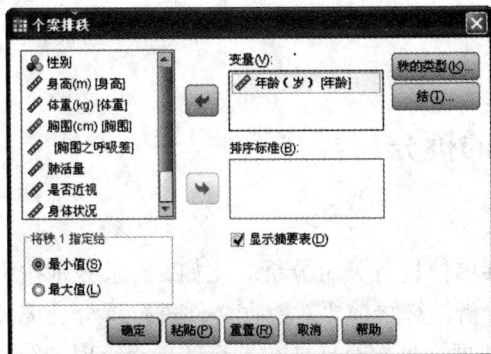

图4–3　个案排秩对话框

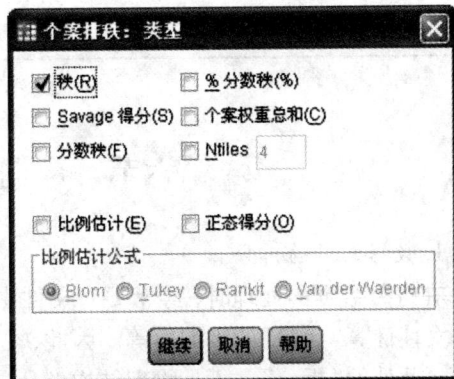

图4–4　个案排秩：类型对话框

秩：数据文件中的新变量就是秩变量，这是默认方式。

Savage得分：新变量值按指数分布。

分数秩：新变量值是秩分数除以非缺失值观测量的权重之和。

百分数秩：新变量值是秩分数除以非缺失值观测量数乘 100。

个案权重总和：新变量值是各观测量的权重之和。

Ntiles 4：新变量值是按所选变量的百分位数分组的组序号。

比例估计：比例估计选项是与估计累计比相应的 Z 分数。

正态得分：正态得分选项即与估计累计比相应的 Z 分数。

选择了以上两项时，比例估计公式栏中的 Blom、Tukey、Rankit、Vander Waerden 选项变亮，表示可选择这些项。

(3)单击图 4 – 3 中的"结…"按钮，设定相同观察值的排秩方式，弹出相同观察值排秩方式"个案排秩：结"对话框，见图 4 – 5。

均值：秩取平均值。例如，三个相同的年龄，按顺序分别排秩次为 4、5、6，秩次平均值为 5，若选择此项，三个观测量按年龄所排秩次均为 5。所有秩值中没有 4、6。此为系统默认方式。

低：秩次取最小值。

高：秩次取最大值。

图 4 – 5　个案排秩：结对话框

顺序秩到唯一值：秩次取第一个出现的秩次值。其他观察测量秩次顺序排列(表 4 – 1)。

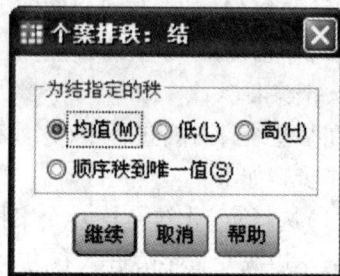

表 4 – 1　不同选项的排秩序结果

变量值	均值	低	高	顺序秩到唯一值
7	1	1	1	1
23	3	2	4	2
23	3	2	4	2
23	3	2	4	2
45	5	5	5	3
51	6	6	6	4

第六节　数据文件的拆分与合并

1.数据文件的拆分

在进行数据的处理时，经常要对文件中的观察单位进行分组分析。比如，要求分别按男性、女性计算"年龄"的平均值等。因此，在进行分析计算之前要对数据文件进行拆分。应该注意，此处的"拆分"并不是物理结构上分成两个数据文件，而只是在进行该项运算时，作形式上的拆分。数据文件的拆分的操作步骤为：

(1)在主菜单中，单击"数据"菜单项，展开下拉菜单。

(2)选择"拆分文件…"，鼠标单击之，弹出对话框"分割文件"，如图 4 – 6 所示。

分析所有个案，不创建组：选择此项，将不对原数据进行拆分，而对所有数据进行统计分析。对例 3 – 1 若选此项，作描述性统计分析(参阅第五章)，其结果见表 4 – 2。

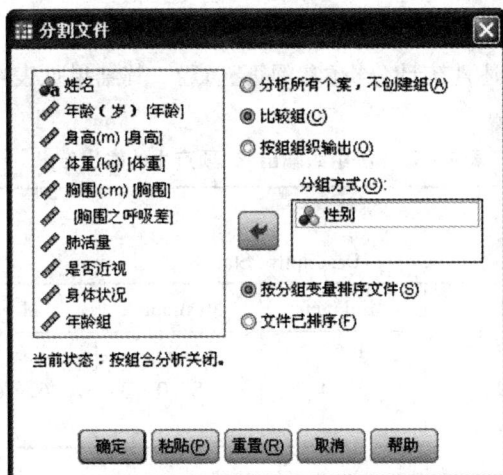

图 4 - 6　分割文件对话框

表 4 - 2　"分析所有个案，不创建组"选项产生的输出结果

变量	N	Minimum	Maximum	Mean	Std. Deviation
身高（m）	40	1.45	1.86	1.6130	0.08919
体重（kg）	40	45.0	88.0	59.460	7.9357
Valid N（listwise）	40				

比较组：选择此项，将根据所选分组变量的不同值对原数据进行分组，利用分组得到拆分数据。然后对拆分数据所对应的分组单独进行统计，以便对各分组的特征进行更方便的比较。在察看器中，将把每一分组的统计成果集中在一个综合的转轴表中。对例 3 - 1 若选此项，再作描述性统计分析（参阅第五章），其结果见表 4 - 3：

表 4 - 3　"比较组"选项产生的输出结果

性别		N	Minimum	Maximum	Mean	Std. Deviation
男	身高（m）	19	1.55	1.86	1.6489	0.08432
	体重（kg）	19	52.0	88.0	62.763	8.2198
	Valid N（listwise）	19				
女	身高（m）	21	1.45	1.75	1.5805	0.08231
	体重（kg）	21	45.0	70.3	58.471	6.4999
	Valid N（listwise）	21				

按组组织输出：将根据所选分组变量的不同值对原数据文件进行分组，利用分组得到拆分数据。将对拆分数据所对应的分组单独进行完整的统计分析，得到对应于每一分组的完整

的统计结果。从察看器可以看出，SPSS 已经对对应于性别变量的每一个值所决定的分组进行了所选定的全部统计分析，并且得到了相应的全部分析结果，如标题、统计表等。对例 3 - 1 若选此项，再做描述性统计分析(参阅第五章)，其结果见表 4 - 4：

表 4 - 4　"按组织输出"选项产生的输出结果

性别 = 男

Descriptive Statistics[a]

	N	Minimum	Maximum	Mean	Std. Deviation
身高(m)	19	1.55	1.86	1.6489	0.08432
体重(kg)	19	52.0	88.0	62.763	8.2198
Valid N (listwise)	19				

a. 性别 = 男

性别 = 女

Descriptive Statistics[a]

	N	Minimum	Maximum	Mean	Std. Deviation
身高(m)	21	1.45	1.75	1.5805	0.08231
体重(kg)	21	45.0	70.3	56.471	6.4999
Valid N (listwise)	21				

a. 性别 = 女

(3)这里，我们在图 4 - 6 的中上部，激活"比较组"项。

(4)从变量表中，选择变量"性别"调入图 4 - 6 的中间的"分组方式"下的矩形框。其含义就是按性别分组进行统计分析。有时，在该矩形框中可以调入多个变量，那么，以后的统计分析将按所选的变量值的组合分组来执行。

(5)指明数据文件的当前状态：如果"分组方式"下的变量未排序，则采用默认选项"按分组变量排序文件"，系统会自动根据分组变量对原数据进行排序，此时拆分的时候会很慢；如果原变量已经进行了排序，可单击"文件已排序"单选钮，不再进行排序，此时运算速度会很快。

读者在上述两个选择中选择一个，让计算机明确如何计算。

(6)在图 4 - 6 中，单击"确定"钮，执行数据文件拆分过程。

2. 数据文件的合并

数据文件的合并包括两种合并方式。

(1)增加观察单位(添加个案)：其功能是从外部数据文件中增加观察单位到当前数据文件中，称为纵向合并或简称追加观察单位。在这种合并中，要求合并的数据文件应该有相同的变量。其操作步骤为：

1)首先在数据窗口中打开一个数据文件"40 人体检数据. sav"，如图 4 - 7 所示。

2)单击主菜单"数据"菜单项，展开下拉菜单。

3)在下拉菜单中单击"合并文件"，弹出小菜单，在小菜单中选择"添加个案…"，单击之弹出"将个案添加到 40 人体检数据. sav"对话框，如图 4 - 8 所示。

图 4 – 7 数据文件"40 人体检数据.sav"

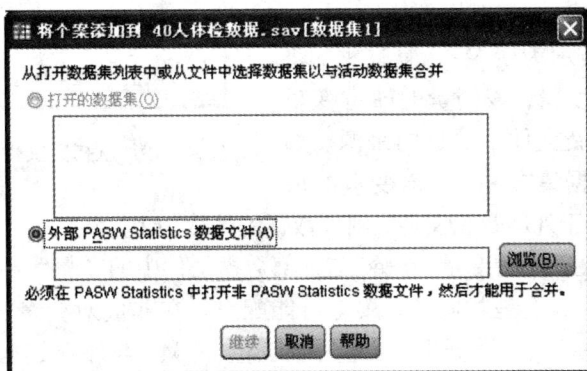

图 4 – 8 将个案添加到 40 人体检数据.sav 对话框

对话框有两个单选项,如果要合并的数据文件已经打开,选择"打开的数据集";如果要合并的数据文件没有打开,选择"外部 PASW statistics 数据文件";本例选择此项。单击:"浏览"按钮,出现"添加个案:读取文件"对话框,见图 4 – 9。

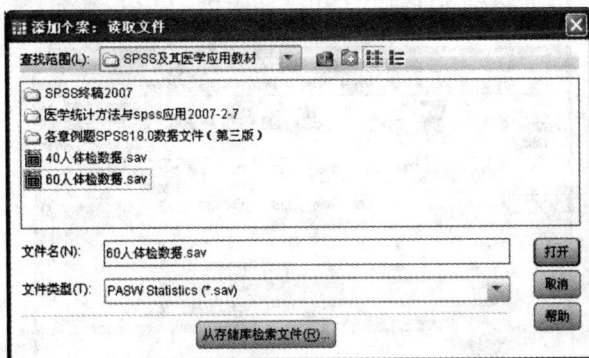

图 4 – 9 添加个案:读取文件对话框

　　"查找范围"选择要读入的外部数据文件的路径，选择外部数据文件，本例选择"60 人体检数据. sav"，单击"打开"，回到"将个案添加到 40 人体检数据. sav"对话框，如图 4 - 8 所示。单击"继续"，出现"添加个案从 F：\SPSS 及其医学应用教材 \60 人体检数据. sav"对话框，见图 4 - 10。

　　在图 4 - 10 的右上部的"新的活动数据集中的变量："下面的矩形框中列出的变量是在两个数据文件中，变量名相同，类型相同的变量(性别，身高，体重，胸围等)。这些变量可以包括在合并后的新数据文件中。图 4 - 10 的左上部的"非成对变量："下的矩形框中列出的是非配对变量，(姓名[*]，年龄[*]，age[+]，年龄组[+])，标有" * "的是指当前活动数据集文件中的变量，标有" + "的是指外部数据文件中的变量。

　　选择"将个案源表示为变量："复选框，将在新文件中添加一个变量，该变量的缺省变量名为源 01，用来表示新文件中数据的来源。如果数据来源于活动数据集文件，则该变量的值取为 0，如果数据来源于外部数据文件，则该数据的值取为 1。

图 4 - 10 　从指定文件中添加个案对话框

　　当前活动数据集文件中的变量"年龄"与外部数据文件中的变量"age"都表示"年龄"，只是变量名不同，它们的属性是相同的，故有可能配对。在非成对变量中同时选择这两个变量，单击"对"钮，则在新活动数据集的变量中，变量"年龄"与外部数据文件中的变量"age"合并成一列，变量名称为活动数据集中变量名称"年龄"。

　　对于只在一个数据文件中含有的变量(例如变量"年龄组"仅在外部文件中存在，变量"姓名"仅在当前活动数据集文件中存在)，如果想要在新数据文件中包括这两个变量，只要在图 4 - 10 中非成对变量表中分别选择这两个变量后，单击向右箭头按钮，将其移入新数据文件变量表中即可。由于当前工作数据文件不包括变量"年龄组"和"姓名"，因此合并数据文件中相应的部分观测量值为缺失值。

　　单击"确定"按钮，两个数据文件合并，结果如图 4 - 11 所示。

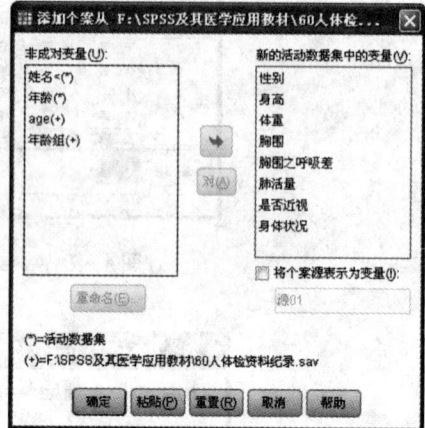

图 4 - 11 　两数据文件合并后的数据文件"100 人体检数据. sav"

合并后的数据文件取名"100 人体检数据.sav"，使用"另存为"命令保存即可。

（2）增加变量（添加变量）：从外部数据文件增加变量到当前数据文件，称为横向合并或简称追加变量。合并后的数据文件中包含相同的观察单位。增加变量的操作步骤为：

1）首先在数据窗口中打开一个数据文件"40 人体检数据 1. sav"，如图 4 - 12 所示。

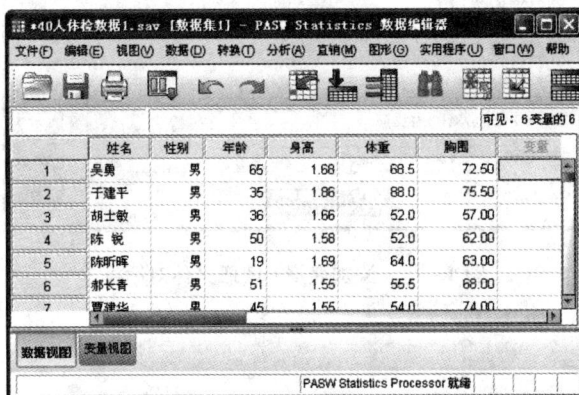

图 4 - 12　数据文件"40 人体检数据 1. sav"

2）单击主菜单中的"数据"菜单项，弹出下拉菜单。

3）在下拉菜单中选择"合并文件"并单击之，弹出小菜单，在小菜单上取"添加变量…"单击之，弹出"将变量添加到 40 人体检数据 1. sav"对话框，如图 4 - 13 所示。

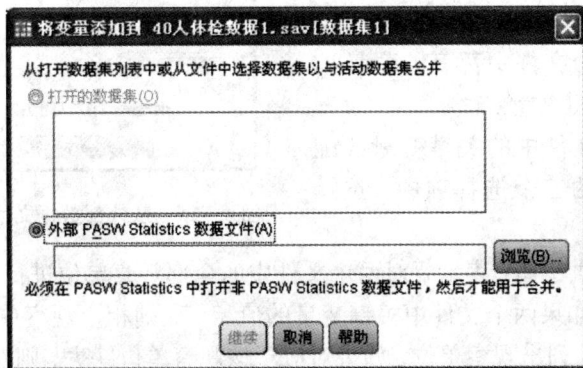

图 4 - 13　将变量添加到 40 人体检数据 1. sav 对话框

对话框有两个单选项，如果要合并的数据文件已经打开，选择"打开的数据集"；如果要合并的数据文件没有打开，选择"外部 PASW statistics 数据文件"；本例选择此项。单击："游览"按钮，出现"添加变量：读取文件"对话框，见图 4 - 14。

"查找范围"选择要读入的外部数据文件的路径，选择外部数据文件，本例选择"40 人体检数据 2. sav"，单击"打开"，回到"将变量添加到 40 人体检数据 1. sav"对话框，如图 4 - 13。单击"继续"，出现"添加变量从 F：\SPSS 及其医学应用教材\40 人体检数据 2. sav"对话框，

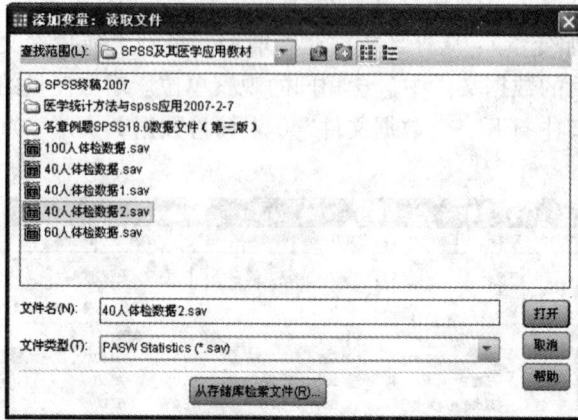

图 4 – 14　添加变量：读取文件对话框

见图 4 – 15。

　　在图 4 – 15 的右上部的"新的活动数据集："下面的矩形框中列出的变量是在合并后的新数据文件中的变量。图 4 – 15 的左上部的"已排除的变量："下面的矩形框中列出的是不需要出现在合并后文件中变量，标有"＊"的是当前活动数据集文件中的变量，标有"＋"的是外部数据文件中的变量。在图 4 – 15 的右下部"关键变量"：是两个数据文件中重复的同名变量（两个文件中都有的变量）。本例以"姓名"作为关键变量。

　　激活"按照排序文件中的关键变量匹配个案"，然后在其下的三个选择项中，选择其一：

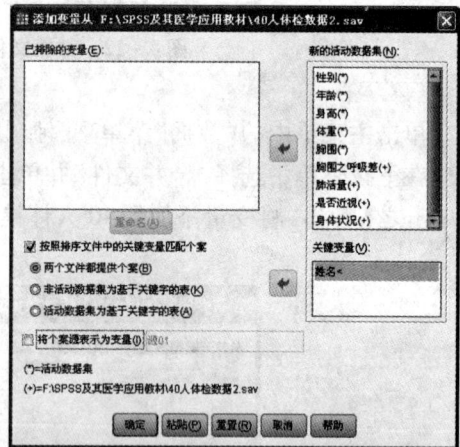

图 4 – 15　从外部数据文件增加变量的对话框

　　①两个文件都提供个案：表示要对两个文件中的全部观察单位进行合并。即观察单位由两个数据文件提供。如果两个文件中关键变量的值相等，则相应观察单位进行合并；如果值不等，则新文件中单独列出观察单位，如果对应于该观察单位缺失，则对应值缺失。（本例选择此项）。

　　②非活动数据集为基于关键字的表：保持当前活动数据集中的观察单位，外部数据文件中与工作数据文件中的关键变量值相等的，才合并到当前活动数据集工作文件中，

　　③活动数据集为基于关键字的表：选择此项以后的合并效果与选择非活动数据集为基于关键字的表选项以后的合并效果正好相反。选择此项，活动数据集文件中的观测量与外部文件中的关键变量值相等时，才合并到外部数据文件。

　　选择"将个案源表示为变量："复选框，将在新文件中添加一个变量，该变量的缺省变量名为源 01，用来表示新文件中数据的来源。如果数据来源于活动数据集文件，则该变量的值取为 0，如果数据来源于外部数据文件，则该数据的值取为 1。

4)正确完成设置后单击图 4 - 15 的"确定"按钮,弹出如图 4 - 16 所示的警告框,再次提醒用户要按照关键变量排序。

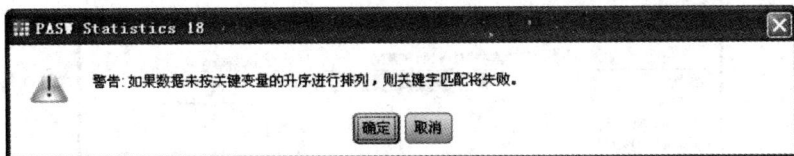

图 4 - 16　添加变量 - 警告框

单击图 4 - 16 的"确定"按钮,即完成添加变量操作,得到的当前活动数据文件就是合并完成后的数据文件,见图 4 - 17。

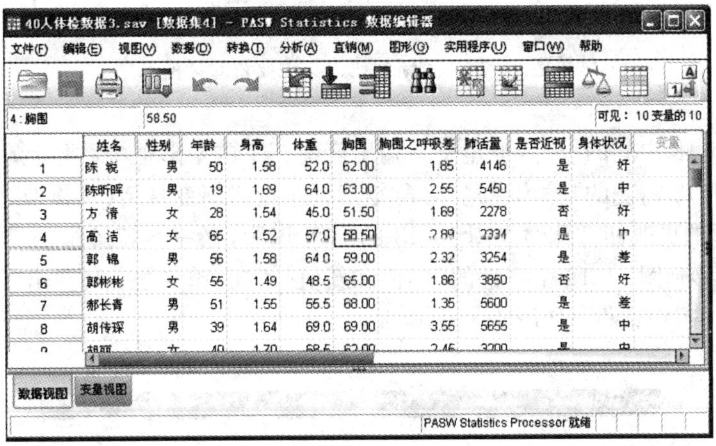

图 4 - 17　合并后的新数据文件"40 人体检数据 3. sav"

[**注意**]　利用关键变量进行合并两个文件之前,首先必须对两个数据文件按照关键变量进行升序排列,可以通过选择【数据】→【排序个案】来完成。

第七节　重新编码与计算变量

在对数据文件中的数据进行统计分析的全过程中,有时为了更好地有效地处理数据和反映事物的本质,需要对数据文件中的变量进行加工以产生新的变量。

1. 对数据进行重新编码

在例 3 - 1 中的年龄年龄其最小值为 19,最大值为 65。现要把它分成几个年龄组,比如15 岁为一个年龄组,即" <30""30 - 44""45 - 59"" ≥60"4 个组。此时可用重新编码方法建立新的变量,把各对象按年龄分配到各个年龄组中。重新编码操作的步骤是:

(1)单击主菜单中的"转换",展开下拉菜单,重新编码有两种方式,"重新编码为相同变量…"表示不保存原变量;"重新编码为不同变量…"表示生成新变量,原变量还是存在。此处读者可以选择"重新编码为不同变量…",出现"重新编码为其他变量"的对话框,如图 4 - 18 所示。

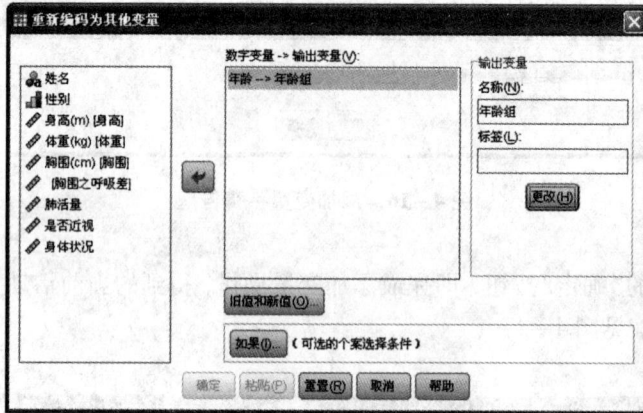

图 4 - 18 重新编码为其他变量对话框

  (2)在图 4 - 18 中间的"输入变量—>输出变量:"下的矩形框中,把年龄送入该矩形框。

  (3)在图 4 - 18 右侧的"输出变量"名称矩形框中键入新变量名(本例取名年龄组),然后单击该矩形框下的更改钮。此时在图 4 - 18 的中间出现年龄—>年龄组。

  (4)把光标移到图 4 - 18 中下部的"旧值和新值…"钮,单击之,则弹出"重新编码到其他变量:旧值和新值"对话框,如图 4 - 19。

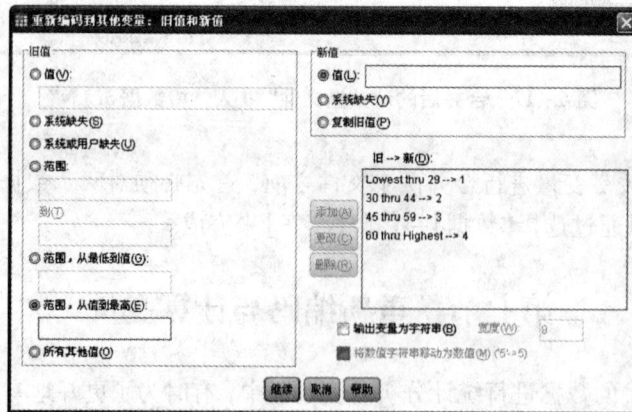

图 4 - 19 重新编码到其他变量:旧值和新值对话框

  图 4 - 19 的左半部分为旧变量值,右半部分为新变量值。读者可以根据相应的新变量值进行操作。

  对于例 3 - 1 的"年龄"的操作如下:

  ①把光标移到左半部分的"范围,从最低到值:"单击之,在下面的矩形框内键入 29;

  ②在右半部分的"新值"的"值:"右边的矩形框内,键入 1;

③此时,右半部分的"添加"钮激活(由隐性转为显性),单击"添加"钮。则在右半部分的中下部分的(旧→新)矩形框中出现"Lowest thru 29→1";

④把光标移到左半部分"范围"并单击之,在其下边的两个矩形框内键入 30 和 44

　　　　　　　[　　　　　]　到　[　　　　　]

⑤在右半部分的"新值"的"值:"右边的矩形框内,键入 2;

⑥此时,右半部分的"添加"钮激活,单击"添加"钮,则在右半部分的中下部的矩形框中出现"30 thru 44→ 2";

重复上述④、⑤、⑥的步骤,实现"45 – 59"重编码为3;

⑦把光标移到左半部分的"范围,从值到最高:"单击之,在下面的矩形框内键入 60;

⑧在右半部分的"新值"下的"值:"右边的矩形框内键入 4;

⑨此时,右半部分的"添加"激活,单击"添加",在右半部分的中部的矩形框内出现"60 thru Hightest→4";

⑩单击"继续"钮,回到图 4 – 18 所示的对话框,单击"确定"钮,系统开始执行重新编码操作。

此时,所有的新旧变量值的对应重新编码已经完成。可在变量视图下对新值赋予值标签。

2. 计算变量

(1)SPSS 提供许多函数,我们可以根据需要,利用这些函数建立一些新变量。SPSS 提供的许多的函数中,常用的有:

ABS(数值表达式)数值型函数。返回一个数值表达式的绝对值。

EXP(数值表达式)数值型函数。返回以 e 为底的数值表达式的幂值。

LG10(数值表达式)数值型函数。返回以 10 为底的对数值。

LN(数值表达式)数值型函数。返回以 e 为底的对数值。

SQRT(数值表达式)数值型函数。返回一个正数的平方根。

RND(数值表达式)数值型函数。返回数值表达式取四舍五入后的整数。

TRUNC(数值表达式)数值型函数。返回数值表达式被截取的整数。

MOD(数值表达式,modulus)数值型函数。返回数值表达式被 modulus 除后的余数。

MISSING(变量)逻辑型函数。返回 1 或 true,如果变量具有缺失值。

NMISS(变量[,…])数值型函数,返回变量中缺失者的数目,此函数至少需要一个变量。

LENGTH(字符串表达式)数值型函数。返回字符串表达式的长度值(包括空格)。

SUBSTR(字符串表达式,pos)字符型函数。返回字符串表达式中从 pos 开始到其结尾处的字符串。

SUBSTR(字符串表达式,pos,length)字符型函数。返回字符串表达式中从 pos 开始,长度为 length 的字符串。

(2)使用 SPSS 函数建立新变量

使用 SPSS 函数计算新变量是通过使用计算变量对话框来实现的。其计算新变量的方法和步骤是:

1)单击主菜单中"转换",展开下拉菜单。

2)在下拉菜单中选择"计算变量…",用鼠标单击,出现"计算变量"主对话框,如图 4 –20所示。

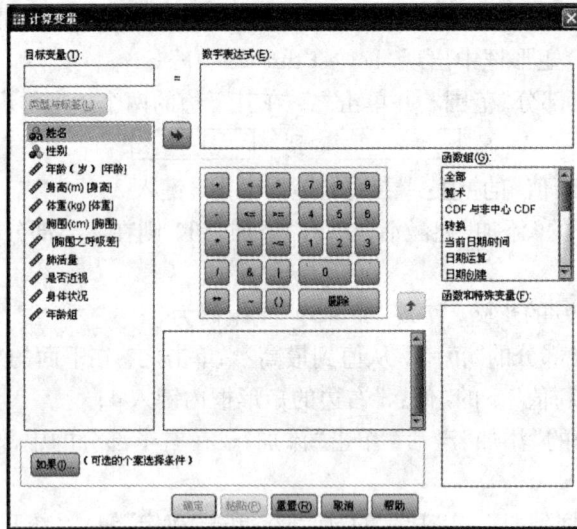

图 4 – 20　计算变量对话框

3）在图 4 – 20 的左上角的"目标变量："下的矩形框中键入目标变量，即新变量。有的时候也可用已经存在的旧变量，但是，其结果将把旧变量的内容冲掉。

4）在图 4 – 20 的右上角的"数字表达式："下的矩形框中，建立合理的表达式。其方法如下：

①在图 4 – 20 的左下方的矩形框中选择原始变量的变量名，单击之，再单击向右箭头按钮，可以使选中的原始变量名出现在右上角的数字表达式矩形框中；

②在图 4 – 20 中央的计算器板包括了数字、加减乘除…各种关系符号等，读者可以像使用计算器那样，用鼠标进行操作，组成各种表达式；

③在图 4 – 20 的右边中部，"函数组："包含 18 组函数，在其下面矩形框中选择一组函数或选择"全部"，会在图 4 – 20 的右边下部"函数和特殊变量："矩形框中显示选中的函数组的函数，可以操作滚动棒，选择所需的函数，并用其上的向上箭头，单击之，调入上面的数字表达式矩形框内；

④移动光标，到上述函数的括号内，然后选择适当的自变量调入括号内，必要时图 4 – 20 计算新变量的对话框还可以键入其他符号。

在运用上述四点建立表达式时，应该注意如下几点：

①字符串变量必须用双引号或单引号引用；

②作为函数的变量必须用括号引用；

③如果一个函数中存在多个变量，那么变量间的分割符为冒号"："；

④每一个表达式必须单独完成。

5）条件表达式（如果…）的引用：在用旧变量按某种表达式计算新变量值时，有时对所有的观察单位（病例）进行计算；有时只对部分观察单位（病例）进行计算，此时要使用条件表达式（如果…），其操作方法为：

①在图 4 – 20 的中下部有"如果…"钮，用鼠标单击"如果…"钮，则弹出菜单"计算变量：If 个案"对话框，如图 4 –21 所示。

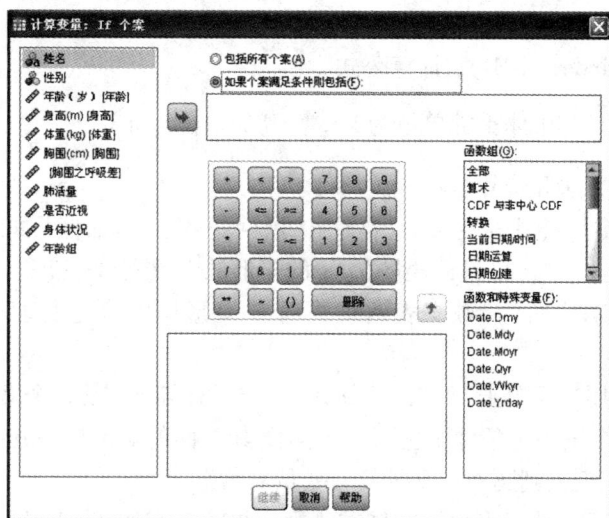

图 4 – 21　计算变量：If 个案对话框

②需要选择图 4 – 21 右上的选择项：

● 包括所有个案：包括所有的观测量，选择此项，对所有观察单位使用计算变量主对话框中的计算表达式计算新变量。系统默认。

● 如果个案满足条件则包括：只对满足条件表达式的观察单位才使用计算变量主对话框中的数字表达式计算新变量。选择了此项，激活了其下面的矩形框，读者可以使用主对话框中建立数字表达式的方法建立此条件表达式。

③在图 4 – 21 中单击"继续"钮，上述条件表达式被确认，并返回到图 4 – 20 计算新变量的对话框。

6）在图 4 – 20 的左边第三行，有"类型与标签"钮，单击之，弹出"计算变量：类型和标签"对话框，如图 4 – 22 所示。

①为新变量指定标签，在图 4 – 22 的上半部分标签中，选择：

● 标签：在其右边矩形框中可键人长达 128 个字符的标签说明。

● 将表达式用作标签：利用表达式的前 110 个字符作为标签。

②为新变量指定类型，在图 4 – 22 的下半部分类型中，选择：

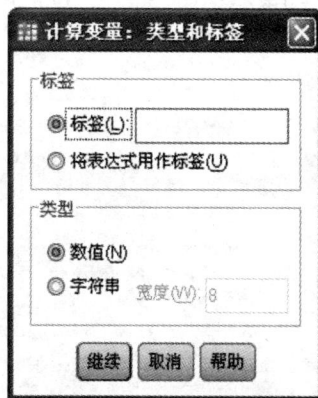

图 4 – 22　计算变量：类型和标签对话框

● 数值：表示选数值型，这是默认设置，宽度为 8，小数点为 2。

● 字符串：表示选字符串型，可在宽度的右边的矩形框中键人字符串的宽度（长度）。

③单击右上角的"继续"钮，表示确认以上对新变量属性的设置。

上述操作完毕后，在图 4 – 20 中，单击"确定"，表示对符合"计算变量：If 个案"对话框中设置的条件表达式的观察单位，按主对话框中确定的"数字表达式"计算新变量值。

以例 3 - 1 数据文件"40 人体检数据. sav"为例，根据现有的身高值和体重值算出女性的体重指数(body mass index，BMI)，计算公式为：

$$体重指数 = \frac{体重}{身高^2}(其中体重的单位为 kg，身高的单位为 m)$$

其计算新变量的方法和步骤是：

①菜单选择【转换】→【计算变量…】，弹出"计算变量"主对话框，如图 4 - 20 所示。

②在图 4 - 20 的左上角的"目标变量，"下的矩形框中键入目标变量"体重指数"。

③在图 4 - 20 的右上角的"数字表达式，"下的矩形框中建立表达式"体重/(身高 * 身高)"

④在图 4 - 20 中用鼠标单击"如果…"钮，则弹出"计算变量：If 个案"对话框，如图 4 - 21 所示。选择"如果个案满足条件则包括："选项，其下面的矩形框中建立条件表达式"性别 = 2"，单击"继续"钮返回到图 4 - 20 计算新变量对话框。

⑤单击"确定"按钮，计算出女性的体重指数，并输出在例 3 - 1 数据文件"40 人体检数据. sav"中。

[练习题]

对第三章练习题数据做以下操作：

1. 对年龄进行排序，找出最小年龄和最大年龄。

2. 计算 $BMI = \dfrac{体重}{身高^2}$

3. 将年龄按小于 35 岁、35 ~ 54 岁、55 岁及以上分为三组。

（虞仁和　王一任）

第五章　描述性统计分析

SPSS 的许多菜单均可进行描述性统计分析，许多统计过程也都提供了描述性统计指标的输出。例如在独立样本 t 检验、方差分析等许多分析过程中，都在结果中提供相应变量的均数、标准差等统计量。

SPSS 中，专门用作描述性统计分析的模块是【分析】→【描述统计】，见图 5 - 1。

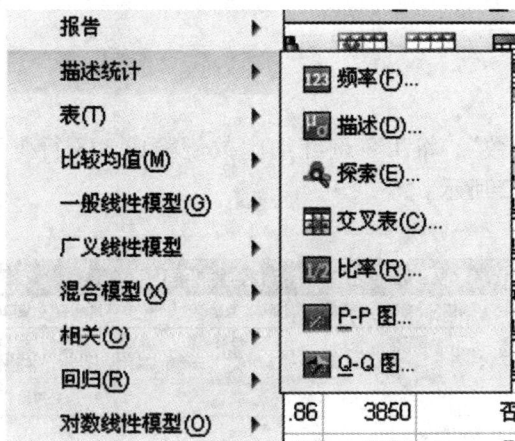

图 5 - 1　描述性统计分析菜单

它包括频率、描述、探索、交叉表、比率、P - P 图、Q - Q 图，本章介绍最常用的前面三个过程：频率、描述、探索以及连续变量值分组段的频数表。

第一节　频数分布分析

一、基本概念

频数分布分析(频率)主要通过频数表、条图和直方图以及集中趋势和离散趋势的各种统计量，描述数据的分布特征。

二、例题及统计分析

(一)例题

例 5 - 1　某医院用随机抽样方法检查了 138 名成年女子的红细胞数($\times 10^{12}$/L)，其测量结果如下，试做统计描述(孙振球、徐勇勇主编. 医学统计学(第 4 版). 北京：人民卫生出版社,2014:P9.)。

3.96	4.23	4.42	3.59	5.12	4.02	4.32	3.72	4.76	4.16	4.61	4.26
3.77	4.20	4.36	3.07	4.89	3.97	4.28	3.64	4.66	4.04	4.55	4.25
4.63	3.91	4.41	3.52	5.03	4.01	4.30	4.19	4.75	4.14	4.57	4.26
4.56	3.79	3.89	4.21	4.95	3.98	4.29	3.67	4.69	4.12	4.56	4.26
4.66	4.28	3.83	4.20	5.24	4.02	4.33	3.76	4.81	4.17	3.96	3.27
4.61	4.26	3.96	4.23	3.76	4.01	4.29	3.67	3.39	4.12	4.27	3.61
4.98	4.24	3.83	4.20	3.71	4.03	4.34	4.69	3.62	4.18	4.26	4.36
5.28	4.21	4.42	4.36	3.66	4.02	4.31	4.83	3.59	3.97	3.96	4.49
5.11	4.20	4.36	4.54	3.72	3.97	4.28	4.76	3.21	4.04	4.56	4.25
4.92	4.23	4.47	3.60	5.23	4.02	4.32	4.68	4.76	3.69	4.61	4.26
3.89	4.21	4.36	3.42	5.01	4.01	4.29	3.68	4.71	4.13	4.57	4.26
4.03	5.46	4.16	3.64	4.16	3.76						

(二)分析步骤

1. 建立数据文件

取一个变量"红细胞数",将 138 例红细胞数值输成 138 行 1 列的数据文件。文件名"例 5 – 1. sav",如图 5 – 2 所示。

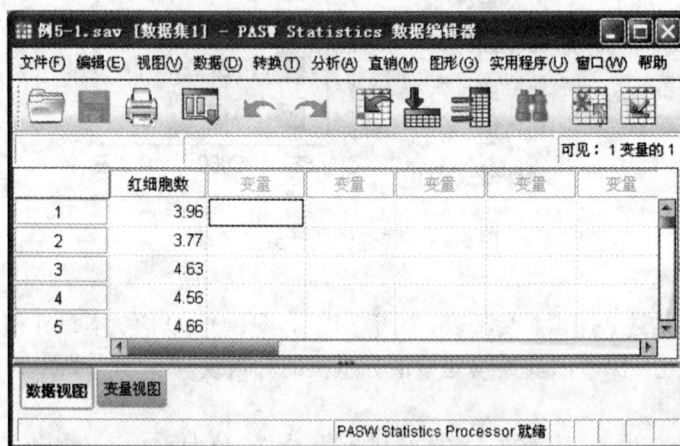

图 5 – 2 数据文件"例 5 – 1. sav"

2. 统计分析

(1)从菜单中选择:【分析】→【描述统计】→【频率】,弹出频数分布分析"频率"对话框,如图 5 – 3 所示。

(2)在左侧的源变量框中,选红细胞数变量,单击向右箭头,使其进入"变量:"下面的矩形框中。

(3)激活"显示频率表格"按钮。默认为显示频数分布表,单击可取消。

(4)单击"统计量…"按钮,弹出"频率:统计量"对话框,如图 5 – 4 所示。

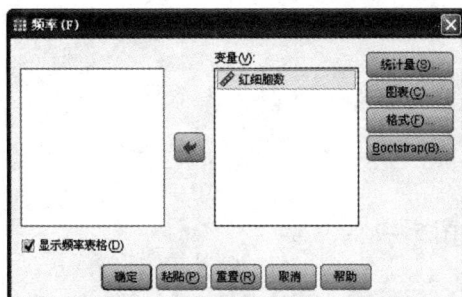

图5-3　频率(频数分布分析)对话框

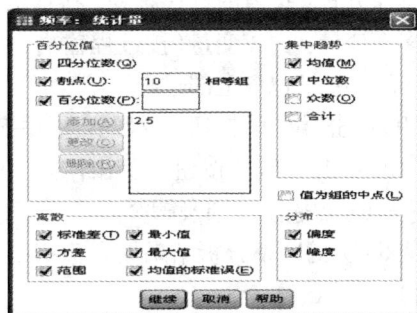

图5-4　频率：统计量对话框

对话框包括内容：

①百分位值：包括四分位数、割点 $\boxed{10}$ 相等组（将数据平分为所设定的相等等分，并出现各等分上的值，系统默认值为10，即输出 P_{10}，P_{20}，…，P_{90} 的值）、百分位数（由用户自选各种百分位点的值。键入数值后单击"添加"按钮）。

②集中趋势：描述集中趋势的统计指标，包括均值（算术平均数）、中位数、众数、合计（算术和）。

③离散：描述离散趋势的统计指标，包括标准差、方差、范围（极差或全距）、最小值、最大值、均数的标准误。

④分布：分布特征参数，包括偏度和峰度。

单击要分析的统计量前面的复选框可以激活相应的统计量。

(5)单击"继续"按钮，返回到图5-3对话框。

(6)单击"图表…"按钮，弹出"频率：图表"对话框，见图5-5。

对话框图表类型中有四个单选项：无（不输出图形，系统默认状态）、条形图、饼图和直方图，如果选择了直方图，还可以选择"在直方图上显示正态曲线"选择项表示带有正态曲线。本例激活"直方图"和"在直方图上显示正态曲线"选项。

(7)单击"继续"按钮，返回到图5-3对话框。

(8)单击"格式…"按钮，弹出"频率：格式"对话框，见图5-6。

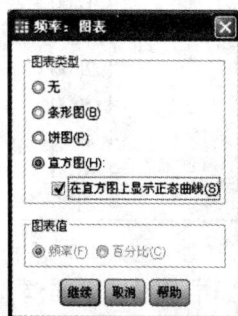

图5-5　频率：图表对话框

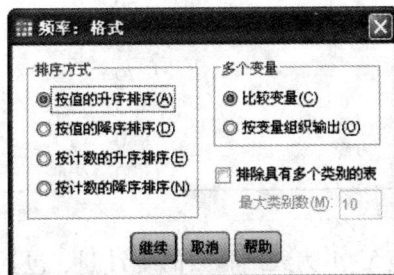

图5-6　频率：格式对话框

排序方式：按值的升序排列、按值的降序排列、按计数的升序排列、按计数的降序排列。

多个变量：比较变量（按过程输出，每一过程出现所有变量）、按变量组织输出（按变量输出，每一变量包含全部过程）。

（9）单击"继续"按钮，返回到图 5-3 对话框。

（10）单击"确定"按钮，输出结果。

（三）主要输出结果及解释

例 5-1 的频率分析结果见表 5-1，表 5-2 和图 5-7。

（1）统计量见表 5-1：

表 5-1　例 5-1 资料输出的统计量（statistics）

红细胞数

N	Valid		138
	Missing		0
Mean			4.2270
Std. Error Mean			0.03794
Median			4.2300
Mode			4.26
Std. Deviation			0.44573
Variance			0.199
Skewness			0.191
Std. Error of Skewness			0.206
Kurtosis			0.136
Std. Error of Kurtosis			0.410
Range			2.39
Minimum			3.07
Maximum			5.46
Sum			583.33
Percentiles	2.5		3.3270
	10		3.6580
	20		3.8300
	25		3.9600
	30		4.0100
	40		4.1600
	50		4.2300
	60		4.2800
	70		4.3600
	75		4.5425
	80		4.6100
	90		4.8120

表 5-1 为红细胞数的统计量，包括均值（算术平均数）、中位数、标准差、方差、范围（极差或全距）、最小值、最大值、均数的标准误、百分位数等。

（2）频数表见表 5-2：

表 5 - 2　例 5 - 1 资料输出的频数表

红细胞数

		Frequency	Percent	Valid Percent	Cumulative Percent
Valid	3.07	1	0.7	0.7	0.7
	3.21	1	0.7	0.7	1.4
	3.27	1	0.7	0.7	2.2
	3.39	1	0.7	0.7	2.9
	3.42	1	0.7	0.7	3.6
	3.52	1	0.7	0.7	4.3
	3.59	2	1.4	1.4	5.8
	3.60	1	0.7	0.7	6.5
	3.61	1	0.7	0.7	7.2
	3.62	1	0.7	0.7	8.0
	3.64	2	1.4	1.4	9.4
	3.66	1	0.7	0.7	10.1
	3.67	2	1.4	1.4	11.6
	...	...	...	...	...

（3）直方图，如图 5 - 7 所示。

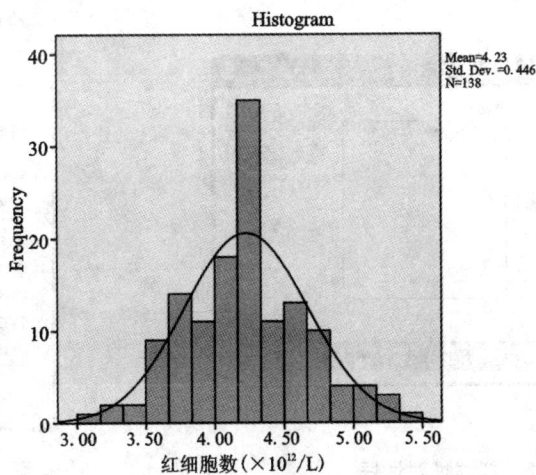

图 5 - 7　例 5 - 1 资料的频数分布直方图及正态曲线

第二节　描述性统计分析

一、基本概念

描述性统计分析（描述）主要用以描述集中趋势和离散趋势的各种统计量，并可对变量进行标准化处理（注：相当一部分内容与频率相重）。

二、例题及统计分析

（一）例题

例 5 - 2 对例题 5 - 1 中的资料，求集中趋势和离散趋势的统计量。

（二）分析步骤

1. 建立数据文件

打开数据文件"例 5 - 1. sav"。

2. 统计分析

（1）从菜单中选择：【分析】→【描述统计】→【描述】，弹出描述性统计分析"描述性"对话框，如图 5 - 8 所示。

（2）选择红细胞数变量进入"变量："下面的矩形框。

勾选"将标准化得分另存为变量"可产生一个标准化值（z 分），并将 z 分在数据文件中存为新变量，本例不选择。

（3）单击"选项…"按钮弹出"描述：选项"对话框，如图 5 - 9 所示。

图 5 - 9 中出现的各项供选择的统计量，读者已容易理解，不再详细解释。

（4）选择要计算的统计量后，按"继续"按钮返回到图 5 - 8 对话框。

（5）单击"确定"按钮，输出结果。

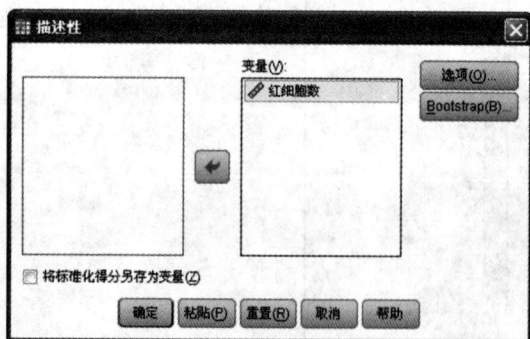

图 5 - 8 描述性对话框

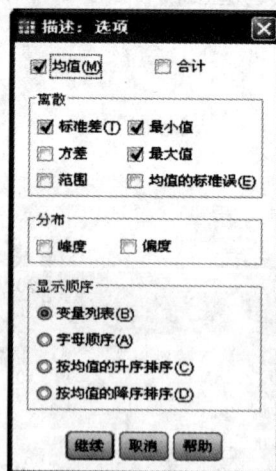

图 5 - 9 描述：选项对话框

（三）主要输出结果及解释

例 5 - 2 资料输出的统计量见表 5 - 3。

表 5 - 3 例 5 - 2 资料输出的描述统计量（descriptive statistics）

	N	Minimum	Maximum	Mean	Std. Deviation
红细胞数	138	3. 07	5. 48	4. 2270	0. 44573
Valid N（lislwise）	138				

第三节　探索性分析

一、基本概念

探索性分析(探索)的目的:对数据进行初步检查,判断有无奇异值(Outliers)和(或)极端值(Extreme values);判断变量值是否服从正态分布;对数据规律的初步考察。

二、例题及统计分析

(一)例题

例5-3　对例5-1中的资料,进行初步的探索性分析。

(二)分析步骤

1. 建立数据文件

打开数据文件"例5-1.sav"。

2. 统计分析

(1)从菜单中选择:【分析】→【描述统计】→【探索】,弹出探索性分析"探索"对话框,如图5-10所示。

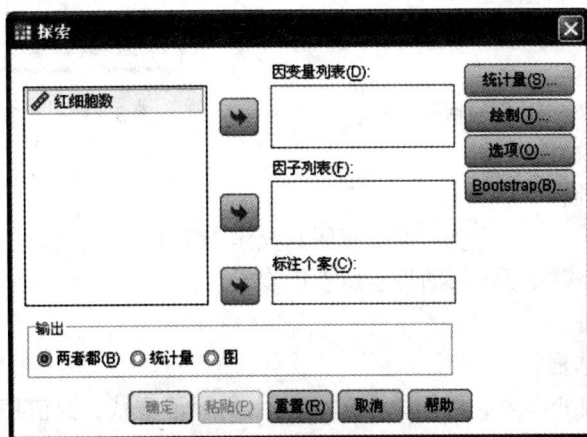

图5-10　探索对话框

(2)在左侧的源变量框中,选"红细胞数"变量,单击向右箭头,使其进入"因变量列表"下面的矩形框中。

因变量列表:即进行探索性分析的变量。

因子列表:分组变量。

标注个案:对观察单位进行标记的分(组)类变量。

输出:两者都(统计量与统计图形都输出);统计量(只输出统计量);图(只输出统计图形)

(3)单击"统计量…"按钮,弹出"探索:统计量"对话框,如图5-11所示,激活要分析的统计量。单击"继续"按钮,返回到图5-10对话框。

描述性：描述统计量，本例选择。

均数的置信区间 $\boxed{95}$ %：总体均数置信区间。系统默认为总体均数 95% 置信区间。

M—估计量：最大稳健估计量。

界外值：极端值，本例选择。

百分位数：显示第 5、10、25、50、75、90、95 位点的百分位数

(4)单击"绘制…"按钮，弹出"探索：图"对话框，如图 5 - 12 所示，激活要分析的统计量。单击"继续"按钮，返回到图 5 - 10 对话框。

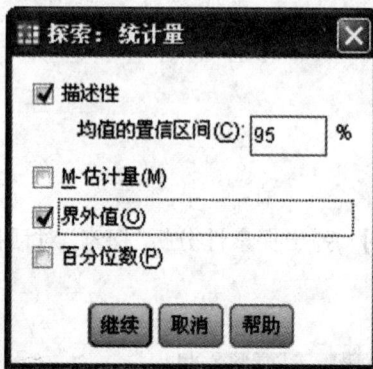

图 5 - 11　探索：统计量对话框

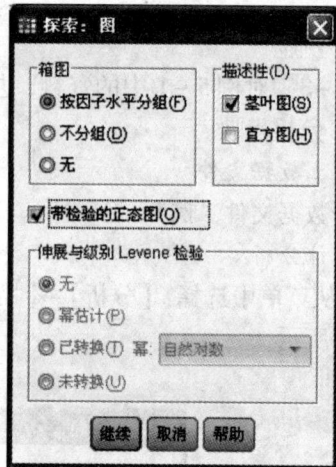

图 5 - 12　探索：图对话框

箱图下三个单选项：

按因子水平分组：对每一分类变量，每图只显示 1 个因变量，本例选择。

不分组：对每一分类变量，每图显示所有因变量。

无：不显示箱式图。

描述性下两个复选框：

茎叶图：由频数演变而来，将频数表的组段用实际值取代，数值用"茎"(Stem)和"叶"(Leaf)表示组成，本例选择。

直方图：也即频数分布图。

带检验的正态图：正态性检验，并绘制正态概率图，本例选择。

(5)单击"确定"按钮，输出结果。

(三)主要输出结果及解释

对例 5 - 3 进行探索性分析主要结果见表 5 - 4 ~ 表 5 - 6 和图 5 - 13 ~ 图 5 - 15。

(1)描述性统计量输出见表 5 - 4。

表 5 - 4　例 5 - 3 描述统计量(descriptives)

			Statistic	Std. Error
红细胞数	Mean		4.2270	0.03794
	95% Confidence Interval for Mearl	Lower Bound	4.1520	
		UpperBound	4.3021	
	5% Trimmed Mean		4.2210	
	Median		4.2300	
	Variance		0.199	
	Std. Deviation		0.44573	
	Minimum		3.07	
	Maximum		5.46	
	Range		2.39	
	Interquarlile Range		0.58	
	Skewness		0.191	0.206
	Kurtosis		0.136	0.410

(2)极端值输出见表 5 - 5。

表 5 - 5　例 5 - 3 极端值(extreme values)

			Case Number	Value
红细胞数	Highest	1	24	5.46
		2	8	5.28
		3	53	5.24
		4	58	5.23
		5	49	5.12
	Lowest	1	38	3.07
		2	103	3.21
		3	132	3.27
		4	100	3.39
		5	47	3.42

(3)正态性检验见表 5 - 6。

表 5 - 6　例 5 - 3 正态性检验(tests of normallty)

	Kolmogorov - Smimov[a]			Shapiro - Wilk		
	Statistic	df	Sig.	Statistic	df	Sig.
红细胞数	0.093	138	0.005	0.989	138	0.352

a. Lilliefors Significance Correction

[说明]表 5 - 6 中 Sig. (significant level)即 P 值,本例 $P = 0.352 > 0.10$,说明 138 名成年

女子的红细胞数呈正态分布。一般来说，P 值越大，越支持资料服从正态分布。

(4)138 名成年女子的红细胞数分布的茎叶图，见图 5 - 13。

```
Frequency        Stem &   Leaf
   1.00 Extremes    ( = <3.1)
   3.00          3 . 223
   4.00          3 . 4555
  18.00          3 . 666666666677777777
  13.00          3 . 8888999999999
  21.00          4 . 000000000001111111111
  38.00          4 . 22222222222222222222222222223333333333
  12.00          4 . 444445555555
  14.00          4 . 66666666677777
   6.00          4 . 888999
   4.00          5 . 0011
   3.00          5 . 222
   1.00 Extremes    ( > =5.5)
Stem width:        1.00
Each leaf:         1 case(s)
```

图 5 - 13　例 5 - 3 茎叶图

【说明】图 5 - 13 中"3.00　　3. 223"表示红细胞数 3.2(×10^{12}/L)的 2 例，红细胞数 3.3(×10^{12}/L)的 1 例，共 3 例。

(5)正态性检验的 Q - Q 图，见图 5 - 14。

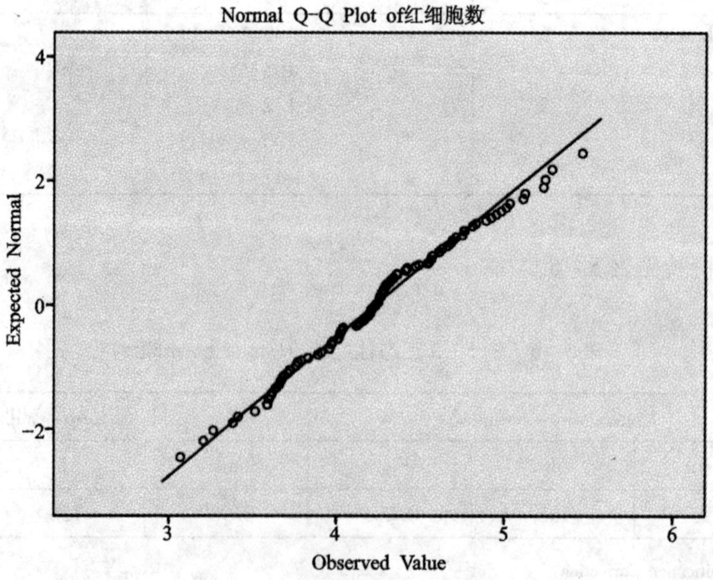

Normal Q-Q Plot of 红细胞数

图 5 - 14　例 5 - 3 红细胞数正态检验 Q - Q 图

【说明】如资料服从正态分布，则散点的分布接近于一条直线，本例支持正态分布。

（6）138 名成年女子的红细胞数的箱图，见图 5 – 15。

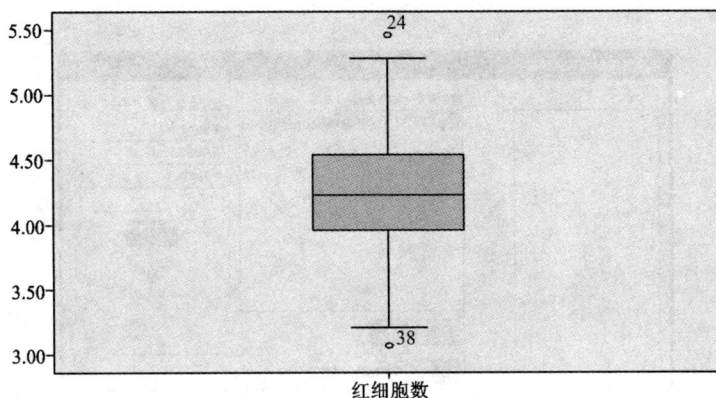

图 5 – 15　例 5 – 3 的箱图

【说明】

①矩形框，是箱图的主体，上中下三条线分别表示变量值的第 75、50、25 百分位数。

②触须线，是中间的纵向直线。上截止横线是变量值本体最大值；下截止线是变量值本体最小值。本体值即除奇异值以外的变量值称为本体值。

③奇异值，使用"○"标记，分大小两种。箱体上方的用"○"标记的点，其变量值超过了第 75 百分位数与第 25 百分位数上的变量差值的 1.5 倍。箱体下方的用"○"标记的点，其变量值小于第 75 百分位数与第 25 百分位数上的变量差值的 1.5 倍。

④极值，使用"＊"标记。上极值点上的变量值超过了第 75 百分位数与第 25 百分位数上的变量差值的 3 倍；下极值点上的变量值超过了第 75 百分位数与第 25 百分位数上的变量差值的 3 倍。

第四节　分组段频数表

一、基本概念

在 SPSS 中，直接用"频率"模块制作的频数表，实际上只是相同变量值个数的组合。现在介绍利用 SPSS 制作连续变量值分组段的频数表（注意：SPSS 对组段的理解与医学统计学教材不一致）。

二、例题及统计分析

（一）例题

例 5 – 4　对例 5 – 1 中的资料，作出分组段的频数表。

（二）分析步骤

1. 建立数据文件

打开数据文件"例 5 – 1. sav"。

2. 统计分析

(1)从菜单中选择:【转换】→【重新编码为不同变量】,弹出"重新编码为其他变量"对话框,如图 5 – 16 所示。

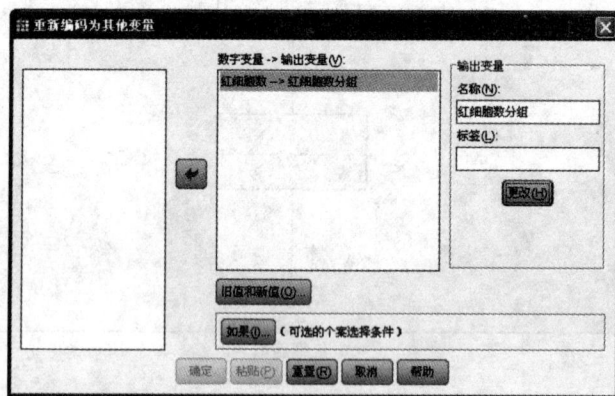

图 5 – 16　重新编码为其他变量对话框

(2)将对话框中左边的源变量"红细胞数"调入右边的"输入变量—>输出变量:"下的矩形框中。在右侧的"输出变量"名称矩形框中键入新变量名(本例取名红细胞数分组),然后单击该矩形框下的更改钮。此时在"数字变量—>输出变量:"下的矩形框中出现红细胞数—>红细胞数分组。

(3)单击"旧值和新值…"按钮,弹出"重新编码到其他变量:旧值和新值"对话框,如图 5 – 17 所示。

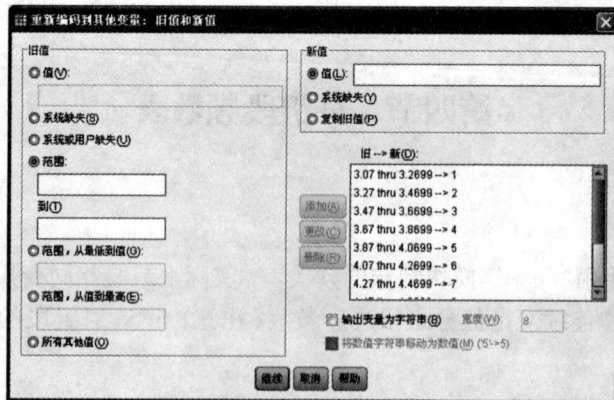

图 5 – 17　重新编码到其他变量:旧值和新值对话框

(4)激活左侧旧值"范围"按钮,输入第一个组段的下限和上限;在"新值"下的"值"框中,输入该组段的编码值(新值),单击"添加"按钮,使其进入"旧→新:"下的框中。重复此操作,直到组段输完为止。

(5)单击"继续"按钮,返回到图 5 – 16 对话框。

（6）单击"确定"按钮，变量值重新编码为新值，新值的变量名称为"红细胞数分组"。

（7）用户回到数据编辑窗口，单击"变量视图"标签，对红细胞数分组变量赋予值标签。

（8）单击"值"列中的"▦"，进入"值标签"对话框，如图 5 - 18 所示。

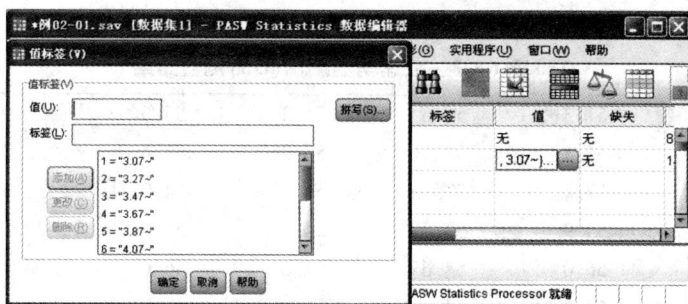

图 5 - 18　值标签对话框

（9）在"值标签"下的第一栏"值"中，输入编码的值；在第二栏"标签"中输入标签。按"添加"按钮进入下面矩形框中。重复此操作，直到输完为止。

（10）单击"确定"，回到数据编辑器窗口。

（11）从菜单中选择：【分析】→【描述统计】→【频率】，弹出"频率"对话框。

（12）将已定义标签的变量"红细胞数分组"调入"变量"下的矩形框中。

（13）单击"确定"按钮，输出结果。

（三）主要输出结果及解释

138 名成年女子的红细胞数频数表见表 5 - 7。

表 5 - 7　例 5 - 3 红细胞数分组频数表

红细胞数分组

		Frequency	Percent	Valid Percent	Cumulative Percent
Valid	3.07 ~	2	1.4	1.4	1.4
	3.27 -	3	2.2	2.2	3.6
	3.47 ~	9	6.5	6.5	10.1
	3.67 ~	14	10.1	10.1	20.3
	3.87 ~	22	15.9	15.9	36.2
	4.07 ~	30	21.7	21.7	58.0
	4.27 ~	21	15.2	15.2	73.2
	4.47 -	15	10.9	10.9	84.1
	4.67 ~	10	7.2	7.2	91.3
	4.87 ~	6	4.3	4.3	95.7
	5.07 -	4	2.9	2.9	98.6
	5.27 ~ 5.47	2	1.4	1.4	100.0
	Total	138	100.0	100.0	

[练习题]

1985 年某省农村 120 例 6 ~ 7 岁正常男童胸围(cm)测量结果如下表所示。

120 例 6 ~ 7 岁正常男童胸围(cm)测量结果

51.6	54.1	51.3	56.6	51.2	53.6	56.0	58.3
54.0	56.9	55.5	57.7	56.0	57.4	55.2	53.6
57.7	55.5	57.4	53.5	56.3	54.0	57.5	55.4
58.3	55.4	55.9	53.3	54.1	55.9	57.2	56.1
53.8	57.7	56.0	58.6	57.6	56.0	58.1	49.1
51.3	53.8	50.5	53.8	56.8	56.0	54.5	51.7
57.3	54.8	58.1	56.5	51.3	50.2	55.5	53.6
52.1	55.3	58.3	53.5	53.1	56.8	54.5	56.1
54.8	54.7	56.2	53.7	52.4	58.1	56.6	56.7
53.4	57.1	54.4	53.7	54.1	59.0	56.2	55.7
53.1	55.9	56.6	56.4	50.4	53.3	56.7	50.8
51.4	54.6	56.1	58.0	54.2	53.8	55.3	55.9
56.1	61.8	56.7	52.7	52.4	51.4	53.5	56.6
59.3	56.8	58.1	59.0	53.1	54.2	54.0	54.7
59.8	53.9	52.6	54.6	52.7	56.4	55.5	54.4

(1)试编制胸围数据的频数表(以 49.0 为起始组段下限,组距为 1.2),绘制直方图。

(2)用合适的统计指标描述胸围数据的集中趋势和离散趋势。

(3)进行初步的探索性分析。

(虞仁和　胡明)

第六章　t 检验

计量资料的假设检验中，最为简单、常用的方法是 t 检验(t-test, Student's t-test)，当样本含量 n 较小时(如 n < 60)，理论上要求 t 检验的样本随机地取自正态总体，两小样本均数比较时还要求两样本所对应的两总体方差相等($\sigma_1^2 = \sigma_2^2$)，即方差齐性(homogeneity of variance)。两来自正态总体的小样本均数的比较，方差不齐时，可采用近似 t 检验(separate variance estimation t-test)，即 t'检验。在实际应用时，与上述条件略有偏离，对结果也影响不大。

第一节　单样本 t 检验

一、基本概念

单样本 t 检验(one sample/group t-test)即样本均数 $\bar{X}$(代表未知总体均数 μ)与已知总体均数 μ_0(一般为理论值、标准值或经过大量观察所得稳定值等)的比较。

二、例题及统计分析

(一)例题

例 6 - 1　某医生测量了 36 名从事铅作业男性工人的血红蛋白含量，算得其均数为 130.83g/L，标准差为 25.74g/L。问从事铅作业工人的血红蛋白是否不同于正常成年男性平均值 140g/L?(孙振球、徐勇勇主编. 医学统计学(第 4 版). 北京：人民卫生出版社，2014:P30.)

(二)分析步骤

1. 建立数据文件

设置 1 个反应变量血红蛋白含量，得数据文件"例 6 - 1. sav"，共 36 行 1 列，见图 6 - 1 所示。

2. 统计分析

(1)单击主菜单中"分析"，展开下拉菜单。

(2)在下拉菜单中，寻找"比较均值"，自动弹出小菜单

(3)在小菜单中寻找"单样本 T 检验 …"单击之，得"单样本 T 检验"对话框，如图 6 - 2 所示。

(4)将图 6 - 2 左边的源变量中的"血红蛋白含量"调入"检验变量："下的矩型框中。

(5)在图 6 - 2 中下部的"检验值："文本框中输入已知总体均数"140"。

(6)单击"确定"钮，得输出结果。

三、主要结果及解释

例 6 - 1 进行单样本 t 检验主要结果见表 6 - 1 和表 6 - 2。

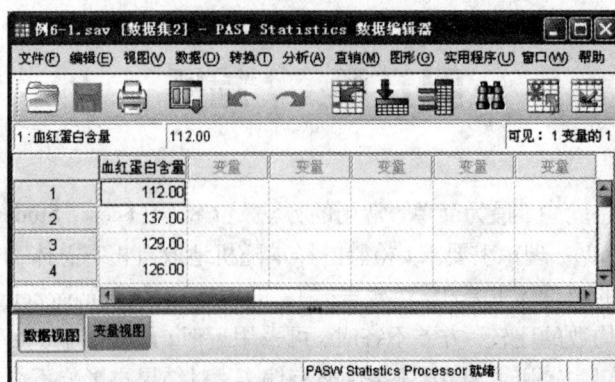

图 6 – 1   数据文件"例 6 – 1. sav"

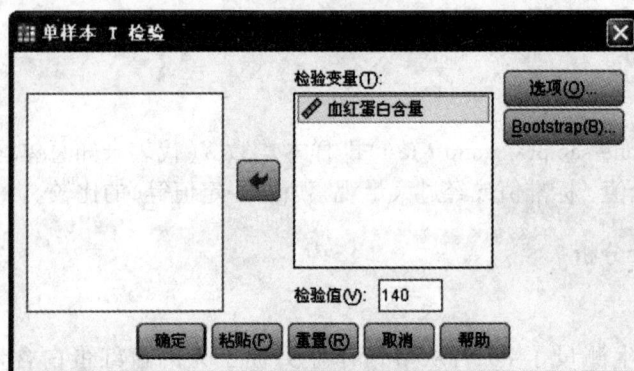

图 6 – 2   单样本 t 检验对话框

表 6 – 1   单样本 t 检验统计量(one-sample statistics)

	N	Mean	Std. Deviation	Std. Error Mean
血红蛋白含量	36	130.8333	25.74102	4.29017

表 6 – 1 表示单样本 t 检验基本统计量 $n(\text{N}) = 36$, $\overline{X}(\text{Mean}) = 130.8333$, $S = 25.74102$, $S_{\overline{X}} = 4.29017$。

表 6 – 2   单样本 t 检验结果(one-sample test)

	Test Value = 140					
					95% Confidence Interval of the Difference	
	t	df	Sig. (2 – tailed)	Mean Difference	Lower	Upper
血红蛋白含量	– 2.137	35	0.040	– 9.16667	– 17.8762	– 0.4572

表 6 - 2 表示单样本 t 检验结果，$t = -2.137$，自由度 $= 35$，双侧检验 $P = 0.040$，可认为从事铅作业的男性工人平均血红蛋白含量低于正常成年男性。

第二节 配对 t 检验

一、基本概念

配对 t 检验又称成对 t 检验(paired/matched t-test)，适用于配对设计的计量资料。配对设计是将受试对象按照某些重要特征(如可疑混杂因素性别等)配成对子，每对中的两个受试对象随机分配到两处理组。在医学科研中，配对设计主要有以下情形：①两同质受试对象分别接受两种不同的处理；②同一受试对象分别接受两种不同处理；③同一受试对象接受(一种)处理前后。

二、例题及统计分析

(一)例题

例 6 - 2 为比较两种方法对乳酸饮料中脂肪含量测定结果是否不同，某人随机抽取了 10 份乳酸饮料制品，分别用脂肪酸水解法和哥特里 - 罗紫法测定其结果见表 6 - 3 第(1) ~ (3)栏。问两法测定结果是否不同？(孙振球、徐勇勇主编. 医学统计学(第 4 版). 北京：人民卫生出版社，2010：P33.)

表 6 - 3 两种方法对乳酸饮料中脂肪含量的测定结果(%)

编号 (1)	哥特里 - 罗紫法 (2)	脂肪酸水解法 (3)
1	0.840	0.580
2	0.591	0.509
3	0.674	0.500
4	0.632	0.316
5	0.687	0.337
6	0.978	0.517
7	0.750	0.454
8	0.730	0.512
9	1.200	0.997
10	0.870	0.506

(二)分析步骤

1. 建立数据文件

设置编号和 2 个反应变量 X_1(哥特里 - 罗紫法)X_2(脂肪酸水解法)，得数据文件"例 6 - 2. sav"，共 10 行 3 列，见图 6 - 3 所示。

2. 统计分析

(1)单击主菜单中"分析"，展开下拉菜单。

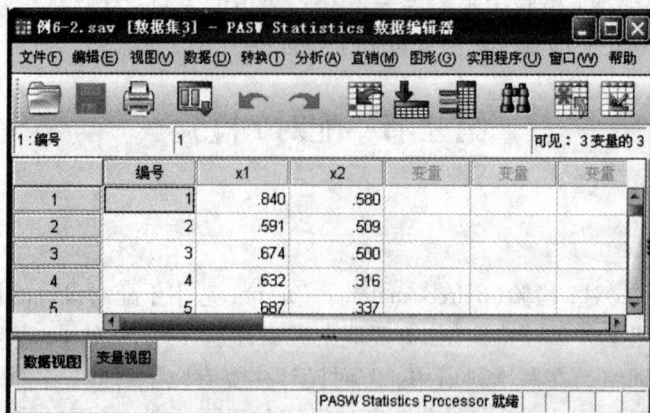

图 6 - 3　数据文件"例 6 - 2. sav"

（2）在下拉菜单中，寻找"比较均值"，自动弹出小菜单

（3）在小菜单中寻找"配对样本 T 检验…"单击之，得"配对样本 T 检验"对话框，如图 6 - 4 所示。

（4）将图 6 - 4 左边的源配对变量"X1、X2"成对或单个调入右边"成对变量："下"Variable1 和 Variable2"下的矩型框中。

（5）单击"确定"钮，得输出结果。

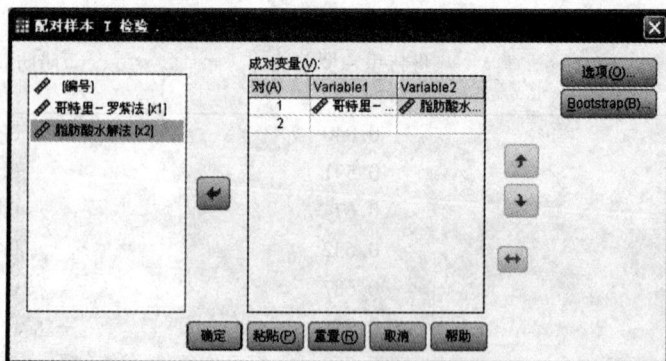

图 6 - 4　配对样本 t 检验对话框

三、主要结果及解释

例 6 - 2 进行配对样本 t 检验主要结果见表 6 - 4，表 6 - 5 和表 6 - 6。

表 6 - 4　配对样本 t 检验统计量（paired samples statistics）

		Mean	N	Std. Deviation	Std. Error Mean
Pair1	哥特里 - 罗紫法	0.79520	10	0.184362	0.058300
	脂肪酸水解法	0.52280	10	0.185981	0.058812

表 6 - 4 表示配对 t 检验基本统计量 $n_1(\mathrm{N}) = 10, \overline{X}_1(\mathrm{Mean}) = 0.79520, S_1 = 0.184362, S_{\overline{X}1}$ $= 0.058300$。$n_2(\mathrm{N}) = 10, \overline{X}_2(\mathrm{Mean}) = 0.52280, S_2 = 0.185981, S_{\overline{X}2} = 0.058812$。

表 6 - 5　配对样本相关分析(paired samples correlation)

	N	Correlation	Sig.
Pair1 哥特里 - 紫罗法与脂肪酸 水解法	10	0.828	0.003

表 6 - 5 表示配对样本的相关分析。

表 6 - 6　配对样本 t 检验结果(paired samples test)

	Paired Differences							
				95% Confidence Interval of the Difference				Sig.
	Mean	Std. Deviation	Std. Error Mean	Lower	Upper	t	df	(2 - tailed)
Pair1 哥特里 - 罗紫法 脂肪酸水解法	0.272400	0.108681	0.034368	0.194654	0.350146	7.926	9	0.000

表 6 - 6 表示配对 t 检验结果，$t = 7.926$，自由度 $= 9$，双侧检验 $P = 0.000$，可认为两种方法对脂肪含量的测定结果不同，哥特里 - 罗紫法测定结果较高。

第三节　两样本 t 检验

一、基本概念

两样本 t 检验又称成组 t 检验(two-sample/group t-test)，适用于完全随机设计两样本均数的比较，此时人们关心的是两样本均数所代表的两总体均数是否不等。两组完全随机设计是将受试对象完全随机分配到两个不同处理组。

当两样本含量较小(如 $n_1 < 60$ 或 $n_2 < 60$)，且均来自正态总体时，要根据两总体方差是否不同而采用不同检验方法。

二、例题及统计分析

(一)例题

例 6 - 3　为研究国产四类新药阿卡波糖胶囊的降血糖效果，某医院用 40 名 2 型糖尿病患者进行同期随机对照试验。试验者将这些患者随机等分到试验组(用阿卡波糖胶囊)和对照组(用阿卡波糖(拜糖平)片)，分别测得试验开始前和 8 周后的空腹血糖，计算得出空腹血糖下降值见表 6 - 7，能否认为该国产四类新药阿卡波糖胶囊与阿卡波糖(拜糖平)片对空腹血糖的降糖效果不同?（孙振球、徐勇勇主编.医学统计学（第4版）.北京：人民卫生出版社,2014:P34.）

表6-7　试验组和对照组空腹血糖下降值(mmol/L)

试验组 X_1	-0.70	-5.60	2.00	2.80	0.70	3.50	4.00	5.80	7.10	-0.50
（$n_1=20$）	2.50	-1.60	1.70	3.00	0.40	4.50	4.60	2.50	6.00	-1.40
对照组 X_2	3.70	6.50	5.00	5.20	0.80	0.20	0.60	3.40	6.60	-1.10
（$n_2=20$）	6.00	3.80	2.00	1.60	2.00	2.20	1.20	3.10	1.70	-2.00

（二）分析步骤

1.建立数据文件

设置2个变量：1个反应变量，变量名为"空腹血糖下降值"；1个分组变量，变量名为"分组"，其值为"1"时表示试验组（用阿卡波糖胶囊）；其值为"2"时表示对照组（用阿卡波糖片）。得数据文件"例6-3.sav"，共40行2列，见图6-5所示。

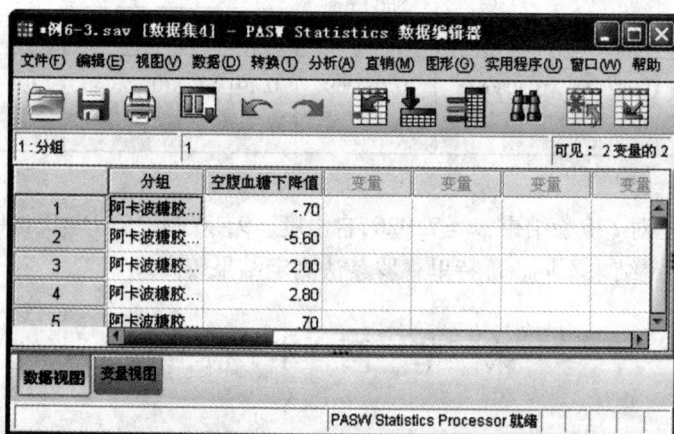

图6-5　数据文件"例6-3.sav"

2.统计分析

（1）单击主菜单中"分析"，展开下拉菜单。

（2）在下拉菜单中，寻找"比较均值"，自动弹出小菜单。

（3）在小菜单中寻找"独立样本T检验…"单击之，得"独立样本T检验"对话框，如图6-6所示。

（4）将图6-6左边的源变量中的"空腹血糖下降值"调入"检验变量："下的矩型框中。

（5）将图6-6左边的源变量中的"分组"调入"分组变量："下的矩型框,点击"定义组…"按钮,弹出对话框（图6-7）,并给出组的范围"1""2"。单击"继续"回到主对话框（图6-6）

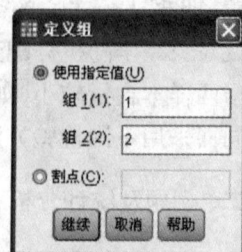

图6-7　定义组对话框

（6）单击"确定"按钮,得输出结果。

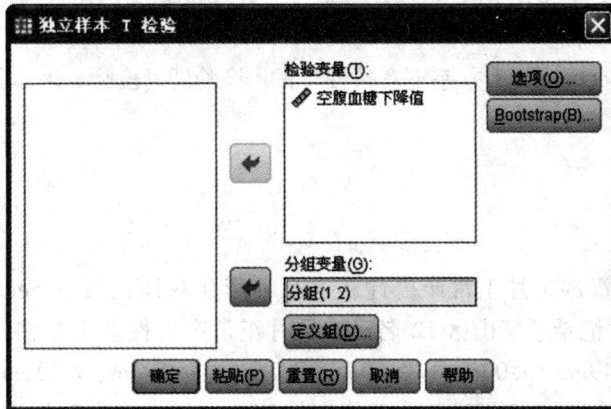

图 6 - 6　独立样本 t 检验对话框

三、主要结果及解释

例 6 - 3 进行两样本 t 检验主要结果见表 6 - 8 和表 6 - 9。

表 6 - 8　独立样本统计量(group statistics)

分组		N	Mean	Std. Deviation	Std. Error Mean
空腹血糖下降值	阿卡波糖胶囊	20	2.0650	3.06015	0.68427
	阿卡波糖片	20	2.6250	2.42050	0.54124

表 6 - 8 表示两样本 t 检验基本统计量 $n_1(N) = 20$, $\overline{X}_1(Mean) = 2.0650$, $S_1 = 3.06015$, $S_{\overline{X}1} = 0.68427$。$n_2(N) = 20$, $\overline{X}_2(Mean) = 2.6250$, $S_2 = 2.42050$, $S_{\overline{X}2} = 0.54124$。

表 6 - 9　独立样本 t 检验结果(independent samples test)

	Levene's Test for Equality of Variances		t - test for Equality of Means						
								95% Confidence Interval of the Difference	
	F	Sig.	t	df	Sig. (2 - tailed)	Mean difference	Std. Error Difference	Lower	Upper
空腹血粮下降值 Equal variances assumed	0.578	0.452	-0.642	38	0.525	-0.56000	0.87245	-2.32618	1.20618
Equal variances not assumed			-0.642	36.086	0.525	-0.56000	0.87245	-2.32926	1.20926

表 6 - 9 表示：

Levene's Test for Equality of Variances 方差齐性检验，本例 $F = 0.578$, $P = 0.452$, 故可认为两样本来自的两总体方差齐。

Equal variances assumed 方差齐性的条件下的 t 检验。本例 $t = -0.642$, $P = 0.525$,

按 $\alpha = 0.05$ 水准，不拒绝 H_0，无统计学意义。还不能认为阿卡波糖胶囊与阿卡波糖片对空腹血糖的降糖效果不同。

Equal variances not assumed 方差不齐条件下的 t 检验即 t' 检验。因本例方差齐性，故不考虑此方法。

[练习题]

1. 大量研究显示汉族足月正常产男性新生儿临产前双顶径（biparietal diameter，BPD）均数为 9.3 cm。某医生记录了某山区 12 名汉族足月正常产男性新生儿临产前 BPD 资料如下：9.55cm、9.33cm、9.49cm、9.00cm、10.09cm、9.15cm、9.52cm、9.33cm、9.16cm、9.37cm、9.11cm、9.27cm。试问该地区男性新生儿临产前 BPD 是否大于一般新生儿。

2. 为了解 DSCT 冠状动脉造影和超声心动图检查两种方法测定心脏病患者左室舒张末容积（EDV，mL）的差别，某医院收集心脏病患者 12 例，同时分别用两种检测方法测得其 EDV 的大小如下表所示。问两种检测方法的监测结果是否不同？

编号	DSCT 检查	超声心动图检查
1	137.6	80.5
2	133.2	77.8
3	136.4	76.3
4	125.9	74.5
5	126.5	80.2
6	130.4	78.8
7	133.2	81.2
8	134.1	79.7
9	128.4	89.0
10	135.6	88.4
11	129.2	90.1
12	130.2	86.2

3. 为了解某一新降血压药物的效果，将 28 名高血压病患者随机等分到试验组和对照组，试验组采用新降压药，对照组则用常规药物治疗，测得治疗前后舒张压（mmHg）的差值（前 - 后）如下表。问：新药和常规药的疗效是否不同？

两种药物治疗前后的舒张压（mmHg）之差

新药	12	10	7	8	4	5	16	32	11	13	4	8	14	14
常规药	-2	9	10	5	0	-2	10	-8	4	1	2	-3	4	5

（虞仁和　许林勇）

第七章　方差分析

方差分析(analysis of variance, ANOVA)是由英国统计学家 R. A. Fisher 首创,最早用于农业研究中的试验设计。为纪念 Fisher,方差分析以 F 命名,故方差分析又称 F 检验。后来又经不断发展,已成为应用广泛的一类方法。方差分析多用于多个样本均数的比较,此时的应用条件为:①各样本是相互独立的随机样本,均服从正态分布;②各样本的总体方差相等,即具有方差齐性(homogeneity of variance)。

第一节　完全随机设计资料的方差分析

一、基本概念

完全随机设计(completely random design)是采用完全随机化的分组方法,将全部试验对象分配到 g 个处理组(水平组),各组分别接受不同的处理,试验结束后比较各组均数之间的差别有无统计学意义,以推断处理因素的效应。

二、例题及统计分析

(一)例题

例 7-1　某医生为了研究一种降血脂新药的临床疗效,以低密度脂蛋白作为试验指标,选择安慰剂作为对照组,根据专业知识将该降血脂新药分为 3 个不同剂量组,2.4g 组,4.8g 组,7.2g 组。按统一病例入选标准选择 120 名患者,采用完全随机的方法将患者等分为 4 组进行双盲试验。6 周后测得各组试验结果见表 7-1。问 4 个处理组患者的低密度脂蛋白含量总体均数有无差别?(孙振球、徐勇勇主编. 医学统计学(第 4 版). 北京:人民卫生出版社,2014:P49.)

表 7-1　4 个处理组低密度脂蛋白测量值

分组	测量值(mmol/L)
安慰剂组	3.53 4.59 4.34 2.66 3.59 3.13 2.64 2.56 3.50 3.25 3.30 4.04 3.53 3.56 3.85 4.07
	3.52 3.93 4.19 2.96 1.37 3.93 2.33 2.98 4.00 3.55 2.96 4.30 4.16 2.59
2.4g 组	2.42 3.36 4.32 2.34 2.68 2.95 1.56 3.11 1.81 1.77 1.98 2.63 2.86 2.93 2.17 2.72
	2.65 2.22 2.90 2.97 2.36 2.56 2.52 2.27 2.98 3.72 2.80 3.57 4.02 2.31
4.8g 组	2.86 2.28 2.39 2.28 2.48 2.28 3.21 2.23 2.32 2.68 2.66 2.32 2.61 3.64 2.58 3.65
	2.66 3.68 2.65 3.02 3.48 2.42 2.41 2.66 3.29 2.70 3.04 2.81 1.97 1.68
7.2g 组	0.89 1.06 1.08 1.27 1.63 1.89 1.19 2.17 2.28 1.72 1.98 1.74 2.16 3.37 2.97 1.69
	0.94 2.11 2.81 2.52 1.31 2.51 1.88 1.41 3.19 1.92 2.47 1.02 2.10 3.71

（二）分析步骤

1. 建立数据文件

本例需建立两个变量，分组变量 group 和结果变量 ldl_c（低密度脂蛋白测量值（mmol/L）；group：变量类型为数值型，变量值定义（安慰剂组 =1；2.4g 组 =2；4.8g 组 =3；7.2g 组 =4）；ldl_c：变量类型为数值型，直接输入测量数值即可。建立数据文件"例 7 – 1. sav"，见图 7 – 1。

图 7 – 1 数据文件"例 7 – 1. sav"

2. 统计分析

（1）单击主菜单"分析"，出现下拉菜单。

（2）在下拉菜单中点击"比较均值"，弹出小菜单。

（3）在小菜单中寻找"单因素 ANOVA…"并单击之，进入"单因素方差分析"对话框，如图 7 – 2 所示。

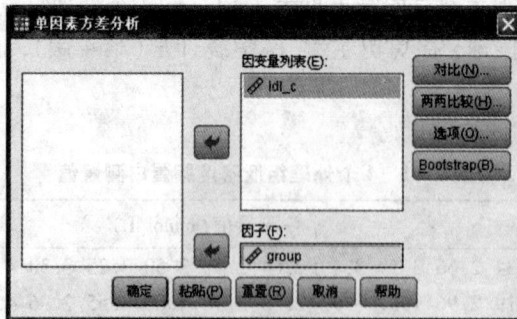

图 7 – 2 单因素方差分析对话框

（4）将变量"ldl_c"调入因变量列表框中，变量"group"调入因子框中，如图 7 – 2 所示。

（5）单击"两两比较…"按钮，选择处理组间均数多重比较的方法，点击之可出现"单因素 ANOVA：两两比较"对话框，如图 7 – 3 所示。

假定方差齐性复选框组：当各组方差齐性条件得到满足时可选用的方法，共有 14 种方

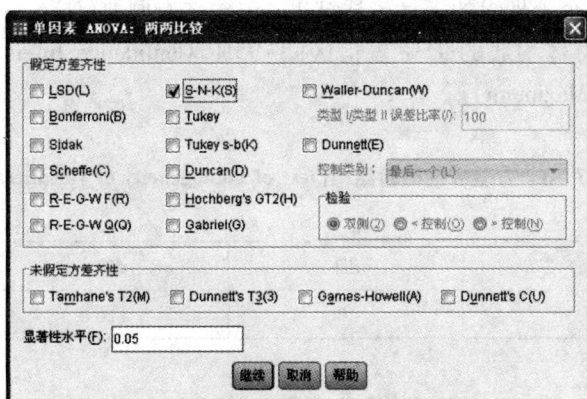

图7-3 单因素 ANOVA：两两比较对话框

法，常用的方法有 LSD 法、Dunnett 法和 S-N-K 法。

例7-1 选择 S-N-K 法，显著性水准为 0.05，点击"继续"按钮，回到上一级对话框。

（6）单击"选项…"按钮出现"单因素 ANOVA：选项"对话框，用于一些辅助选项，如图7-4所示。

选项对话框有以下选项：

统计量复选框组：包括有描述性选项、固定和随机效果选项、方差同质性检验选项、Brown-Forsythe 选项（适用于各处理组方差不齐）、Welch 选项（适用于各处理组方差不齐）。

均值图选框：用于绘制各组均数图。

例7-1 选择描述性选项、方差同质性检验选项、均值图选项，点击"继续"按钮，回到上一级对话框。

（7）单击"确定"按钮，即可输出结果。

三、主要结果及解释

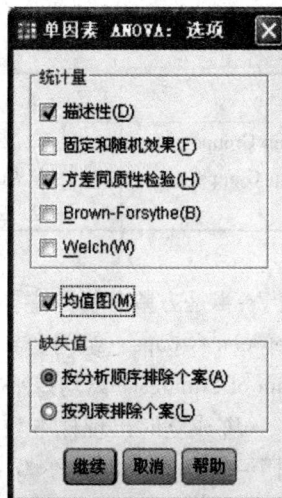

图7-4 单因素 ANOVA：选项对话框

例7-1进行完全随机设计资料的方差分析主要结果见表7-2～表7-5和图7-5。

表7-2 统计描述结果（descriptives）

ldl_c

	N	Mean	Std. Deviation	Std. Error	95% Confidence Interval for Mean		Minimum	Maximum
					Lower Bound	Upper Bound		
placebo	30	3.4303	0.715 12	0.130 56	3.163 3	3.697 4	1.37	4.59
2.4g	30	2.715 3	0.638 16	0.116 51	2.477 0	2.953 6	1.56	4.32
4.8g	30	2.698 0	0.497 17	0.090 77	2.512 4	2.883 6	1.68	3.68
7.2g	30	1.966 3	0.746 44	0.136 28	1.687 6	2.245 1	0.89	3.71
Total	120	2.702 5	0.830 73	0.075 83	2.552 3	2.852 7	0.89	4.59

表 7 - 2 给出了 4 个处理组的统计描述结果,包含样本例数(N)、标准差(Std Deviation)、标准误(Std Error)、总体均数的 95% 置信区间(95% Confidence Interval of Mean)、最小值(Minimum)、最大值(Maximum)。

表 7 - 3　方差齐性检验结果(test of homogeneity of variances)

ldl_c

Levene Statistic	df1	df2	Sig.
1.622	3	116	0.188

表 7 - 3 给出了 Levene 法方差齐性检验结果,本例 $P = 0.188 > 0.10$,认为 4 个处理组低密度脂蛋白指标的总体方差齐同。

[**注意**]　正态性检验及方差齐性检验的检验水准一般比较保守,常取 0.10 或者 0.20。

表 7 - 4　方差分析结果(ANOVA)

ldl_c

	Sum of Squares	df	Mean Square	F	Sig.
Between Groups	32.156	3	10.719	24.884	0.000
With in Groups	49.967	116	0.431		
Total	82.123	119			

表 7 - 4 是方差分析的主要结果,其中:

Between Groups—组间变异,With Groups—组内变异,Total—总变异

Sum of Squares—离均差平方和,Mean Square—均方差,F—检验统计量

Sig—H_0 成立时出现样本数据以及更极端情况的概率 P,即 P 值。

例 7 - 1 $F = 24.884$, $P < 0.05$,按 $\alpha = 0.05$ 水准,不接受 H_0,认为 4 个处理组低密度脂蛋白指标的总体均数间差异具有统计学意义,即药物剂量对血脂中低密度脂蛋白降低有影响。

表 7 - 5　SNK 多重比较结果

Student-Newman-Keuls[a]　　　　　　　　　　　　　　　　　　　　　　ldl_c

group	N	Subset for alphe = 0.05		
		1	2	3
7.2g	30	1.966 3		
4.8g	30		2.698 0	
2.4g	30		2.715 3	
placebo	30			3.430 3
Sig.		1.000	0.919	1.000

Means for groups in homogeneous subsets are displayed.

a. Uses Harmonic Mean Sample Size = 30.000.

表 7 – 5 多重比较结果显示，按 $\alpha = 0.05$ 水准，除了 2.4g 组、4.8g 组之间总体均数差异没有统计学意义外，其余任两组间总体均数差异均具有统计学意义。可认为安慰剂组的低密度脂蛋白含量总体均数最高，2.4g 组与 4.8g 组次之，7.2g 组最低。

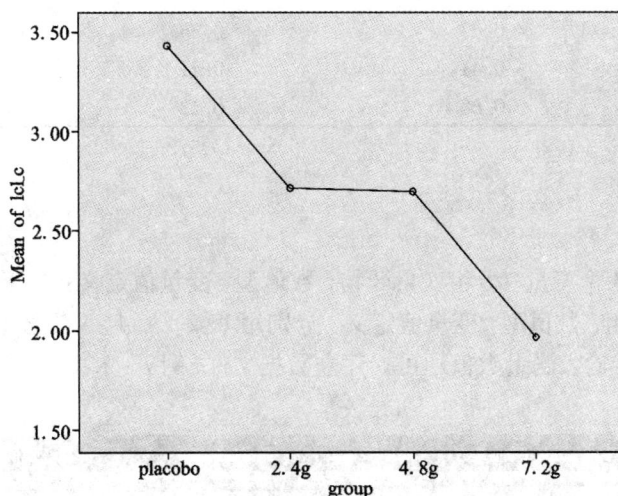

图 7 – 5 4 个处理组的低密度脂蛋白含量均数折线图

图 7 – 5 显示了 4 个处理组的低密度脂蛋白含量均数的直观区别。

第二节 随机区组设计资料的方差分析

一、基本概念

随机区组设计(randomized block design)又称为配伍组设计，是配对设计的扩展。在进行统计分析时，将区组变异离均差平方和从完全随机设计的组内离均差平方和中分离出来，从而减小组内平方和(误差平方和)，提高了统计检验效率。

二、例题及统计分析

(一)例题

例 7 – 2 某研究者采用随机区组设计进行实验，比较三种抗癌药物对小白鼠肉瘤抑瘤效果，先将 15 只染有肉瘤小白鼠按体重大小匹配为 5 个区组，每个区组内 3 只小白鼠随机接受三种抗癌药物 A 药、B 药、C 药，以肉瘤重量作为评价指标，试验结果见表 7 – 6。问三种药物的抑瘤效果有无差别？(孙振球、徐勇勇主编. 医学统计学(第 4 版). 北京：人民卫生出版社,2014:P53.)

表7-6　不同药物作用后小白鼠肉瘤重量(g)

区组	A 药	B 药	C 药
1	0.82	0.65	0.51
2	0.73	0.54	0.23
3	0.43	0.34	0.28
4	0.41	0.21	0.31
5	0.68	0.43	0.24

（二）分析步骤

1.建立数据文件

例7-2需建立3个变量：分组变量药物，数值型，变量值定义：A 药 =1；B 药 =2；C 药 =3。配伍组变量区组，数值型，变量值定义：分别用1、2、3、4、5代替5个区组。结果变量 weight；数值型，直接输入测量数值即可。建立数据文件"例7-2. sav"，如图7-6所示。

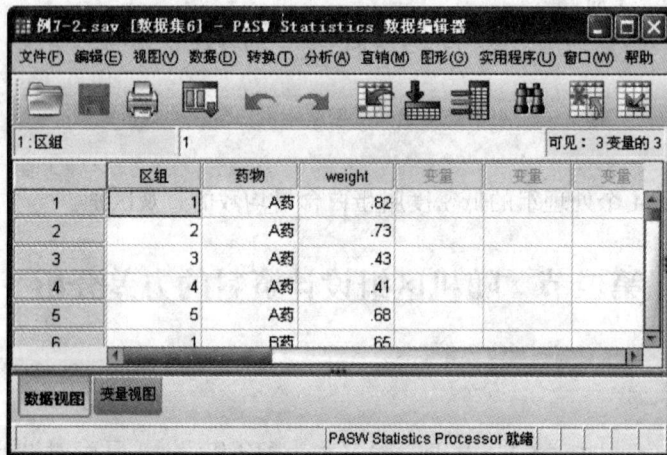

图7-6　数据文件"例7-2. sav"

2.统计分析

(1)单击主菜单"分析"，出现下拉菜单。

(2)在下拉菜单中点击"一般线性模型"，弹出小菜单。

(3)在小菜单中寻找"单变量…"并单击之，进入"单变量"对话框，如图7-7所示。

(4)将结果变量"weight"调入因变量框中，变量"药物"、"区组"调入固定因子框中，如图7-7所示。

(5)单击"模型…"按钮出现"单变量：模型"对话框，如图7-8所示，用于构建不同的统计模型，可分析多个因素的主效应以及交互作用，默认情况为全因子模型，分析所有因素的主效应和各级交互作用。用户也可选择设定选项，根据实际设计情况设置此窗口内容。平方和复选框用于如何选择方差分析模型类别，共有4种类型，一般采用默认的Ⅲ型。在模型中包括截距复选框，用于选择是否在统计模型中包括截距项，不用改动，默认即可。例7-2

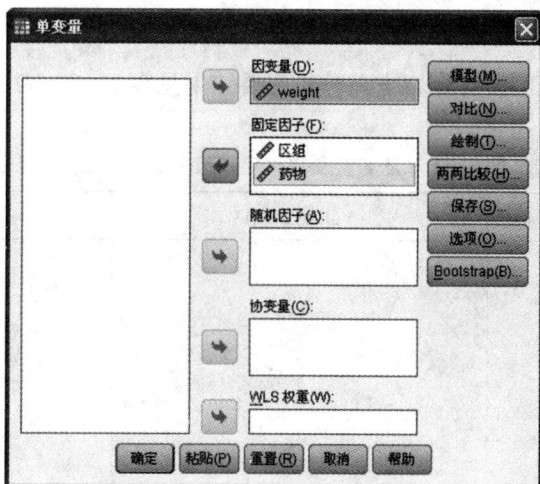

图7-7 单变量对话框

采用设定选项，分析药物、区组的主效应，如图7-8所示。单击"继续"回到主对话框。

(6)单击"两两比较…"按钮出现"单变量：观测均值的两两比较"对话框，同本章第一节完全随机设计方差分析中的一模一样，不再重复。本例选择变量药物作两两比较检验，S-N-K法，正确选择后单击"继续"回到主对话框。

(7)单击"选项…"按钮出现"单变量：选项"对话框，对话框中有常用的方差齐性检验、统计描述。其余选项涉及较深专业知识，此处省略。本例选择显示按变量"药物"分组的结果变量的均数，如图7-9所示。单击"继续"回到主对话框。

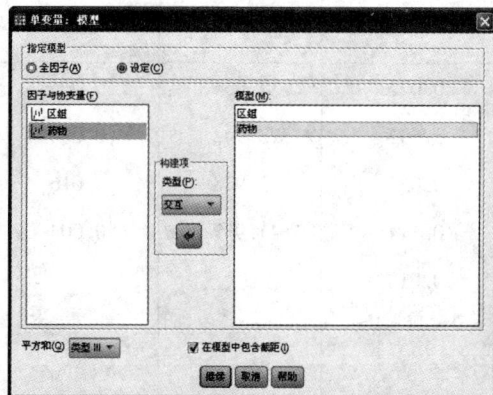

图7-8 单变量：模型对话框

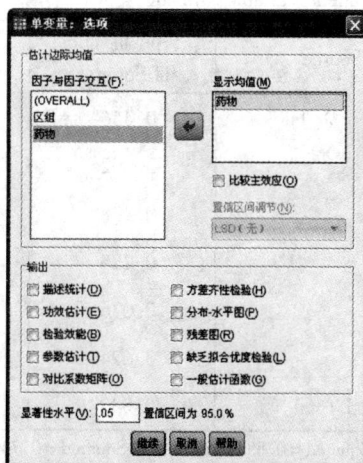

图7-9 单变量：选项对话框

(8)点击"确定"按钮，即可输出结果。

三、主要结果及解释

例 7 – 2 进行随机区组设计资料方差分析主要结果见表 7 – 7 ~ 表 7 – 10。

表 7 – 7 例 7 – 2 涉及变量及其水平数(between-subjects factors)

		Value Label	N
区组	1		3
	2		3
	3		3
	4		3
	5		3
药物	1	A 药	5
	2	B 药	5
	3	C 药	5

表 7 – 7 给出了本例数据设计的介绍,共有两个影响因素。区组因素和处理因素,其中区组因素有 5 个水平,每个区组有 3 个观察对象;处理因素分 3 个水平,分别表示 A 药、B 药、C 药。

表 7 – 8 随机区组设计方差分析的主要结果(test of between-subjects effects)

Dependent Variable:weight

Source	Type Ⅲ Sum of Squares	df	Mean Square	F	Sig.
Corrected Model	0.456[a]	6	0.076	7.964	0.005
	3.092	1	3.092	323.742	0.000
区组	0.228	4	0.057	5.978	0.016
药物	0.228	2	0.114	11.937	0.004
Error	0.076	8	0.010		
Total	3.624	15			
Corrected Total	0.533	14			

a. R Squared = 0.857(Adjusted R Squared = 0.749)

表 7 – 8 是随机区组设计方差分析的主要结果:

(1)药物因素对小白鼠肉瘤重量有影响,$F = 11.937$,$P = 0.004 < 0.05$;

(2)区组因素对小白鼠肉瘤重量有影响,$F = 5.978$,$P = 0.016 < 0.05$;

如果要进一步了解 3 种药物组间的差别以及区组间的差别,进一步进行多重比较。

表 7 – 9　三种药物的统计描述结果

Dependent Variable：weight

药物	Mean	Std. Error	95% Confidence Interval	
			Lower Bound	Upper Bound
A 药	0.614	0.044	0.513	0.715
B 药	0.434	0.044	0.333	0.535
C 药	0.314	0.044	0.213	0.415

表 7 – 9 给出了 3 个药物组的统计描述内容，包括均数、标准误和 95% 的置信区间。

表 7 – 10　三种药物 SNK 多重比较结果

Student-Newman-Keuls[a, b]

药物	N	Subset	
		1	2
C 药	5	0.314 0	
B 药	5	0.434 0	
A 药	5		0.614 0
Sig.		0.088	1.000

Means for groups in homogeneous subsets are displayed.

Based on observed means.

The error term is Mean Square(Error > = 0.010.)

a. Uses Harmonic Mean Sample

Size = 5.000.

b. Alpha = 0.05.

表 7 – 10 多重比较结果显示，按 $\alpha = 0.05$ 水准，除了 B 药与 C 药之间总体均数差异没有统计学意义外，其余任两组间总体均数差异均具有统计学意义。即 A 药与 B 药、A 药与 C 药之间总体均数差异均具有统计学意义。

第三节　拉丁方设计资料的方差分析

一、基本概念

拉丁方设计(Latin square design)是在随机区组设计的基础上发展起来一种特殊的三因素试验设计方法，它要求：①必须是三因素试验，并且三个因素的水平数相同；②行间、列间、处理间均无交互作用；③各行、列、处理的方差齐同。可以安排一个已知的对试验结果有影响的非处理因素，增加了均衡性，减少了误差，提高了效率。

二、例题及统计分析

(一)例题

例 7 – 3 某研究者为了比较甲、乙、丙、丁、戊、己 6 种药物给家兔注射后产生的皮肤疱疹大小,采用拉丁方设计,选用 6 只家兔、并在每只家兔的 6 个不同部位进行注射,试验结果见表 7 – 11。试做方差分析(孙振球、徐勇勇主编. 医学统计学(第 4 版). 北京:人民卫生出版社,2014:P54.)。

表 7 – 11 拉丁方设计与试验结果观察皮肤疱疹大小(mm^2)

家兔编号 (行区组)	注射部位编号(列区组)					
	1	2	3	4	5	6
1	C(87)	B(75)	E(81)	D(75)	A(84)	F(66)
2	B(73)	A(81)	D(87)	C(85)	F(64)	E(79)
3	F(73)	E(73)	B(74)	A(78)	D(73)	C(77)
4	A(77)	F(68)	C(69)	B(74)	E(76)	D(73)
5	D(64)	C(64)	F(72)	E(76)	B(70)	A(81)
6	E(75)	D(77)	A(82)	F(61)	C(82)	B(61)

(二)分析步骤

1. 建立数据文件

例 7 – 3 需建立 4 个变量:

家兔编号(行区组):数值型,分别用 1、2、3、4、5、6 代表 6 只兔子。

注射部位编号(列区组):数值型,分别用 1、2、3、4、5、6 代表 6 个注射部位。

不同药物(处理组):数值型,变量值定义:A = 1;B = 2;C = 3;D = 4;E = 5;F = 6。

皮肤疱疹大小(实验结果):数值型,直接输入测量数值

建立数据文件"例 7 – 3. sav",如图 7 – 10 所示。

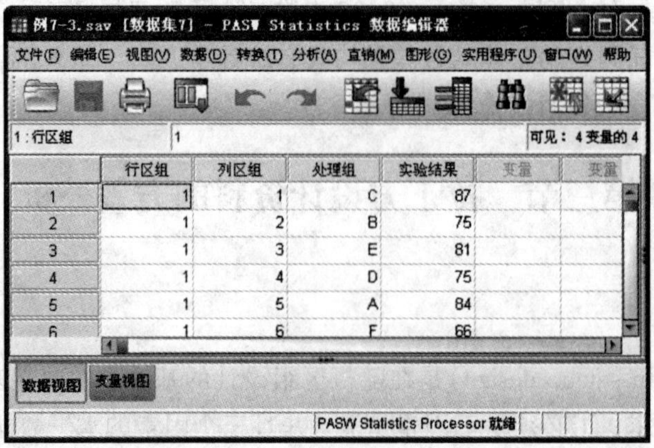

图 7 – 10 数据文件"例 7 – 3. sav"

2.统计分析

(1)单击主菜单"分析",出现下拉菜单。

(2)在下拉菜单中点击"一般线性模型",弹出小菜单。

(3)在小菜单中寻找"单变量…"并单击之,进入"单变量"对话框,如图7-10所示。

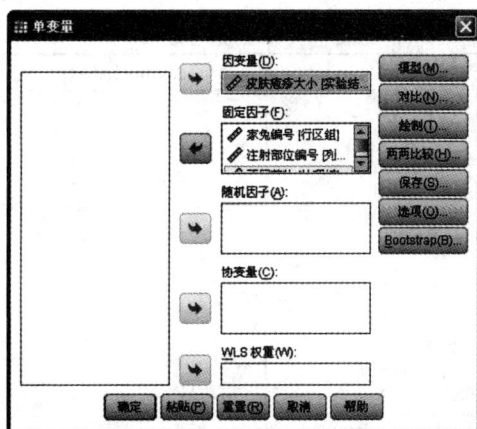

图7-11 单变量对话框

(4)将结果变量"实验结果"调入因变量框中,变量"行区组""列区组""处理组"调入固定因子框中,如图7-11所示。

(5)单击"模型…"按钮,出现"单变量:模型"窗口,指定模型选择"设定",将左边变量"行区组"、"列区组"、"处理组"调入右边模型下矩形框中,考察变量行区组、列区组、处理组的主效应,如图7-12所示。单击"继续"回到主对话框。

(6)单击"选项…"按钮,出现"单变量:选项"窗口,选择显示变量"处理组"的边际均数选项,如图7-13所示。单击"继续"回到主对话框。

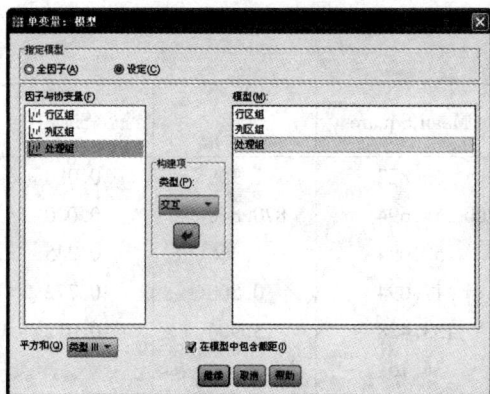

图7-12 单变量:模型对话框

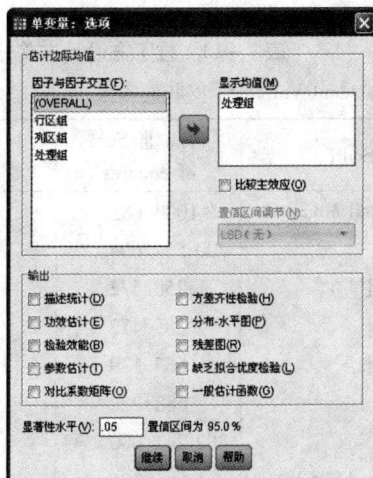

图7-13 单变量:选项对话框

(7)单击"确定"按钮,即可输出结果。

三、主要结果及解释

例 7-3 进行拉丁方设计资料方差分析结果见表 7-12,表 7-13 和表 7-14。

表 7-12 例 7-3 影响因素的水平数(between-subjects factors)

		Value Label	N
家兔编号	1		6
	2		6
	3		6
	4		6
	5		6
	6		6
注射部位编号	1		6
	2		6
	3		6
	4		6
	5		6
	6		6
不同药物	1	A	6
	2	B	6
	3	C	6
	4	D	6
	5	E	6
	6	F	6

表 7-12 给出例 7-3 影响因素的介绍,共有 3 个影响因素,均为 6 个水平。

表 7-13 拉丁方设计方差分析主要结果(test of between-subjects effects)

Dependent Variable:皮肤疱疹大小

Source	Type III Sum of Squares	df	Mean Square	F	Sig.
Corrected Model	1003.083[a]	15	66.872	1.958	0.080
	200 554.694	1	200 554.694	5 870.848	0.000
行区组	250.472	5	50.094	1.466	0.245
列区组	85.472	5	17.094	0.500	0.772
处理组	667.139	5	133.428	3.906	0.012
Error	683.222	20	34.161		
Total	202 241.000	36			
Corrected Total	1 686.306	35			

a. R Squared = 0.595(Adjusted R Squared = 0.291)

表 7 – 13 是拉丁方设计方差分析主要结果：

①家兔（行区组）的不同对皮肤疱疹大小没有影响，$F = 1.466$，$P = 0.245 > 0.05$；

②注射部位（列区组）不同对皮肤疱疹大小没有影响，$F = 0.500$，$P = 0.772 > 0.05$；

③药物（处理组）不同对皮肤疱疹大小有影响，$F = 3.906$，$P = 0.012 < 0.05$。

表 7 – 14 6 种药物的统计描述结果

Dependent Variable：皮肤疱疹大小

不同药物	Mean	Std. Error	95% Confidence Interval	
			Lower Bound	Upper Bound
A	80.500	2.386	75.523	85.477
B	71.167	2.386	66.189	76.144
C	77.333	2.386	72.356	82.311
D	74.833	2.386	69.856	79.811
E	76.667	2.386	71.689	81.644
F	67.333	2.386	62.356	72.311

表 7 – 14 给出了 6 种药物的统计描述内容。

第四节 两阶段交叉设计资料的方差分析

一、基本概念

交叉设计（cross-over design）是一种特殊的自身对照设计，是按事先设计好的处理次序、在实验对象上按各个时期逐一实施各项处理，以比较这些处理的作用。该设计是将个体的差异从处理因素中分离出来，能同时研究时期效应、处理效应和个体差异效应。但该设计有一个较为严格的限制条件：前一个试验阶段的处理效应不能持续作用到下一个试验阶段，在两个阶段之间要有一个洗脱期（washout time），以消除残留效应（carry-over effect）的影响。在医学研究中交叉设计多用于止痛、镇静、降压等药物或治疗方法间疗效的比较。

二、例题及统计分析

（一）例题

例 7 – 4 表 7 – 15 是 A、B 两种闪烁液测定血浆中 ³H – 环 – 磷酸鸟苷（³H-cyclic guanosine monphosphate，³H – cGMP）的交叉实验结果。第 Ⅰ 阶段 1、3、4、7、9 号用 A 测定，2、5、6、8、10 号用 B 测定；第 Ⅱ 阶段 1、3、4、7、9 号用 B 测定，2、5、6、8、10 号用 A 测定。试对交叉实验结果进行方差分析。（孙振球、徐勇勇主编. 医学统计学（第 4 版）. 北京：人民卫生出版社，2014：P57.）。

表 7 – 15   两种闪烁液测定血浆中 ^{3}H – cGMP 的交叉试验

受试者	阶段	
	I	II
1	A(760)	B(770)
2	B(860)	A(855)
3	A(568)	B(602)
4	A(780)	B(800)
5	B(960)	A(958)
6	B(940)	A(952)
7	A(635)	B(650)
8	B(440)	A(450)
9	A(528)	B(530)
10	B(800)	A(803)

(二)分析步骤

1.建立数据文件

例 7 – 4 需建立 4 个变量：

受试者(person)：数值型，分别用 1、2、3、…、9、10 代表 10 个人。

闪烁液(treat)：数值型，变量值定义：闪烁液 A = 1；闪烁液 B = 2。

阶段(phase)：数值型，变量值定义：第 I 阶段 = 1；第 II 阶段 = 2。

血浆 ^{3}H – cGMP(x)：数值型，直接输入测量数值。

建立数据文件"例 7 – 4.sav"，如图 7 – 14 所示。

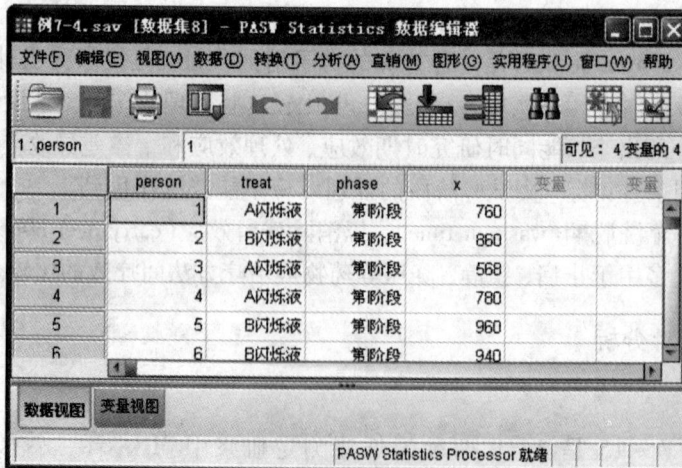

图 7 – 14   数据文件"例 7 – 4.sav"

2.统计分析

(1)单击主菜单"分析"，出现下拉菜单。

（2）在下拉菜单中点击"一般线性模型"，弹出小菜单。

（3）在小菜单中寻找"单变量…"并单击之，进入"单变量"对话框，如图7-15所示。

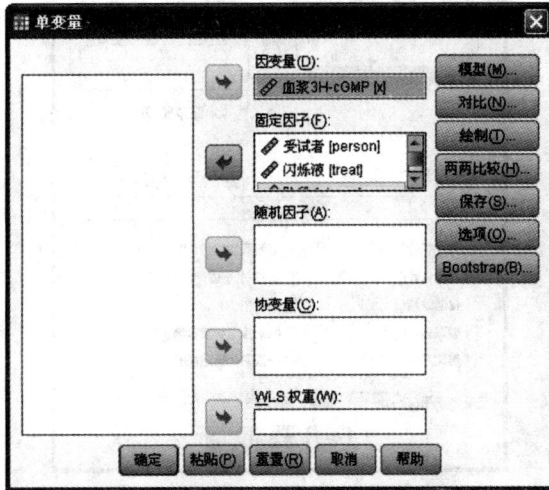

图7-15 单变量对话框

（4）将结果变量"血浆 $^3H-cGMP(x)$"调入因变量框中，变量"受试者（person）""闪烁液（treat）"与"阶段（phase）"调入固定因子框中，如图7-15所示。

（5）单击"模型…"按钮，出现"单变量：模型"窗口，指定模型选择"设定"，将左边变量"person""treat""phase"调入右边模型下矩形框中，考察变量person、treat、phase的主效应，如图7-16所示。单击"继续"回到主对话框。

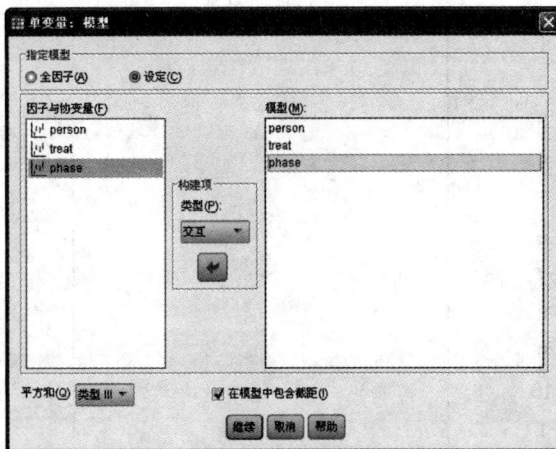

图7-16 单变量：模型对话框

（6）单击"选项…"按钮，出现"单变量：选项"窗口，选择显示变量"treat""phase"的边际均数选项，如图7-17所示，点击"继续"回到"单变量"主对话框。

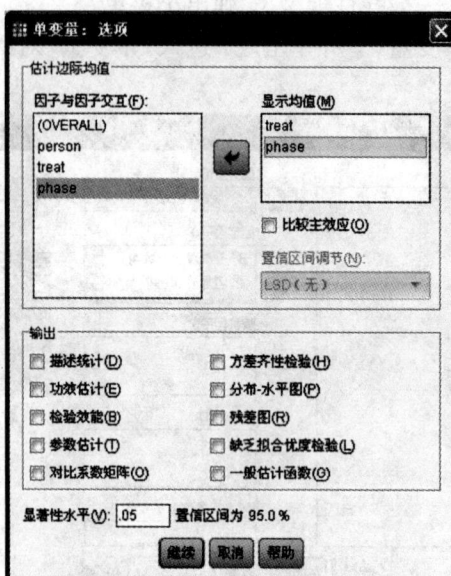

图 7-17　单变量：选项对话框

(7) 单击"确定"按钮，即可输出结果。

三、主要结果及解释

例 7-4 进行两阶段交叉设计资料方差分析结果见表 7-16 ~ 表 7-19。

表 7-16　例 7-4 影响因素的水平数 (between-subjects factors)

		Value Label	N
受试者	1		2
	2		2
	3		2
	4		2
	5		2
	6		2
	7		2
	8		2
	9		2
	10		2
闪烁液	1	A 闪烁液	10
	2	B 闪烁液	10
阶段	1	第 I 阶段	10
	2	第 II 阶段	10

表 7 - 17　交叉设计方差分析的主要结果(test of between-subjects effects)

Dependent Variable：血浆 ^{3}H-cGMP

Source	Type Ⅲ Sum of Squares	df	Mean Squara	F	Sig.
Corrected Model	551 799.950	11	50 163.632	1 015.972	0.000
	1.072E7	1	1.072E7	217 072.285	0.000
person	551 111.450	9	61 234.606	1 240.195	0.000
treat	198.450	1	198.450	4.019	0.080
phase	490.050	1	490.050	9.925	0.014
Error	395.000	8	49.375		
Total	1.127E7	20			
Corrected Total	552 194.950	19			

a. R Squared = 0.999(Adjusted R Squared = 0.998)

表 7 - 16 给出了本例数据中影响因素的介绍。

表 7 - 17 是交叉设计方差分析的主要结果：

(1)还不能认为 A 和 B 两种闪烁液的测定结果有差别；$F = 4.019$，$P = 0.080 > 0.05$；

(2)可认为测定阶段对测定结果有影响；$F = 9.925$，$P = 0.014 < 0.05$；

(3)可认为各受试者的 ^{3}H - cGMP 值不同。$F = 1240.195$，$P - 0.000 < 0.01$；

[注意]　交叉试验主要关心 A、B 处理间的差别，阶段效应和受试者间差异通常是已知控制因素。

表 7 - 18　不同闪烁液作用下结果变量的统计描述结果

Dependent Variable：血浆 ^{3}H-cGMP

闪烁液	Mean	Std. Error	95% Confidence Interval	
			Lower Bound	Upper Bound
A 闪烁液	728.900	2.222	723.776	734.024
B 闪烁液	735.200	2.222	730.076	740.324

表 7 - 19　不同试验阶段结果变量的统计描述结果

Dependent Variable：血浆 ^{3}H-cGMP

阶段	Mean	Std. Error	95% Confidence Interval	
			Lower Bound	Upper Bound
第Ⅰ阶段	727.100	2.222	721.976	732.224
第Ⅱ阶段	737.000	2.222	731.876	742.124

表 7 - 18、表 7 - 19 给出了按影响因素闪烁液、试验阶段不同的结果变量的统计描述结果。

第五节　析因设计资料的方差分析

一、基本概念

析因试验设计(factorial experimental design)是将两个或多个处理因素的各个水平进行排列组合,交叉分组进行试验,用于分析各因素间的交互作用,比较各因素不同水平的平均效应和因素间的不同水平组合下的平均效应,寻找最佳组合。在析因试验设计的资料分析中,应先重点考察各因素间是否存在交互作用,因为当因素间存在明显的交互作用时,往往会掩盖主效应的显著性。

二、例题及统计分析

(一)例题

例 7 - 5　观察 A,B 两种镇痛药物联合运用在产妇分娩时的镇痛效果。A 药取 3 个剂量:1.0 mg, 2.5 mg, 5.0 mg;B 药也取 3 个剂量:5μg, 15μg, 30μg。共 9 个处理组。将 27 名产妇随机等分为 9 组,每组 3 名产妇,记录每名产妇分娩时的镇痛时间,结果见表 7 - 20。试分析 A、B 两药联合运用的镇痛效果。(孙振球、徐勇勇主编.医学统计学(第 4 版).北京:人民卫生出版社,2014:P172.)。

表 7 - 20　A、B 两药联合运用的镇痛时间(分钟)

A 药物剂量	B 药物剂量		
	5μg	15μg	30μg
1.0 mg	105	115	75
	80	105	95
	65	80	85
2.5 mg	75	125	135
	115	130	120
	80	90	150
5.0 mg	85	65	180
	120	120	190
	125	100	160

(二)分析步骤

1. 建立数据文件

例 7 -5 需建立 3 个变量:

druga:数值型,变量值定义:1.0mg =1; 2.5mg =2; 5.0mg =3。

drugb:数值型,变量值定义:5μg =1; 15μg =2; 30μg =3。

镇痛时间(分钟)y:数值型,直接输入测量数值。

建立数据文件"例 7 -5. sav",如图 7 -18 所示。

图 7 - 18　数据文件"例 7 - 5. sav"

2. 统计分析

（1）单击主菜单"分析"，出现下拉菜单。

（2）在下拉菜单中点击"一般线性模型"，弹出小菜单。

（3）在小菜单中寻找"单变量…"并单击之，进入"单变量"对话框，如图 7 - 19 所示。

（4）将结果变量"镇痛时间（分钟）y"调入因变量框中，变量"druga""drugb"调入固定因子框中，如图 7 - 19 所示。

（5）单击"模型…"按钮，出现"单变量：模型"窗口，指定模型选择默认选项"全因子"，同时考察两个处理因素的主效应和交互作用，如图 7 - 20 所示。单击"继续"回到主对话框。

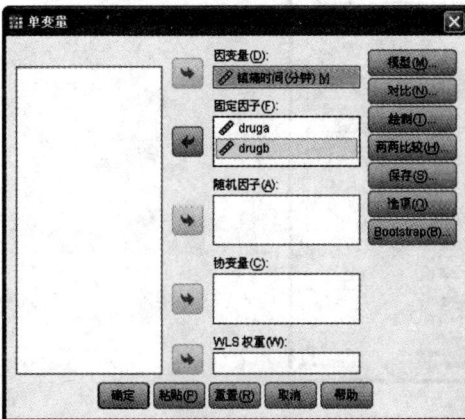

图 7 - 19　单变量对话框

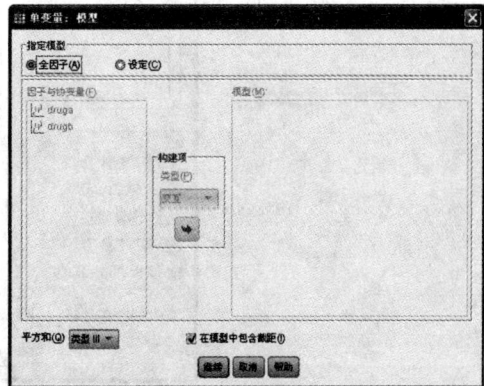

图 7 - 20　单变量：模型对话框

（6）单击"绘制…"按钮，出现"绘制：轮廓图"窗口，分别将变量"druga""drugb"调入"水平轴"下矩形框与"单图"下矩形框，再单击添加键将其添加至大框中，规定软件输出变量药物 A 与药物 B 的轮廓图，如图 7 - 21 所示。单击"继续"回到主对话框。

（7）单击"两两比较…"按钮，出现"单变量：观测均值的两两比较"窗口，选择"S-N-K"

法分别对变量"druga""drugb"进行多重比较,如图 7 - 22 所示。单击"继续"回到主对话框。

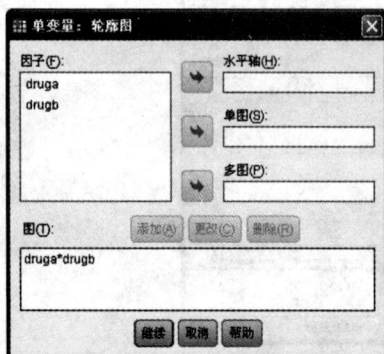

图 7 - 21　单变量: 轮廓图对话框

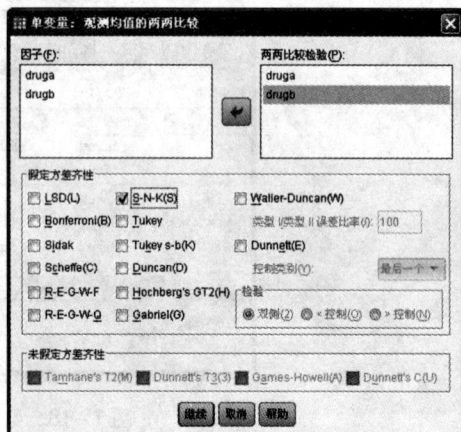

图 7 - 22　单变量: 观测均值的两两比较对话框

(8)单击"选项…"按钮,出现"单变量: 选项"窗口,选择显示变量"druga * drugb"的边际均数选项以及方差齐性检验选项,如图 7 - 23 所示,单击"继续"返回"单变量"主对话框。

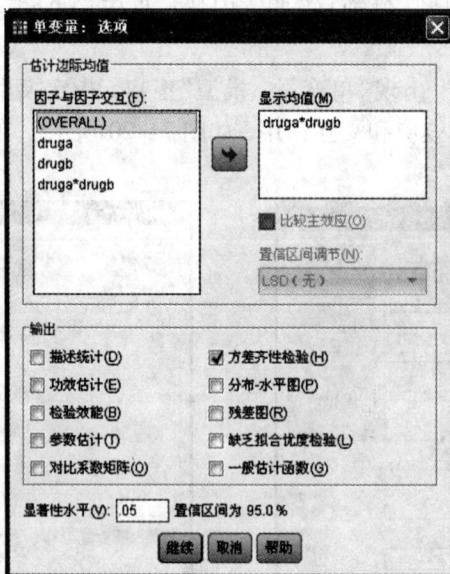

图 7 - 23　单变量: 选项对话框

(9)单击"确定"按钮,即可输出结果。

三、主要结果及解释

例 7 - 5 进行 3×3 两因素析因设计资料方差分析结果见表 7 - 21 ~ 7 - 26 和图 7 - 24。

表7-21 例7-5影响因素水平数(between-subjects factors)

		Value Label	N
druga	1	1.0 mg	9
	2	2.5 mg	9
	3	5.0 mg	9
drugb	1	5 μg	9
	2	15 μg	9
	3	30 μg	9

表7-22 例7-5两影响因素组合下结果变量的统计描述结果

Dependent Variable: 镇痛时间(分钟)

druga	drugb	Mean	Std. Error	95% Confidence Interval	
				Lower Bound	Upper Bound
1.0 mg	5 μg	83.333	11.372	59.442	107.225
	15 μg	100.000	11.372	76.108	123.892
	30 μg	85.000	11.372	61.108	108.892
2.5 mg	5 μg	90.000	11.372	66.108	113.892
	15 μg	115.000	11.372	91.108	138.892
	30 μg	135.000	11.372	111.108	158.892
5.0 mg	5 μg	110.000	11.372	86.108	133.892
	15 μg	95.000	11.372	71.108	118.892
	30 μg	176.667	11.372	152.775	200.558

以上表7-21、表7-22分别给出了本例数据中影响因素的分类情况,以及两影响因素各种组合的统计描述结果。

表7-23 例7-5方差齐性检验结果(leven's test of equality of error variances[a])

Dependent Variable: 镇痛时间(分钟)

F	df1	df2	Sig.
0.696	8	18	0.691

Tests the null hypothes is that the error variance of the dependent variable is equal across groups.

a. Design: + druga + drugb + druga * drugb.

表7-23是方差齐性检验结果,$P = 0.691 > 0.10$,认为方差齐性条件得到了满足。

表 7 - 24　析因设计方差分析的主要结果(test of between-subjects effects)

Dependent Variable：镇痛时间(分钟)

Source	Type III Sum of Squares	df	Mean Square	F	Sig.
Corrected Model	21 466.667	8	2 683.333	6.916	0.000
	326 700.000	1	326 700.000	842.091	0.000
druga	6 572.222	2	3 286.111	8.470	0.003
drugb	7 022.222	2	3 511.111	9.050	0.002
druga * drugb	7 872.222	4	1 968.056	5.073	0.006
Error	6 983.333	18	387.963		
Total	355 150.000	27			
Corrected Total	28 450.000	26			

a. R Squared = 0.755(Adjusted R Squared = 0.645)

表 7 - 24 给出了析因设计资料的方差分析主要的分析结果：

①A 药不同剂量的镇痛效果不同，$F = 8.470$，$P = 0.003 < 0.01$；

②B 药不同剂量的镇痛效果不同，$F = 9.050$，$P = 0.002 < 0.01$；

③A，B 两药有交互作用，$F = 5.073$，$P = 0.006 < 0.01$，结合两影响因素组合的统计描述结果中的均数可认为 A 药 5.0mg 和 B 药 30μg 组合时，镇痛时间持续最长。

表 7 - 25　药物 A S-N-K 法多重比较结果

Student-Newman-Keuls[a,b]　　　　　　　　　　　　　　　　　　　　　　　　　镇痛时间(分钟)

druga	N	Subset	
		1	2
1.0 mg	9	89.44	
2.5 mg	9		113.33
5.0 mg	9		127.22
Sig.		1.000	0.152

Means for groups in homogeneous subsets are dis played.

Based on obsorved means.

The error term is Mean Square(Error) = 387.963.

a. Uses Harmonic Mean Sample Size = 9.000.

b. Alpha = 0.05.

表 7-26 药物 B S-N-K 法多重比较结果

Student-Newman-Keuls[a,b] 镇痛时间(分钟)

drugb	N	Subset	
		1	2
5μg	9	94.44	
15μg	9	103.33	
30μg	9		132.22
Sig.		0.351	1.000

Means for groups in homogeneous subsets are dis played.

Based on observed means.

The error term is Mean Square(Error) = 387.963.

a. Uses Harmonic Mean Sample Size = 9.000.

b. Alpha = 0.05.

以上表 7-25、表 7-26 分别给出了药物 A 和药物 B S-N-K 法多重比较结果:

(1)药物 A 的 3 个剂量组中,除 2.5 mg 组与 5.0 mg 组间镇痛时间没有差别外,其余任两组间均有差别。

(2)药物 B 的 3 个剂量组中,除 5μg 组与 15μg 组间镇痛时间没有差别外,其余任两组间均有差别。

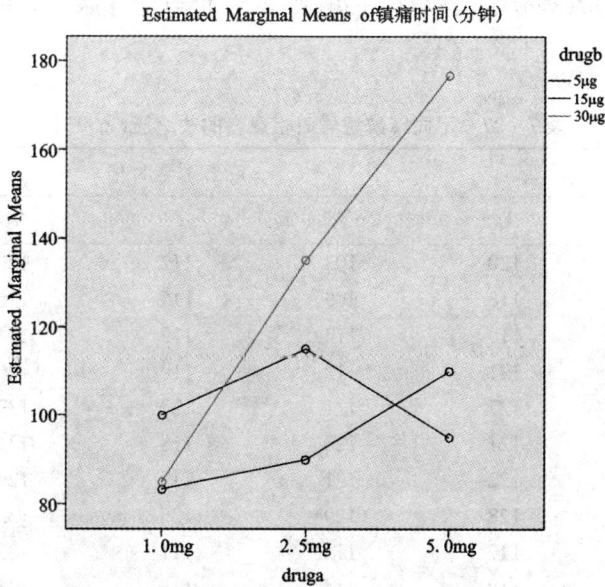

图 7-24 药物 A 与药物 B 不同剂量组合下的均数轮廓图

图 7-24 是药物 A 与药物 B 不同剂量组合下的均数轮廓图,如果图中 3 条连线没有相交,近似平行,可粗略地认为两处理因素间没有交互作用;如果 3 条连线相交,则认为两处理因素间存在交互作用。本例图中 3 条连线相交,结合方差分析表中的交互作用项的检验结

果($F = 5.073$，$P = 0.006 < 0.01$），认为两处理因素间存在交互作用。

第六节　重复测量设计资料的方差分析

一、基本概念

重复测量（repeated measure）是指对同一观察对象的同一观察指标在不同时间点上进行多次测量，即不仅可分析影响因素对观察指标的影响，又可用于分析该观察指标随时间变化的特点。此类测量资料在临床和流行病学研究中比较常见。重复测量方差分析除了要求样本是随机的、在处理因素的同一水平上的观察是独立的、在每一个水平上的观察值来自正态总体外，特别强调协方差矩阵的复合对称性。协方差矩阵球形性质可通过 Mauchly 法进行检验，如果检验结果 P 值大于设定的检验水准，说明此条件得到满足。如果协方差矩阵球形条件不能得到满足，则需对自由度进行调整，以减少犯第一类错误的概率。SPSS 软件提供的 3种调整方法各有优缺点，任选一种即可。

二、例题及统计分析

（一）例题

例 7 - 6　将手术要求基本相同的 15 名患者随机分为 3 组，在手术过程中分别采用 A、B、C三种麻醉诱导方法，在 T_0（诱导前）、T_1、T_2、T_3、T_4 五个时相测量患者的收缩压，数据记录见表7 - 27，试进行方差分析（孙振球、徐勇勇主编.医学统计学（第 4 版）.北京：人民卫生出版社，2014：P193.）。

表 7 - 27　不同麻醉诱导时相患者的收缩压（mmHg）

诱导方法	患者序号	麻醉诱导时相				
		T_0	T_1	T_2	T_3	T_4
A	1	120	108	112	120	117
A	2	118	109	115	126	123
A	3	119	112	119	124	118
A	4	121	112	119	126	120
A	5	127	121	127	133	126
B	6	121	120	118	131	137
B	7	122	121	119	129	133
B	8	128	129	126	135	142
B	9	117	115	111	123	131
B	10	118	114	116	123	133
C	11	131	119	118	135	129
C	12	129	128	121	148	132
C	13	123	123	120	143	136
C	14	123	121	116	145	126
C	15	125	124	118	142	130

(二)分析步骤

1. 建立数据文件

例 7 - 6 需建立 7 个变量：

患者编号：数值型，直接输入患者序号值。

诱导方法：数值型，变量值定义：A = 1；B = 2；C = 3。

5 个时相测量结果：诱导前收缩压 T_0；时相 1 收缩压 T_1；时相 2 收缩压 T_2；时相 3 收缩压 T_3；时相 4 收缩压 T_4；上述 5 个变量均为数值型，直接输入测量数值。建立数据文件"例 7 - 6. sav"，如图 7 - 25 所示。

图 7 - 25　数据文件"例 7 - 6. sav"

2. 统计分析

(1)单击主菜单"分析"，出现下拉菜单；

(2)在下拉菜单中点击"一般线性模型"，弹出小菜单；

(3)在小菜单中寻找"重复度量…"并单击之，进入"重复度量定义因子"对话框，分别在"被试内因子名称："子窗口和"级别数"子窗口中输入研究中重复测量因素的名称和水平数。本例中定义重复测量因素名称为因子 1(默认名称)，水平数为 5，然后点击添加按钮，完成定义，结果如图 7 - 26 所示。

(4)点击"定义"按钮进入"重复度量"对话框，将变量"T0"、"T1"、"T2"、"T3"、"T4"调入群体内部变量(因子 1)：下矩形框，变量"诱导方法"调入因子列表框中，如图 7 - 27 所示。

(5)单击"模型…"按钮，出现"重复度量：模型"窗口，指定模型选择默认选项"全因子"，单击"继续"回到主对话框。

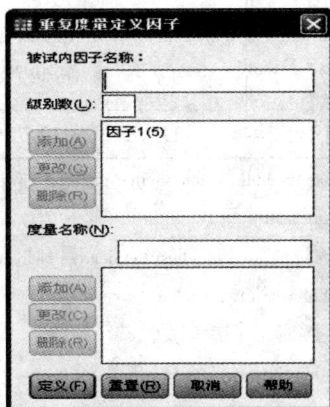

图 7 - 26　重复度量定义因子对话框

（6）单击"绘制…"按钮，出现"重复度量：轮廓图"窗口，分别将变量"因子1"、"诱导方法"调入"水平轴"下矩形框与"单图"下矩形框，单击添加按钮将其添加至大框中，规定软件输出变量因子1、诱导方法的轮廓图，如图7–28所示。单击"继续"回到主对话框。

（7）单击"确定"按钮，即可输出结果。

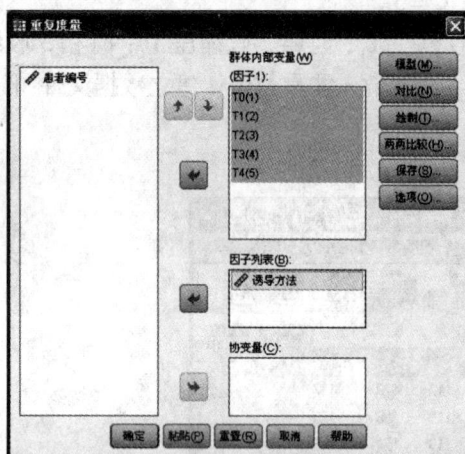

图7–27　重复度量对话框

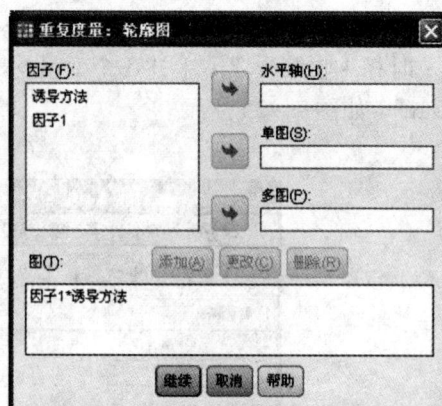

图7–28　重复度量：轮廓图对话框

三、主要结果及解释

例7–6 进行重复测量设计资料方差分析结果见表7–28，表7–29，表7–30和图7–29。

表7–28　Mauchly 球对称检验结果(mauchly's test of sphericity[b])

Measure：MEASURE_1

With in SubjectS Effect	Mauchly's W	Approx Chi-Square	df	Sig.	Epsilon[a]		
					Greenhouse-Geisser	Huynh-Feldt	Lower-hound
因子1	0.293	12.785	9	0.178	0.679	1.000	0.250

Tests the null hypothesis that the error covariance matrixofthe orthonorm alized transformed dependent variables is proportionaa to an identity matrix

a. May be used to adjust the degrees of freedom for the averaged tests of significance, Corrected tests are displayed in the Tests of Within-Subjects Effects table,

b. Design：＋诱导方法

Within Subjects Design：因子1

表7–28 给出了球对称检验结果，$P = 0.178 > 0.10$，满足了协方差矩阵球对称的条件，不需对结果进行校正。

表 7 − 29　时间因素及交互作用项检验结要(test of within-subjects effects)

Measure：MEASURE_1

Source		Type III Sum of Squares	df	Mean Square	F	Sig.
因子 1	Sphericity Assumed	2 336.453	4	584.113	106.558	0.000
	Greenhouse-Geisser	2 336.453	2.715	860.644	106.558	0.000
	Huynh-Feldt	2 336.453	4.000	584.113	106.558	0.000
	Lower-bound	2 336.453	1.000	2 336.453	106.558	0.000
因子 1 * 诱导方法	Sphericity Assumed	837.627	8	104.703	19.101	0.000
	Greenhouse-Geisser	837.627	5.430	154.272	19.101	0.000
	Huynh-Feldt	837.627	8.000	104.703	19.101	0.000
	Lower-bound	837.627	2.000	418.813	19.101	0.000
Error(因子 1)	Sphericity Assumed	263.120	48	5.482		
	Greenhouse-Geisser	263.120	32.577	8.077		
	Huynh-Feldt	263.120	48.000	5.482		
	Lower-bound	263.120	12.000	21.927		

表 7 − 29 可以看出：

(1)不同诱导时相之间收缩压存在差别，$F = 106.558$，$P = 0.000 < 0.01$；

(2)诱导时相与诱导方法之间存在交互作用，$F = 19.101$，$P = 0.000 < 0.01$。

表 7 − 30　不同诱导方法检验结果(test of between-subjects effects)

Measure：MEASURE_1

Transformed Variable：Average

Source	Type III Sum of Squares	df	Mean Square	F	Sig.
	1 155 433.080	1	1 155 433.080	14 649.223	0.000
诱导方法	912.240	2	456.120	5.783	0.017
Error	946.480	12	78.873		

表 7 − 30 表明不同诱导方法之间收缩压存在差别，$F = 5.783$，$P = 0.017 < 0.05$。

图 7 − 29 是因子 1(诱导时相)与诱导方法的均数轮廓图，图中 3 条连线相交，结合前面方差分析表中的交互作用项的检验结果($F = 19.101$，$P = 0.000 < 0.01$)，认为诱导时相与诱导方法间存在交互作用。

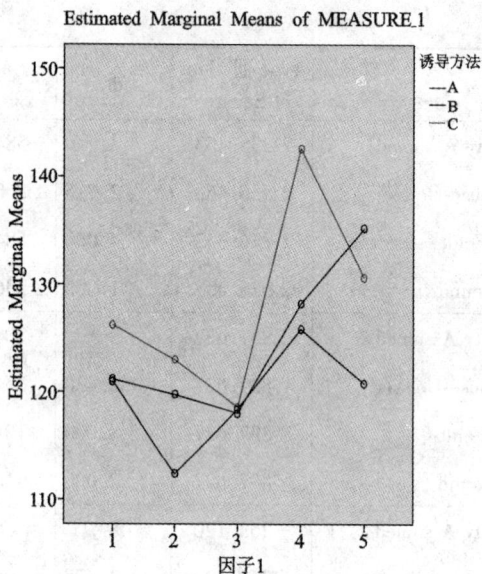

图 7 – 29   诱导方法与诱导时间的轮廓图

[练习题]

1. 为研究某药物的抑癌作用，使一批小白鼠致癌后，按完全随机设计的方法随机分为四组，A、B、C 三个试验组和一个对照组，分别接受不同的处理，A、B、C 三个试验组，分别注射 0.5mL、1.0mL 和 1.5mL 的注射液，对照组不用药。经一定时间以后，测定四组小白鼠的肿瘤重量(g)，测量结果见下表。请问不同药物剂量注射液的抑癌作用有无差别？

某药物对小白鼠抑癌作用试验结果

对照组	试验组		
	A	B	C
3.6	3.0	0.4	3.3
4.5	2.3	1.8	1.2
4.2	2.4	2.1	1.3
4.4	1.1	4.5	2.5
3.7	4.0	3.6	3.1
5.6	3.7	1.3	3.2
7.0	2.8	3.2	0.6
4.1	1.9	2.1	1.4
5.0	2.6	2.6	1.3
4.5	1.3	2.3	2.1

2. 某医院在苯扎溴铵(新洁尔灭)器械消毒液以工业亚硝酸钠为防腐剂的抑菌试验中，观

察了 5 种含不同品种防腐剂的苯扎溴铵溶液的抑菌效果，第 20 天抑菌试验结果（抑菌圈直径以 mm 为单位）如下表。请问 5 种溶液的抑菌效果有无差别？又 4 种细菌的抑菌效果有无差别？

5 种溶液的抑菌效果比较的试验结果

溶液种类	抑 菌 圈 直 径(mm)			
	大肠埃希菌	铜绿假单胞菌	金黄色葡萄球菌	痢疾杆菌
A	14	11	26	20
B	16	12	29	17
C	15	14	25	18
D	17	11	30	13
E	12	9	21	16

3. 某研究者为研究 5 种防护服对人脉搏的影响，由 5 人各在不同的 5 天中穿着测定脉搏数，结果见下表。试分析 5 种防护服对脉搏数有无不同的作用（甲、乙、丙、丁、戊代表 5 个受试者，A、B、C、D、E 表示 5 套不同的防护服）。

不同日期 5 个受试者穿 5 种不同防护服时的脉搏次数(次/分)

实验日期	受 试 者				
	甲	乙	丙	丁	戊
1	A(129.8)	B(116.2)	C(114.8)	D(104.0)	E(100.6)
2	B(144.4)	C(119.2)	D(113.2)	E(132.8)	A(115.2)
3	C(143.0)	D(118.0)	E(115.8)	A(123.0)	B(103.8)
4	D(133.4)	E(110.8)	A(114.0)	B(98.0)	C(110.6)
5	E(142.8)	A(110.6)	B(105.8)	C(120.0)	D(109.8)

4. 在儿童哮喘病治疗中，采用双盲、交叉试验法，将 12 个患者随机分成两组，分别在两个时期中按次序 A、B 和 B、A 服用两种药物，服药后 5 小时测最大呼气流速(peak expiratory flow rate,PEF)，单位为升/分钟，数据见下表。试对交叉试验的结果进行方差分析。

两阶段交叉设计试验结果

患者	时期 1	时期 2
1	A(310)	B(270)
2	A(310)	B(260)
3	A(370)	B(300)
4	A(410)	B(390)
5	A(250)	B(210)
6	A(380)	B(350)

续上表

患者	时期1	时期2
7	B(370)	A(385)
8	B(310)	A(400)
9	B(380)	A(410)
10	B(290)	A(320)
11	B(260)	A(340)
12	B(290)	A(220)

5. 研究高锰酸盐处理后对芥兰叶核黄素浓度测量结果的影响，试验分3天进行，每天安排一次 2×2 的析因处理，A 因素为试样处理方式，B 因素为试样重量，试验结果见下表。试进行析因方差分析。

芥兰叶核黄素浓度测量结果（μg/g）

试验 日期	高锰酸盐处理		不处理	
	0.25g 试样	1.00g 试样	0.25g 试样	1.00g 试样
第1天	27.2	24.6	39.5	38.6
第2天	23.2	24.2	43.1	39.5
第3天	24.8	22.2	45.2	33.0

6. 分析下列两组数据处理因素与前后测量时间对家兔血清胆固醇浓度的影响。

家兔血清胆固醇浓度（mg%）的自然对数

家兔号	处理组			家兔号	对照组		
	实验前	5周后	10周后		实验前	5周后	10周后
1	4.3944	5.6630	6.2710	8	4.0254	4.3175	4.2196
2	4.5538	5.7038	5.2781	9	4.6444	4.2341	4.1109
3	4.0073	4.7875	5.8464	10	4.2485	4.6052	4.2485
4	4.7274	5.5984	5.8889	11	4.3694	5.0039	4.6821
5	4.2341	5.3181	4.6347	12	3.8067	3.8958	4.2627
6	4.6347	5.5759	6.5653	13	4.5109	4.5326	4.4067
7	4.7005	5.2883	4.8752	14	4.5218	4.2047	4.1897

（虞仁和　胡国清）

第八章　χ^2 检验

χ^2 检验是一种用途广泛的假设检验方法。本章介绍应用 χ^2 检验推断两个或两个以上总体率(或构成比)之间有无差别? 两个分类变量之间有无关联性。

第一节　四格表(2×2 表)资料的 χ^2 检验

一、基本概念

(一)基本形式

两分类两变量,其结果排列构成四格表,也称 2×2 表。四格表资料 χ^2 检验可推断两个总体率之间有无差别。各实际频数排列用符号表示如下(表8-1)。

表 8-1　四格表实际频数排列符号示意

组别	有效	无效	合计
试验组	a	b	$a+b$
对照组	c	d	$c+d$
合计	$a+c$	$b+d$	$n(a+b+c+d)$

(二)计算公式

(1)χ^2 检验的通用公式:　　　　　$\chi^2 = \sum \dfrac{(A-T)^2}{T}$,　　　　$df = 1$

(2)四格表资料 χ^2 检验专用公式:　　$\chi^2 = \dfrac{(ad-bc)^2 n}{(a+b)(c+d)(a+c)(b+d)}$,　　$df = 1$

(3)四格表资料 χ^2 检验校正公式:　　$\chi^2 = \sum \dfrac{(|A-T|-0.5)^2}{T}$,　　$df = 1$

(4)四格表资料 χ^2 检验专用校正公式:$\chi^2 = \dfrac{\left(|ad-bc|-\dfrac{n}{2}\right)^2 n}{(a+b)(c+d)(a+c)(b+d)}$,　　$df = 1$

$$T_{\text{RC}} = \frac{n_R \cdot n_c}{n}$$

其中: A—实际频数; T—理论频数; df—自由度; a、b、c、d—四格表中的实际频数; n_R、n_c—相应行、列的合计数, $n = (a+b+c+d)$—总例数; T_{RC}—R 行 C 列的理论频数。

(三)四格表 χ^2 检验时的注意事项

(1)四格表 χ^2 值的校正:四格表资料 χ^2 检验时,当样本总例数 $n \geqslant 40$,且出现 $1 \leqslant T < 5$ 时,需利用四格表 χ^2 检验校正公式计算校正 χ^2 值,公式(3)为式(1)的校正,公式(4)为式

（2）的校正；这种校正称为连续性校正（Correction for continuity，continuity correction）。

（2）四格表确切概率法（Fisher's exact test）：四格表 χ^2 检验时，当 $T < 1$ 或 $n < 40$，需改用四格表确切概率法；当 χ^2 检验所得 P 值近于检验水准 α 时，宜改用四格表确切概率法。

二、例题及统计分析

（一）例题

例 8 - 1　某医院欲比较异梨醇口服液（试验组）与氢氯噻嗪 + 地塞米松（对照组）降低颅内压的疗效。将 200 例颅内压增高症患者随机分为两组，结果见表 8 - 2。问两组降低颅内压的总体有效率有无差别？（孙振球、徐勇勇主编. 医学统计学（第 4 版）. 北京：人民卫生出版社，2014：P96.）。

表 8 - 2　两组降低颅内压有效率的比较

组别	有效	无效
试验组	99	5
对照组	75	21

（二）分析步骤

1. 建立数据文件

建立数据文件"例 8 - 1. sav"，如图 8 - 1 所示。其中组别变量中，1 代表试验组，2 代表对照组；疗效变量中，1 代表有效，2 代表无效；f 为频数变量。

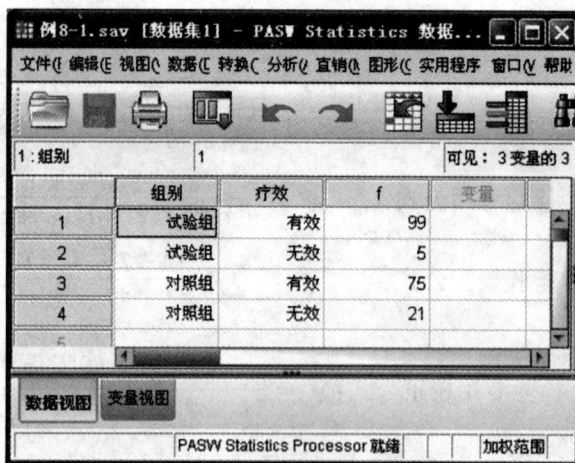

图 8 - 1　数据文件"例 8 - 1. sav"

2. 统计分析

（1）打开数据文件"例 8 - 1. sav"。

（2）单击主菜单【数据】→【加权个案】，打开"加权个案"对话框，激活"加权个案"选项；从左边源变量名称框中选择频数变量"f"作为权变量，将其选入"频率变量："框中；单击"确定"按钮，执行加权命令，如图 8 - 2 所示。

（3）单击主菜单【分析】→【描述统计】→【交叉表】，打开"交叉表"对话框；将左边源变量名称框中"组别"作为行变量调入"行："下的矩形框；"疗效"作为列变量调入"列："下的矩形框。参见图 8 - 3。

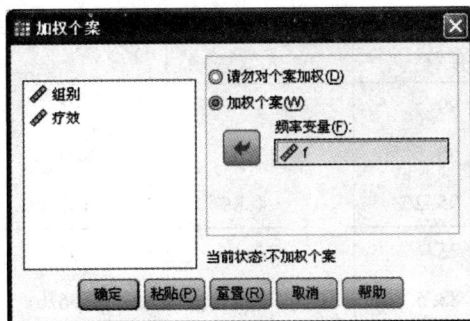

图 8 - 2　加权个案对话框

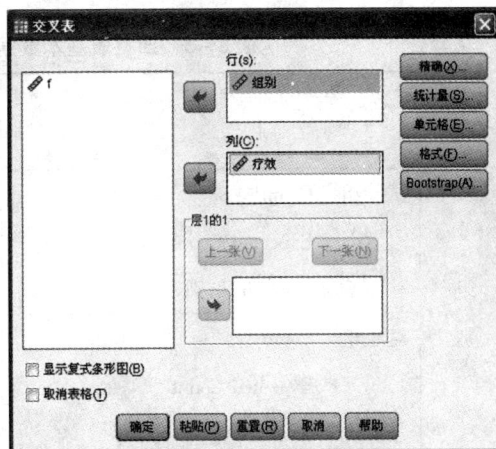

图 8 - 3　交叉表对话框

（4）单击"交叉表"对话框中的"统计量"选项，在"交叉表：统计量"对话框中，激活"卡方"，单击"继续"按钮，回到"交叉表"对话框。参见图 8 - 4。

（5）单击"交叉表"对话框中的"单元格"选项，在"交叉表：单元显示"对话框中，在计数下激活"期望值"，百分比下激活"行"，单击"继续"按钮，回到"交叉表"对话框。参见图 8 -5。

（6）在"交叉表"对话框中，单击"确定"按钮，即可得输出结果。

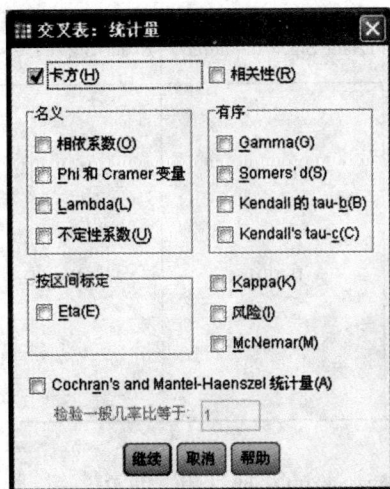

图 8 - 4　交叉表：统计量对话框

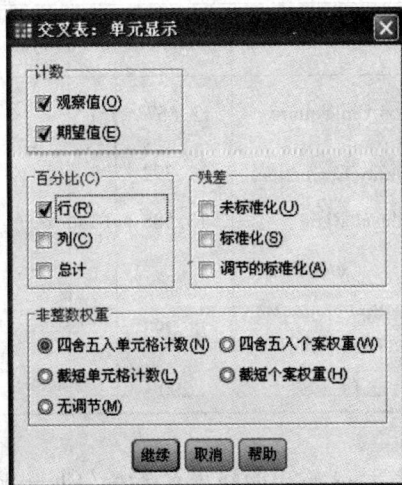

图 8 -5　交叉表：单元显示对话框

三、主要结果及解释

例 8-1 进行四格表资料 χ^2 结果见表 8-3 和表 8-4。

表 8-3   四格表基本数据(组别 * 疗效 crosstabulation)

			疗效		Total
			有效	无效	
组别	试验组	Count	99	5	104
		Expected Count	90.5	13.5	104.0
		% within 组别	95.2%	4.8%	100.0%
	对照组	Count	75	21	96
		Expected Count	83.5	12.5	96.0
		% within 组别	78.1%	21.9%	100.0%
Total		Count	174	26	200
		Expected Count	174.0	26.0	200.0
		% within 组别	87.0%	13.0%	100.0%

表 8-3 给出了处理组别(行变量)与疗效(列变量)的交叉数据分析表,表中输出四格表中各格的实际频数与理论频数以及行的百分率。本例中最小理论频数为 12.5,总例数为 200。

表 8-4   四格表 χ^2 检验结果(chi-square tests)

	Value	df	Asymp. Sig. (2-sided)	Exact Sig. (2-sided)	Exact Sig. (1-sided)
Pearson Chi-Square	12.857[a]	1	0.000		
Continuity Correction[b]	11.392	1	0.001		
Likelihood Ratio	13.588	1	0.000		
Fisher's Exact Test				0.001	0.000
Linear-by-Linear Association	12.793	1	0.000		
N of Valid Cases	200				

表 8-4 输出四格表 χ^2 检验(Chi—Square Tests)5 种检验的 6 种结果,即 Pearsonχ^2、连续性校正 χ^2、似然比 χ^2、Fisher 确切概率(单、双侧)、Linear-by-Linear Association χ^2。本例选 Pearsonχ^2 = 12.857,df = 1,P = 0.000。按 α = 0.05 水准,拒绝 H_0,接受 H_1,可认为两组疗效差别有统计学意义,即行变量(处理组别)与列变量(疗效)相关。

第二节 配对四格表资料的 χ^2 检验

一、基本概念

(一)基本形式

对于相关的二分类两变量,其结果交叉排列构成配对设计四格表,常用于比较两种检验方法、两种培养方法等的差别。其特点是对同一样本的每一检品分别用两种方法处理,观察其阳性或阴性结果。配对设计四格表的样本资料如表 8 - 5。

表 8 - 5 配对设计四格表的样本资料示意

甲法	乙法		合计
	+	-	
+	a	b	$a+b$
-	c	d	$c+d$
合计	$a+c$	$b+d$	$n(a+b+c+d)$

(二)计算公式

(1)当 $b+c \geq 40$ 时: $\qquad \chi^2 = \dfrac{(b-c)^2}{b+c}$, $df = 1$

(2)当 $b+c < 40$ 时: $\qquad \chi^2 = \dfrac{(|b-c|-1)^2}{b+c}$, $df = 1$

二、例题及统计分析

(一)例题

例 8 - 2 某实验室分别用乳胶凝集法和免疫荧光法对 58 名可疑系统性红斑狼疮患者血清中抗核抗体进行测定,结果见表 8 - 6。问两种方法的检测结果有无差别?(孙振球、徐勇勇主编.医学统计学(第 4 版).北京:人民卫生出版社,2014:P99)。

表 8 - 6 两种方法的检测结果

免疫荧光法	乳胶凝集法	
	+	-
+	11	12
-	2	33

(二)分析步骤

1. 建立数据文件

建立数据文件"例 8 - 2. sav",如图 8 - 6 所示。其中免疫荧光法变量中,1 代表" + ",2

代表"－"；乳胶凝集法变量中，1 代表"＋"，2 代表"－"；"freq"为频数变量。

图 8－6　数据文件"例 8－2. sav"

2. 统计分析

(1)打开数据文件"例 8－2. sav"。

(2)单击主菜单【数据】→【加权个案】，打开"加权个案"对话框，激活"加权个案"选项；从左边源变量名称框中选择频数变量"freq"作为权变量，将其选入"频率变量："框中；单击"确定"按钮，执行加权命令，如图 8－7 所示。

(3)单击主菜单【分析】→【描述统计】→【交叉表】，打开"交叉表"对话框；将左边源变量名称框中"免疫荧光法"作为行变量调入"行"下的矩形框；"乳胶凝集法"作为列变量调入"列"下的矩形框。参见图 8－8。

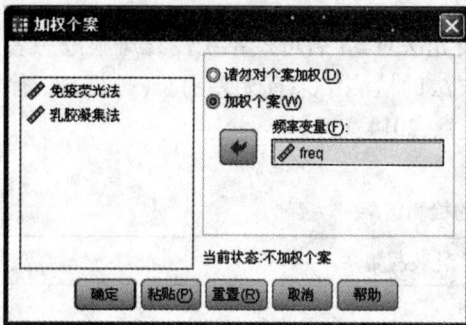

图 8－7　加权个案对话框

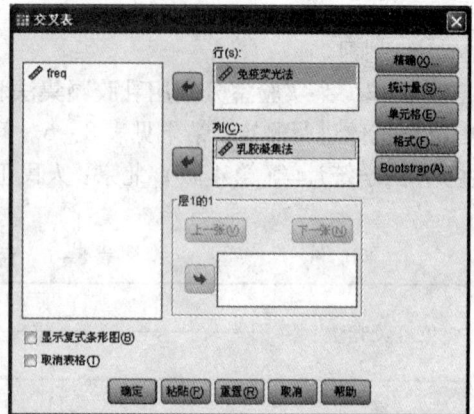

图 8－8　交叉表对话框

(4)单击"交叉表"对话框中的"统计量"选项，在"交叉表：统计量"对话框中，激活"McNemar"，单击"继续"按钮，回到"交叉表"对话框，如图 8－9 所示。

(5)在"交叉表"对话框中，单击"确定"按钮，即可得输出结果。

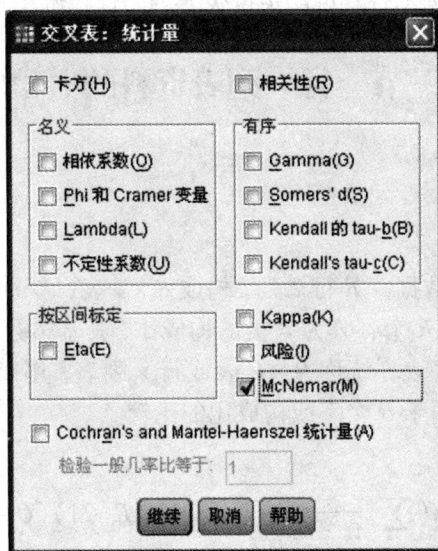

图 8 - 9　交叉表：统计量对话框

三、主要结果及解释

例 8 - 2 进行配对四格表资料 χ^2 检验结果见表 8 - 7 和表 8 - 8。

表 8 - 7　免疫荧光法与乳胶凝集法配对四格表数据

	乳胶凝集法		Total
	+	−	
免疫荧光法　+	11	12	23
−	2	33	35
Total	13	45	58

表 8 - 7 给出了免疫荧光法(行变量)与乳胶凝集法(列变量)的交叉数据分析表。

表 8 - 8　配对四格表 χ^2 检验结果(chi-square tests)

	Value	Exact Sig. (2 − sided)
McNemar Test		0. 13[a]
N of Valid Cases	58	

a. Binomial distribution used

表 8 - 8 输出配对四格表 χ^2 检验(McNemar Test)结果。SPSS 中 McNemar Test 采用二项分布计算精确概率。本例 $n = 58$, $P = 0.013$, 按 $\alpha = 0.05$ 水准, 拒绝 H_0, 接受 H_1, 故可认为两

种方法的检测结果有差别,据本资料说明免疫荧光的阳性检测率较高。

第三节　行×列表资料的 χ^2 检验

一、基本概念

(一)基本形式

多个率的比较,其基本数据有 R 行 2 列,构成 $R×2$ 表;多个构成比的比较,其基本数据有 2 行 C 列,构成 $2×C$ 表; R 个各分为 C 类的构成比,其基本数据有 R 行 C 列,构成 $R×C$ 表。 $2×2$ 表, $R×2$ 表, $2×C$ 表亦统称 $R×C$ 表或行×列表,用以表述 R 个率或构成比的基本数据。 $R×C$ 表的 χ^2 检验用于 R 个率或构成比的比较。

(二)计算公式

$$\chi^2 = n\left(\sum \frac{A^2}{n_R \cdot n_C} - 1\right), \nu = (R-1)(C-1)$$

其中: n ——总例数; A ——实际频数; n_R ——相应行的合计数; n_C ——相应列的合计数。

(三)行×列表 χ^2 检验时的注意事项

(1) χ^2 检验要求理论频数不宜太小,否则将导致分析的偏性。一般认为行×列表中不宜有 1/5 以上格子的理论频数小于 5。

(2)当多个样本率(或构成比)的 χ^2 检验,结论为拒绝检验假设,只能认为各总体率(或总体构成比)之间总的说来有差别,但不能说明它们彼此之间都有差别或某两者间有差别。若要进一步解决此问题,可用 χ^2 分割法。

(3)单向有序 R×C 表,在比较各处理组的效应有无差别时,宜用秩和检验法;如作 χ^2 检验只说明各处理组的效应在构成比上有无差异。

二、例题及统计分析

(一)例题

例 8 - 3　某医师研究物理疗法、药物治疗和外用膏药三种疗法治疗观察周围性面神经麻痹的疗效,资料见表 8 - 9。问三种疗法的有效率有无差别?(孙振球、徐勇勇主编.医学统计学(第 4 版).北京:人民卫生出版社,2014:P102.)。

表 8 - 9　三种疗法有效率的比较

疗法	有效	无效
物理疗法组	199	7
药物治疗组	164	18
外用膏药组	118	26

(二)分析步骤

1. 建立数据文件

建立数据文件"例 8 - 3.sav",如图 8 - 10 所示。其中疗法变量中:1 代表物理疗法组,2

代表药物治疗组，3 代表外用膏药组；疗效变量中：1 代表有效，2 代表无效；freq 为频数变量。

图 8-10　数据文件"例 8-3. sav"

2. 统计分析

(1)打开数据文件"例 8-3. sav"。

(2)单击主菜单【数据】→【加权个案】，打开"加权个案"对话框，激活"加权个案"选项；从左边源变量名称框中选择频数变量"freq"作为权变量，将其选入"频率变量："框中；单击"确定"按钮，执行加权命令，如图 8-11 所示。

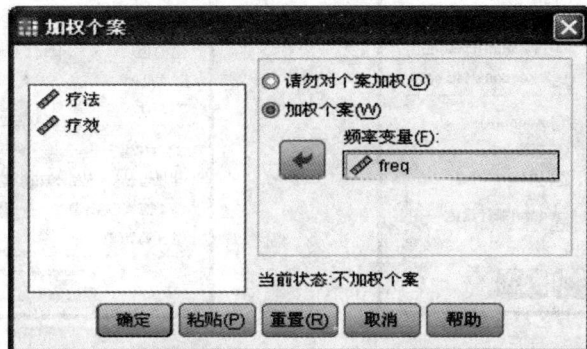

图 8-11　加权个案对话框

(3)单击主菜单【分析】→【描述统计】→【交叉表】，打开"交叉表"对话框；将左边源变量名称框中"疗法"作为行变量调入"行："下的矩形框；"疗效"作为列变量调入"列："下的矩形框。如图 8-12 所示。

(4)单击"交叉表"对话框中的"统计量"选项，在"交叉表：统计量"对话框中，激活"卡

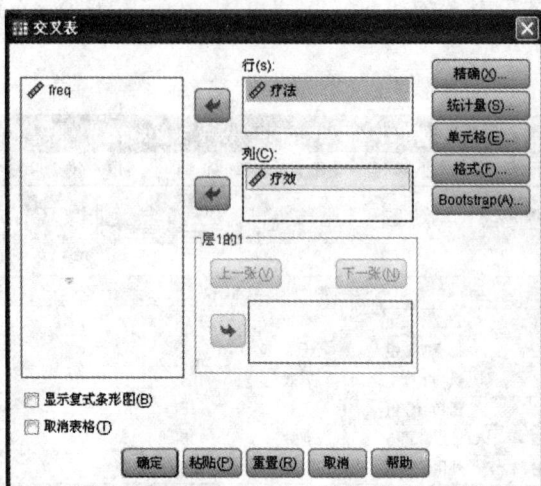

图 8 – 12　交叉表对话框

方"，单击"继续"按钮，回到"交叉表"对话框。如图 8 – 13 所示。

　　(5)单击"交叉表"对话框中的"单元格"选项，在"交叉表：单元显示"对话框中，在计数下激活"期望值"，百分比下激活"行"，单击"继续"按钮，回到"交叉表"对话框。如图8 – 14所示。

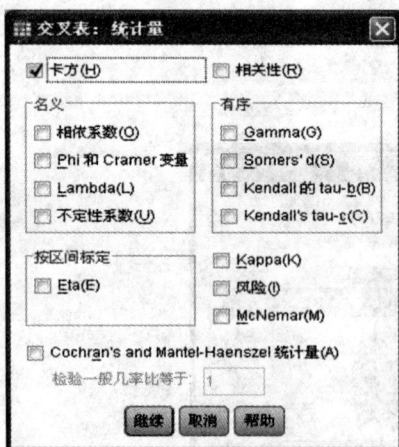

图 8 – 13　交叉表：统计量对话框

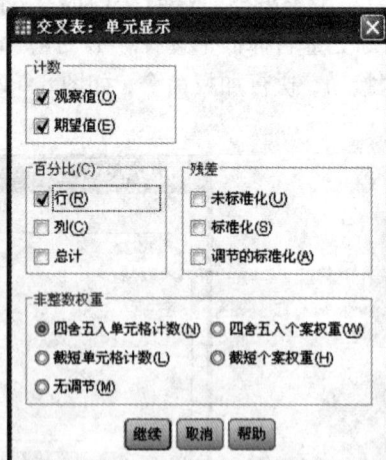

图 8 – 14　交叉表：单元显示对话框

　　(6)在"交叉表"对话框中，单击"确定"按钮，即可得输出结果。

三、主要结果及解释

例 8 – 3 进行行 × 列表资料 χ^2 检验结果见表 8 – 10 和表 8 – 11。

表 8 – 10   疗法和疗效行列表数据

			疗效		Total
			有效	无效	
疗法	物理疗法组	Count	199	8	206
		Expected Count	186.3	19.7	206.0
		% within 疗法	96.6%	3.4%	100.0%
	药物治疗组	Count	164	18	182
		Expected Count	164.6	17.4	182.0
		% within 疗法	90.1%	9.9%	100.0%
	外用膏药组	Count	118	26	144
		Expected Count	130.2	13.8	144.0
		% within 疗法	81.9%	18.1%	100.0%
Total		Count	481	51	532
		Expected Count	481.0	51.0	532.0
		% within 疗法	90.4%	9.6%	100.0%

    表 8 – 10 给出了疗法(行变量)与疗效(列变量)的交叉数据分析表,表中输出 3×2 表中各格的实际频数与理论频数以及行的百分率。本例中最小理论频数为 13.8。

表 8 – 11   行 × 列表 χ² 检验结果(chi-square tests)

	Value	df	Asymp. Sig. (2 – sided)
Pearson Chi – Square	21.038[a]	2	0.000
Likelihood Ratio	21.559	2	0.000
Linear – by – Linear Association	20.903	1	0.000
N of Valid Cases	532		

a. 0 cells(.0%)have expected countless than 5. The minimum expected countis 13.80.

    表 8 – 11 输出 3×2 表 χ² 检验(Chi-Square Tests)结果,本例 Pearson $\chi^2 = 21.038$,$df = 2$,$P = 0.000 < 0.001$。按 $\alpha = 0.05$ 水准,拒绝 H_0,接受 H_1,故可认为三种疗法的有效率有差别。

第四节   多个样本率间的多重比较

一、基本概念

    当多个样本率比较的 $R \times 2$ 表资料 χ² 检验,推断结论为拒绝 H_0,接受 H_1 时,只能认为各总体率之间总的来说有差别,但不能说明任两个总体率之间有差别。要进一步推断哪两两总体率有差别,若直接用四格表资料的 χ² 检验进行多重比较,将会加大犯 I 类错误的概率。因此，样本率间的多重比较不能直接用四格表资料的 χ^2 检验。多个样本率间的多重比较的方法有 χ^2 分割法、Scheffe′可信区间法和 SNK 法。本节介绍一种基于 χ^2 分割法的多个样本率间多重比较的方法。

二、例题及统计分析

（一）例题

例 8 - 4　对例 8 - 3 中表 8 - 4 的资料进行两两比较，以推断是否任两种疗法治疗周围性面神经麻痹的有效率均有差别？（孙振球、徐勇勇主编. 医学统计学（第 4 版）. 北京：人民卫生出版社，2014：P107.）

（二）分析步骤

1. 建立数据文件

建立数据文件"例 8 - 3. sav"，变量说明同第三节例 8 -3。

2. 统计分析

（1）打开数据文件"例 8 - 3. sav"。

（2）单击主菜单【数据】→【加权个案】，打开"加权个案"对话框，激活"加权个案"选项；从左边源变量名称框中选择频数变量"freq"作为权变量，将其选入"频率变量："框中；单击"确定"按钮，执行加权命令，如图 8 - 15 所示。

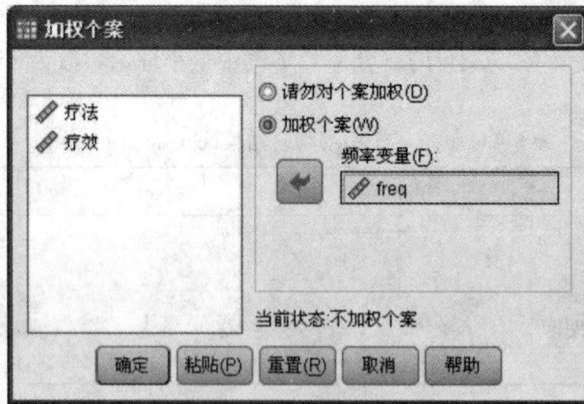

图 8 -15　加权个案对话框

（3）单击主菜单【数据】→【选择个案】，打开"选择个案"主对话框。如图 8 - 16 所示。

（4）选择"如果条件满足"，单击"如果"按钮，打开"选择个案：If"对话框，编辑语句"疗法 =1 or 疗法 =2"，如图 8 - 17 所示。单击"继续"按钮，返回主对话框。

（5）单击主菜单【分析】→【描述统计】→【交叉表】，打开"交叉表"对话框；将左边源变量名称框中"疗法"作为行变量调入"行："下的矩形框；"疗效"作为列变量调入"列："下的矩形框。如图 8 - 18 所示。

（6）单击"交叉表"对话框中的"统计量"选项，在"交叉表：统计量"对话框中，激活"卡方"，单击"继续"按钮，回到"交叉表"对话框。如图 8 - 19 所示。

（7）在"交叉表"对话框中，单击"确定"按钮，即可得输出结果。

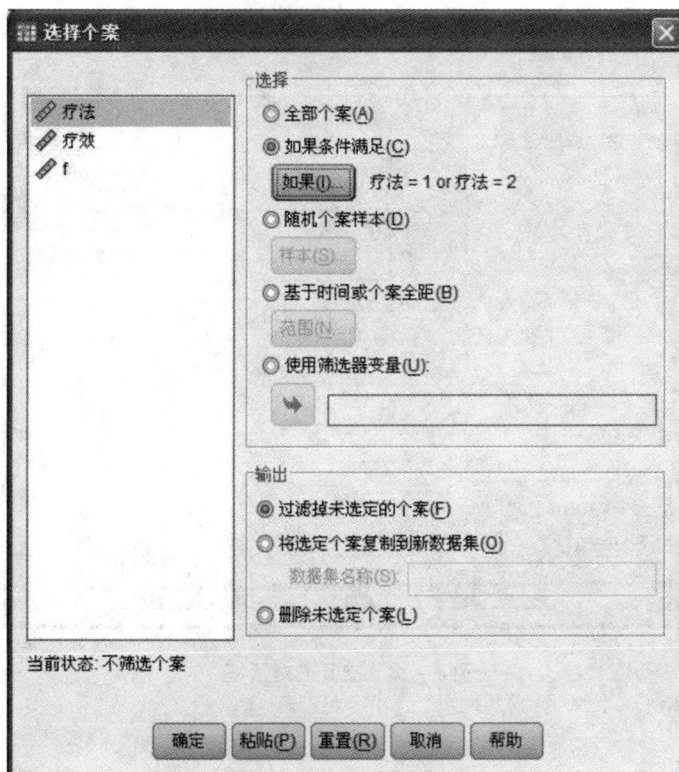

图 8 – 16　选择个案主对话框

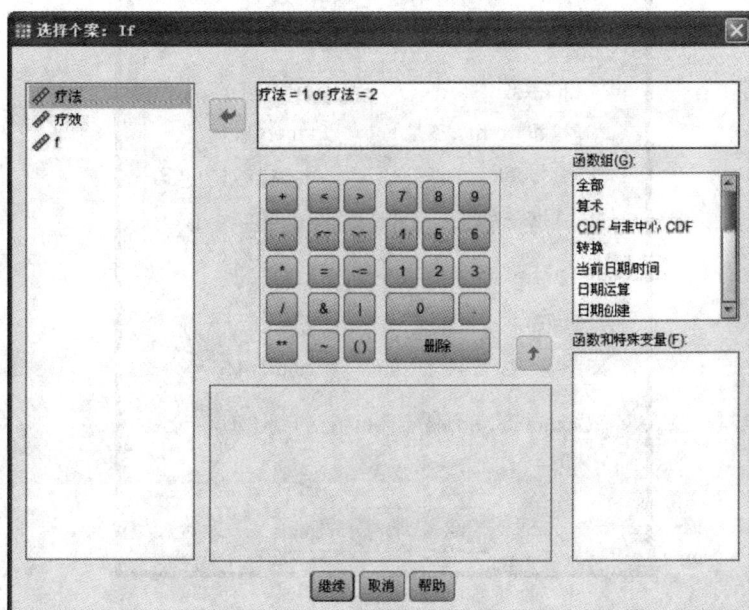

图 8 – 17　选择个案: If 对话框

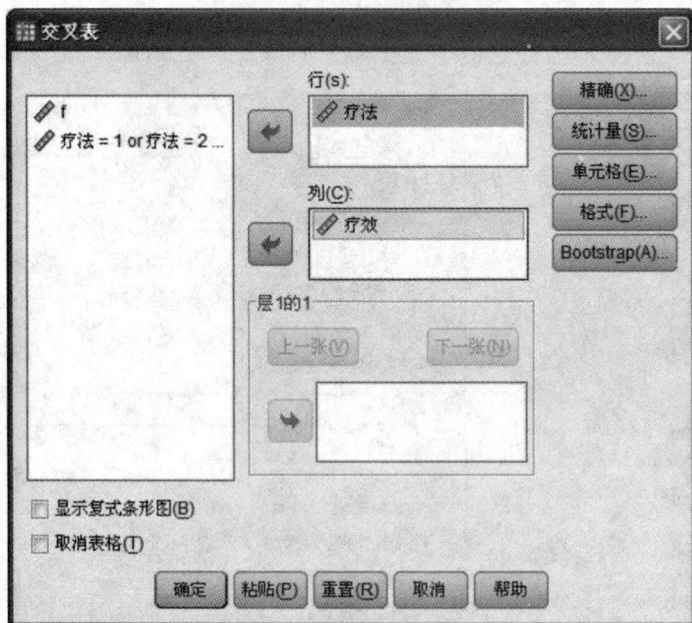

图 8 – 18　交叉表对话框

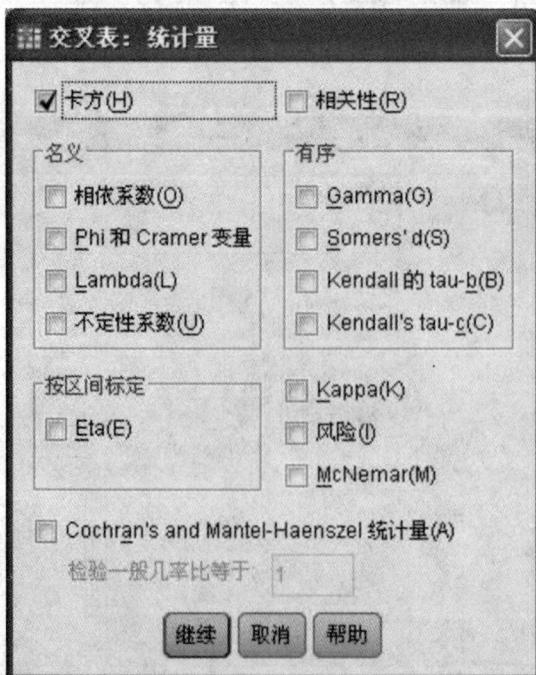

图 8 – 19　交叉表：统计量对话框

三、主要结果及解释

表 8 – 12　疗法 * 疗效交叉制表

		疗效		合计
		有效	无效	
疗法	物理疗法组	199	7	206
	药物治疗组	164	18	182
合计		363	25	388

表 8 – 12 给出了疗法(行变量)与疗效(列变量)的交叉数据分析表,表中输出 2 × 2 表中各格的实际频数及合计数。

表 8 – 13　卡方检验结果

	值	df	渐进 Sig.(双侧)	精确 Sig.(双侧)	精确 Sig.(单侧)
Pearson 卡方	6.756[a]	1	0.009		
连续校正[b]	5.722	1	0.017		
似然比	6.904	1	0.009		
Fisher 的精确检验				0.012	0.008
线性和线性组合	6.739	1	0.009		
有效案例中的 N	388				

a. 0 单元格(.0%)的期望计数少于 5。最小期望计数为 11.73。

b. 仅对 2 × 2 表计算。

表 8 – 13 输出 2 × 2 表 χ^2 检验(Chi-Square Tests)结果,本例 Pearson $\chi^2 = 6.756$,$P = 0.009$。检验水准 α 的确定,如果是多个实验组间的两两比较,检验水准 α' 用公式 $\alpha' = \dfrac{\alpha}{\binom{k}{2}+1}$ 估计,式中 $\binom{k}{2} = \dfrac{k(k-1)}{2}$,$h$ 为样本率的个数。如果是实验组与同一个对照组的比较,其检验水准 α' 用公式 $\alpha' = \dfrac{\alpha}{2(k-1)}$ 估计,式中 k 为样本率的个数。本例为 3 个实验组间的两两比较,其检验水准 α' 用公式估计 $\alpha' = \dfrac{0.05}{3(3-1)/2+1} = \dfrac{0.05}{4} = 0.0125$,按 $\alpha' = 0.0125$ 水准,拒绝 H_0,接受 H_1,可认为物理疗法组与药物治疗组的有效率有差别。

比较物理疗法组与外用膏药组有效率有无差别,在"选择个案:If"对话框,编辑语句"疗法 = 1 or 疗法 = 3",比较药物疗法组与外用膏药组有效率有无差别,在"选择个案:If"对话框,编辑语句"疗法 = 2 or 疗法 = 3",其他操作步骤同上分析步骤。比较任两种疗法治疗周围性面神经麻痹的有效率有无差别结果见表 8 – 14。

表 8 – 14　三种疗法有效率的两两比较

对比组	有效	无效	合计	χ^2	P
物理疗法组	199	7	206		
药物治疗组	164	18	182	6.756	0.009
合计	363	25	388		
物理疗法组	199	7	206		
外用膏药组	118	26	144	21.323	0.000
合计	317	33	350		
药物治疗组	164	18	182		
外用膏药组	118	26	144	4.591	0.032
合计	282	44	326		

按 $\alpha' = 0.0125$ 水准，物理疗法组与药物治疗组拒绝 H_0，接受 H_1；物理疗法组与外用膏药组拒绝 H_0，接受 H_1；药物治疗组与外用膏药组不拒绝 H_0。可以认为物理疗法与药物治疗、外用膏药的有效率均有差别，而还不能认为药物治疗与外用膏药的有效率有差别。

[练习题]

1. 某医院皮肤科欲比较紫外线与抗病毒药物治疗带状疱疹的疗效，按随机化原则将带状疱疹患者随机分为两组，临床观察结果见下表。问两组的总体有效率有无差别？

紫外线和抗病毒药物治疗带状疱疹的疗效比较

组　别	有效	无效	合计	有效率(%)
紫外线组	55	9	64	85.94
抗病毒药物组	31	25	56	56.36
合　计	86	34	120	71.67

2. 某实验室分别用 PCR 法与痰培养法检测耐甲氧西林葡萄球菌，结果见下表。问两种方法的检测结果有无差别？

两种方法的检测结果

PCR 法	痰培养法		合　计
	+	−	
+	14	7	21
−	2	52	54
合　计	16	59	75

3. 某医院在冠心病普查中欲研究冠心病与眼底动脉硬化的关系，资料见下表。问两者之间是否存在线性趋势关系？

冠心病与眼底动脉硬化普查结果

眼底动脉硬化级别	冠 心 病 诊 断			
	正常	可疑	冠心病	合 计
0	340	11	6	357
I	73	13	6	92
II	97	18	18	133
III	3	2	1	6
合 计	513	44	31	588

（虞仁和 魏高文 王乐三）

第九章　秩转换的非参数检验

秩转换(rank transformation)的非参数检验,是推断一个总体表达分布位置的中位数 M (非参数)和已知 M_0、两个或多个总体的分布是否有差别。秩转换的非参数检验是先将数值变量从小到大,或等级从弱到强转换成秩后,再计算检验统计量,其特点是假设检验的结果对总体分布的形状差别不敏感,只对总体分布的位置差别敏感。但是,由于它仅仅考虑排序,数据信息不够充分,故不如正态分布资料的 t 检验、F 检验精确。

第一节　配对样本比较的 Wilcoxon 符号秩检验

一、基本概念

Wilcoxon 符号秩检验(Wilcoxon signed-rank test),也称符号秩和检验,用于配对样本差值的中位数和 0 比较;还可用于单个样本中位数和总体中位数比较。

二、例题及统计分析

(一)例题

例 9－1　对 12 份血清分别用原方法(检测时间 20 分钟)和新方法(检测时间 10 分钟)检测谷－丙转氨酶,结果见表 9－1 的(2)、(3)栏。问两法所得结果有无差别?(孙振球、徐勇勇主编. 医学统计学(第 4 版). 北京:人民卫生出版社,2014:P116.)。

表 9－1　12 份血清用原法和新法测血清谷－丙转氨酶(nmol · s^{-1}/L)结果的比较

编号 (1)	原法 (2)	新法 (3)
1	60	76
2	142	152
3	195	243
4	80	82
5	242	240
6	220	220
7	190	205
8	25	38
9	198	243
10	38	44
11	236	190
12	95	100

(二)分析步骤

1. 建立数据文件

分别定义二个数值型变量原法和新法。录入数据，存为数据文件"例 9 – 1. sav"，如图 9 – 1所示。

图 9 – 1　数据文件"例 9 – 1. sav"

2. 统计分析

(1)单击主菜单中"分析"，展开下拉菜单。

(2)在下拉菜单中，寻找"非参数检验"，弹出小菜单。在小菜单中寻找"旧对话框"，弹出下级小菜单。

(3)在小菜单中寻找"2 个相关样本…"单击之，弹出"两个关联样本检验"对话框，如图 9 – 2 所示。

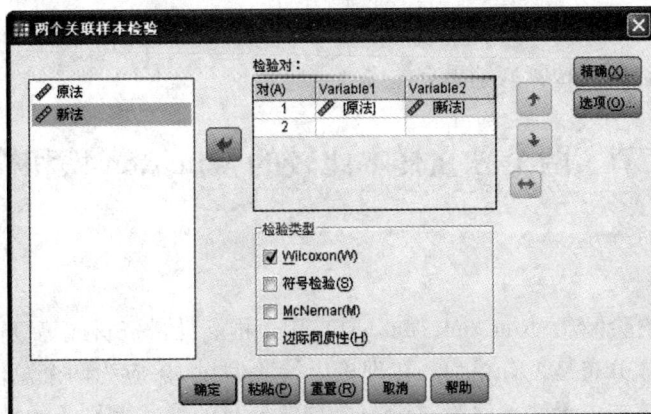

图 9 – 2　两个关联样本检验对话框

(4)将图9-2左边的源变量"原法"及"新法"按成对或单个方式,调入右边"检验对:"下的矩型框。检验类型:☑Wilcoxon

(5)单击"确定"钮,得输出结果。

三、主要结果及解释

例9-1进行 Wilcoxon 符号秩检验主要结果见表9-2和表9-3。

表9-2 Wilcoxon 符号秩检验秩次统计量(ranks)

		N	Mean Rank	Sum of Ranks
新法-原法	Negative Ranks	2[a]	5.75	11.50
	Positive Ranks	9[b]	6.06	54.50
	Ties	1[c]		
	Total	12		

a. 新法 < 原法;b. 新法 > 原法;c. 新法 = 原法

表9-2Ranks 表:新法小于原法的有2例,平均秩次为5.75,即负值的秩次之和 T - 为11.50;新法大于原法的有9例,平均秩次为6.06,即正值的秩次之和 T + 为54.50;两者相等的1例。

表9-3 Wilcoxon 符号秩检验结果(test statistics[b])

	新法-原法
Z	-1.913[a]
Asymp. Sig. (2-tailed)	0.056

a. Based on negative ranks,

b. Wilcoxon Signed Ranks Test

表9-3Test Statistics 表:Z 为检验统计量,Z = -1.913,双侧的概率为 $P = 0.056 > 0.05$,尚不能认为两法测谷-丙转氨酶结果有差别。

第二节 两个独立样本比较的 Wilcoxon 秩和检验

一、基本概念

Wilcoxon 秩和检验(Wilcoxon rank sum test),用于推断计量资料或等级资料的两个独立样本所来自的两个总体分布是否有差别。在理论上检验假设 H_0 应为两个总体分布相同,即两个样本来自同一总体。由于秩和检验对于两个总体分布的形状差别不敏感,对于位置相同、形状不同但类似的两个总体分布,如均数相等、方差不等的两个正态分布,推断不出两个总体分布(形状)有差别,故对立的备择假设 H_1 不能为两个总体分布不同,而只能为两个总体分布位置不同(对单侧检验可写作某个总体分布位置比另一个总体分布位置要右或要左一些)。考虑到对方差不等、即总体分布不同的两个正态分布,可用秩和检验来推断两个总体分布位置是否有差别,故在实际应用中检验假设 H_0 可写作两个总体分布位置相同。总之,不管两个总体分布的形状有无差别,秩和检验的目的是推断两个总体分布的位置是否有差别,这正是实践中所需要的,如要推断两个不同人群的某项指标值的大小是否有差别或哪个人群的大,可用其指标值分布的位置差别反映,而不关心其指标值分布的形状有无差别。两个总体分布位置不同,实际情况一般是两个总体分布形状相同或类似,这时可简化为两个总体中位数不等;但理论上一个总体分布为正偏态,另一个总体分布为负偏态时,也可能两个总体中位数相等,这时认为正偏态总体分布位置比负偏态总体分布位置要右一些。

二、例题及统计分析

● 原始数据的两样本比较

(一)例题

例 9 - 2　对 10 例肺癌患者和 12 例 0 期矽肺患者用 X 线片测量肺门横径右侧距 RD 值(cm),结果见表 9 - 4。问肺癌患者的 RD 值是否高于 0 期矽肺患者的 RD 值?(孙振球、徐勇勇主编.医学统计学(第 4 版).北京:人民卫生出版社,2014:P119.)。

表 9 - 4　肺癌患者和 0 期矽肺患者的 RD 值(cm)比较

肺癌患者 RD 值	0 期矽肺患者 RD 值
2.78	3.23
3.23	3.50
4.20	4.04
4.87	4.15
5.12	4.28
6.21	4.34
7.18	4.47
8.05	4.64
8.56	4.75
9.60	4.82
	4.95
	5.10

(二)分析步骤

1. 建立数据文件

建立数据文件时,取二个变量,一个分组变量"group",其值为"1"时表示"肺癌患者",为"2"时表示"矽肺患者";一个反应变量"RD 值"。得数据文件"例 9 - 2. sav",如图 9 - 3 所示。

2. 统计分析

(1)单击主菜单中"分析",展开下拉菜单。

(2)在下拉菜单中,寻找"非参数检验",弹出小菜单。在小菜单中寻找"旧对话框",弹

图 9 – 3　数据文件"例 9 – 2. sav"

出下级小菜单。

（3）在小菜单中寻找"2 个独立样本…"单击之，得"两个独立样本检验"对话框，如图 9 – 4 所示。

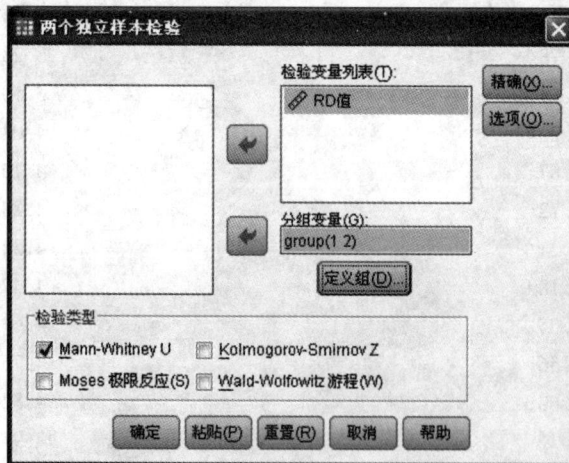

图 9 – 4　两个独立样本检验对话框

（4）将图 9 – 4 左边的源变量中的"RD 值"调入"检验变量列表："下的矩型框中。

（5）将图 9 – 4 左边的源变量中的"group"调入"分组变量："下的矩型框并给出组的范围"1""2"。检验类型：☑Mann – Whitney U。

（6）单击"确定"钮，得输出结果。

三、主要结果及解释

例 9 – 2 进行 Mann-Whitney U 检验主要输出结果见表 9 – 5 和表 9 – 6。

表9-5　例9-2秩次统计量(ranks)

	group	N	Mean Rank	Sum of Ranks
RD 值	肺癌患者	10	14.15	141.50
	矽肺患者	12	9.29	111.50
	Total	22		

表9-5Ranks表：肺癌患者共10例,其平均秩次为14.15,秩次之和为141.50;矽肺患者共12例,其平均秩次为9.29,秩次之和为111.50。

表9-6　两独立样本秩和检验结果(test statistics[b])

	RD 值
Mann-Whitney U	33.500
Wilcoxon W	111.500
Z	-1.748
Asymp. Sig. (2-tailed)	0.080
Exact Sig. [2*(1-tailed Sig.)]	0.080[a]

a. Not corrected for ties.

b. Grouping Variable:group

表9-6Test Statistics表：Mann-Whitney U=33.500;Wilcoxon W=111.500;Z=-1.748,双侧检验 P=0.080,精确概率(小样本时给出)P=0.080,单侧检验 P=0.040<0.05,可认为肺癌患者的 RD 值高于 0 期矽肺患者的 RD 值。

- **频数表资料和等级资料的两样本比较**

(一)例题

例9-3　39 名吸烟工人和40 名不吸烟工人的碳氧血红蛋白(HbCO)含量(%)见表9-7。问吸烟工人的 HbCO 含量是否高于不吸烟工人的 HbCO 含量?（孙振球、徐勇勇主编.医学统计学(第4版).北京：人民卫生出版社,2014:P120.）。

表9-7　吸烟工人和不吸烟工人的 HbCO 含量(%)比较

含量	吸烟工人	不吸烟工人
很低	1	2
低	8	23
中	16	11
偏高	10	4
高	4	0
合计	39(n_1)	40(n_2)

(二)分析步骤

1.建立数据文件

建立数据文件时,取三个变量,频数变量:本例变量名为"freq",即人数。反应变量:例9-3反应变量名为"含量",赋值1=很低;2=低;3=中;4=偏高;5=高。分组变量:例9-3分组变量名为"group",赋值1=吸烟;2=不吸烟。得数据文件"例9-3.sav",如图9-5所示。

图9-5　数据文件"例9-3.sav"

2.统计分析

(1)单击主菜单"数据",展开下拉菜单。

(2)在下拉菜单中寻找"加权个案",单击之,弹出"加权个案"对话框,如图9-6所示。

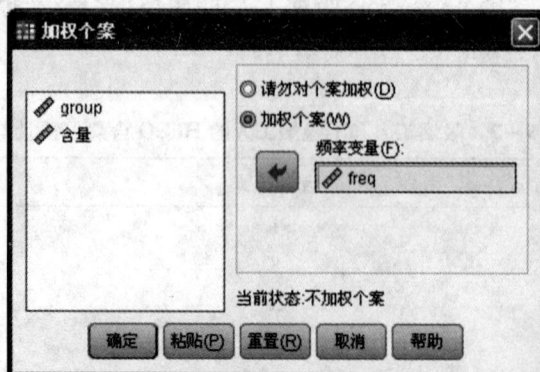

图9-6　加权个案对话框

(3)选择"加权个案"选项,将图9-6左边的频数变量"freq"调入右边"频率变量:"下框内,单击"确定"按钮,执行加权命令。

（4）单击主菜单中"分析"，展开下拉菜单。

（5）在下拉菜单中，寻找"非参数检验"，弹出小菜单。在小菜单中寻找"旧对话框"，弹出下级小菜单。

（6）在小菜单中寻找"2 个独立样本…"单击之，得"两个独立样本检验"对话框，如图9-7所示。

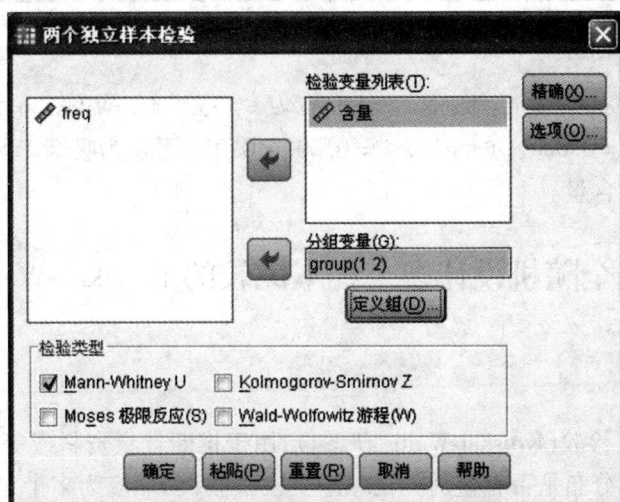

图9-7 两个独立样本检验对话框

（7）将图9-7左边的源变量中的"含量"调入"检验变量列表："下的矩型框。

（8）将图9-7左边的源变量中的"group"调入"分组变量："下的矩型框并给出组的范围"1"，"2"。检验类型：☑Mann - Whitney U。

（9）单击"确定"按钮，得输出结果。

三、主要结果及解释

例9-3进行 Mann-Whitney U 检验结果见表9-8和表9-9。

表9-8 例9-3秩次统计量（ranks）

	group	N	Mean Rank	Sum of Ranks
含量	吸烟	39	49.15	1917.00
	不吸烟	40	31.08	1243.00
	Total	79		

表9-8Ranks 显示：吸烟组共39例，其平均秩次为49.15，秩次之和为1917.00；不吸烟组共40例，其平均秩次为31.08，秩次之和为1243.00。

表 9 – 9　例 9 – 3 秩和检验结果(test statistics[a])

	含量
Mann-WhitneyU	423.000
Wilcoxon W	1243.000
Z	– 3.702
Asymp. Sig. (2 – tailed)	0.000

a. Grouping Variable：group

表 9 – 9Test Statistics 显示：Mann – Whitney U = 423.000；Wilcoxon W = 1243.000；Z = – 3.702，双侧检验 P = 0.000，单侧检验 P = 0.000 < 0.01，可认为吸烟工人的 HbCO 含量高于不吸烟工人的 HbCO 含量。

第三节　完全随机设计多个样本比较的 Kruskal-Wallis H 检验

一、基本概念

Kruskal-Wallis H 检验(Kruskal-Wallis H test)，用于推断计量资料或等级资料的多个独立样本所来自多个总体分布是否有差别。在理论上检验假设 H_0 应为多个总体分布相同，即多个样本来自同一总体。由于 H 检验对多个总体分布的形状差别不敏感，故在实际应用中检验假设 H_0 可写作多个总体分布位置相同。对立的备择假设 H_1 为多个总体分布位置不全相同。

二、例题及统计分析

● 原始数据的多个样本比较

（一）例题

例 9 – 4　用三种药物杀灭钉螺，每批用 200 只活钉螺，用药后清点每批钉螺的死亡数，再计算死亡率(％)，计算结果见表 9 – 10。问三种药物杀灭钉螺的效果有无差别？（孙振球、徐勇勇主编. 医学统计学(第 4 版).北京：人民卫生出版社,2014：P122.）。

表 9 – 10　三种药物杀灭钉螺的死亡率比较

甲药死亡率	乙药死亡率	丙药死亡率
32.5	16.0	6.5
35.5	20.5	9.0
40.5	22.5	12.5
46.0	29.0	18.0
49.0	36.0	24.0

（二）分析步骤

1.建立数据文件

建立数据文件时，取二个变量，1 个分组变量"药物"，取值"1"表示甲药；"2"表示乙药；

"3"表示丙药。1个反应变量"死亡率"。得数据文件"例9-4.sav",如图9-8所示。

图9-8 数据文件"例9-4.sav"

2. 统计分析

(1)单击主菜单中"分析",展开下拉菜单。

(2)在下拉菜单中,寻找"非参数检验",弹出小菜单。在小菜单中寻找"旧对话框",弹出下级小菜单。

(3)在小菜单中寻找"K个独立样本…"单击之,得"多个独立样本检验"对话框,如图9-9所示。

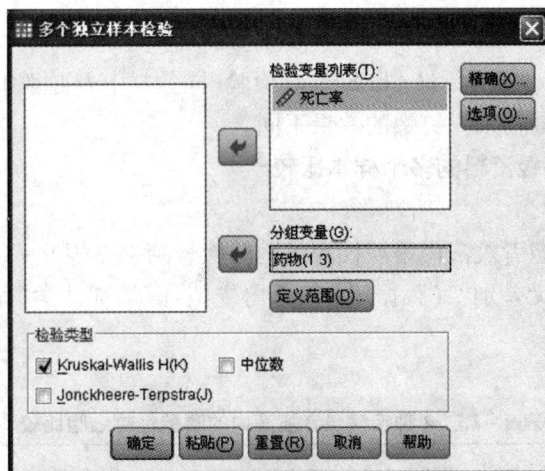

图9-9 多个独立样本检验对话框

(4)将图9-9左边的源变量中的"死亡率"调入"检验变量列表:"下的矩型框。

(5)将图9-9左边的源变量中的"药物"调入"分组变量:"下的矩型框并给出组的范围"1","3"。检验类型:☑Kruskal-Wallis H。

(6)单击"确定"按钮,得输出结果。

三、主要结果及解释

例 9 – 4 进行 Kruskal-Wallis H 检验主要输出结果见表 9 – 11 和 9 – 12。

表 9 – 11 例 9 – 4 秩次统计量(ranks)

	药物	N	Mean Rank
死亡率	甲药	5	12.60
	乙药	5	7.60
	丙药	5	3.80
	Total	15	

表 9 – 11Ranks 显示:甲药共5例,平均秩次为12.60;乙药共5例,平均秩次为7.60;丙药共5例,平均秩次为3.80。

表 9 – 12 例 9 – 4 kruskal-wallis H 检验结果(test statlstlcs[a, b])

	死亡率
Chi-square	9.740
df	2
Asymp-Sig.	0.008

a. Kruskal Wallis Tets

b. Grouping Variable:药物

表 9 – 12Test Statistics 显示:经 Chi-Square 检验(同教材中 H 检验)H = 9.740,自由度 = 2,P = 0.008,可认为三种药物杀灭钉螺的效果不同。

- **频数表资料和等级资料的多个样本比较**

(一)例题

例 9 – 5 4 种疾病患者痰液内嗜酸性粒细胞的检查结果见表 9 – 13。问 4 种疾病患者痰液内的嗜酸性粒细胞有无差别?(孙振球、徐勇勇主编. 医学统计学(第 4 版). 北京:人民卫生出版社,2014:P123.)。

表 9 – 13 4 种疾病患者痰液内的嗜酸性粒细胞比较

粒细胞	支气管扩张	肺水肿	肺癌	病毒性呼吸道感染
–	0	3	5	3
+	2	5	7	5
+ +	9	5	3	3
+ + +	6	2	2	0

（二）分析步骤

1. 建立数据文件

建立数据文件时，取三个变量，分组变量：例9-5分组变量名称为"疾病"，赋值1=支气管扩张；2=肺水肿；3=肺癌；4=病毒性呼吸道感染。反应变量：例9-5反应变量名为"粒细胞"，赋值1=-；2=+；3=++；4=+++。频数变量：例9-5变量名为"freq"，即患者人数。得数据文件"例9-5.sav"，见图9-10。

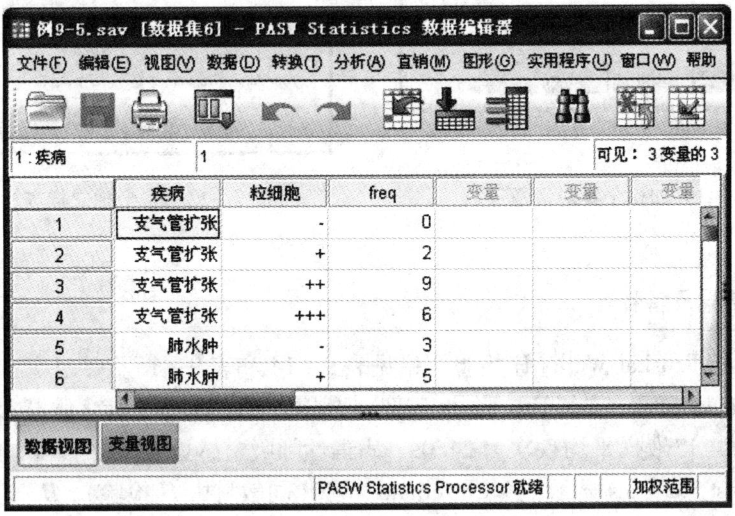

图9-10　数据文件"例9-5.sav"

2. 统计分析

（1）单击主菜单"数据"，展开下拉菜单。

（2）在下拉菜单中寻找"加权个案"，单击之，弹出"加权个案"对话框，如图9-11所示。

（3）选择"加权个案"选项，将图9-11左边的频数变量"freq"调入右边"频率变量："下框内，单击"确定"按钮，执行加权命令。

（4）单击主菜单中"分析"，展开下拉菜单。

（5）在下拉菜单中，寻找"非参数检验"，弹出小菜单。在小菜单中寻找"旧对话框"，弹出下级小菜单。

（6）在小菜单中寻找"K个独立样本…"单击之，得"多个独立样本检验"对话框，如图9-12所示。

（7）将图9-12左边的源变量中的"粒细胞"调入"检验变量列表"下的矩型框。

（8）将图9-12左边的源变量中的"疾病"调入"分组变量"下的矩型框并给出组的范围"1""4"。检验类型：☑Kruskal-Wallis H。

（9）单击"确定"按钮，得输出结果。

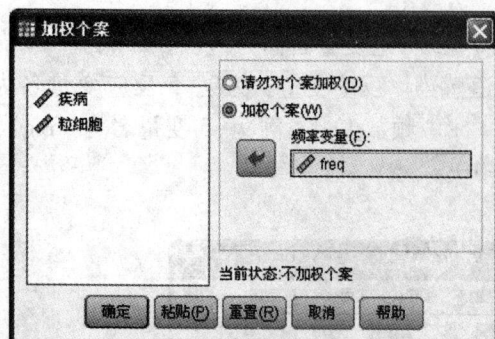

图9－11　加权个案对话框　　　　　　　图9－12　多个独立样本检验对话框

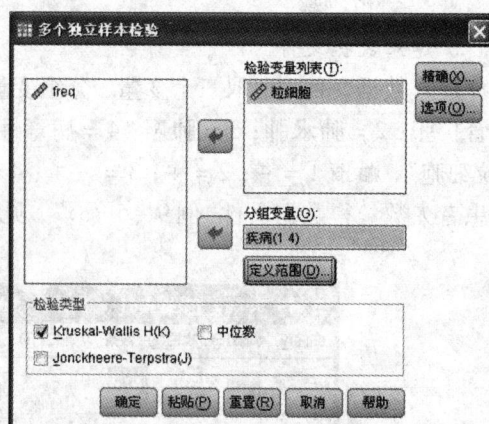

三、主要结果及解释

例9－5进行 Kruskal-Wallis H 检验结果见表9－14和表9－15。

表9－14Ranks 显示：支气管扩张共17例，平均秩次为43.50；肺水肿共15例，平均秩次为29.10；肺癌共17例，平均秩次为24.09；病毒性呼吸道感染共11例，平均秩次为22.23。

表9－15Test Statistics 显示：经 Chi-Square 检验（同教材中 H 检验），$H_c = 15.506$，自由度 $= 3$，$P = 0.001 < 0.01$，可认为四种疾病患者痰液内的嗜酸性粒细胞有差别。

表9－14　例9－5秩次统计量（ranks）

疾病		N	Mean Rank
粒细胞	支气管扩张	17	43.50
	肺水肿	15	29.10
	肺癌	17	24.09
	病毒性呼吸道感染	11	22.23
	Total	60	

表9－15　例9－5kruskal-wallis H 检验结果（test statistics[a,b]）

	粒细胞
Chi-square	15.506
df	3
Asymp. Sig.	0.001

a. Kruskal Wallis Test；b. Grouping Variable 疾病

第四节　随机区组设计多个样本比较的 Friedman M 检验

一、基本概念

Friedman M 检验(Friedman M test),用于推断随机区组设计的多个相关样本所来自的多个总体分布是否有差别。检验假设 H_0 和备择假设 H_1 和多个独立样本比较的 Kruskal-Wallis H 检验相同。

二、例题及统计分析

(一)例题

例 9 - 6　8 名受试者在相同实验条件下分别接受 4 种不同频率声音的刺激,他们的反应率(%)资料见表 9 - 16。问 4 种频率声音刺激的反应率是否有差别?(孙振球、徐勇勇主编.医学统计学(第 4 版).北京:人民卫生出版社,2014:P125.)。

表 9 - 16　8 名受试者对 4 种不同频率声音刺激的反应率(%)比较

受试者号	频率 A	频率 B	频率 C	频率 D
1	8.4	9.6	9.8	11.7
2	11.6	12.7	11.8	12.0
3	9.4	9.1	10.4	9.8
4	9.8	8.7	9.9	12.0
5	8.3	8.0	8.6	8.6
6	8.6	9.8	9.6	10.6
7	8.9	9.0	10.6	11.4
8	7.8	8.2	8.5	10.8

(二)分析步骤

1. 建立数据文件

建立数据文件时,取四个反应变量。四个反应变量分别为"频率 a"、"频率 b"、"频率 c"和"频率 d"。得数据文件"例 9 - 6. sav",如图 9 - 13 所示。

2. 统计分析

(1)单击主菜单中"分析",展开下拉菜单。

(2)在下拉菜单中,寻找"非参数检验",弹出小菜单。在小菜单中寻找"旧对话框",弹出下级小菜单。

(3)在小菜单中寻找"K 个相关样本…"单击之,得"多个关联样本检验"对话框,如图 9 -14所示。

(4)将图 9 - 14 左边的源变量中的"频率 a, 频率 b, 频率 c, 频率 d"调入"检验变量"下的矩型框。

(5)检验类型:☑Friedman

图 9 – 13   数据文件"例 9 – 6. sav"

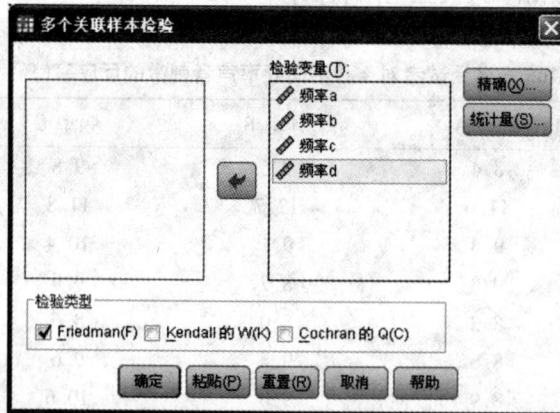

图 9 – 14   多个关联样本检验对话框

(6)单击"确定"钮,得输出结果。

三、主要结果及解释

例 9 – 6 进行 Friedman 检验结果见表 9 – 17 和 9 – 18。

表 9 – 17   **Friedman** 检验秩次统计量(ranks)

	Mean Rank
频率 a	1.38
频率 b	2.00
频率 c	2.94
频率 d	3.69

表 9 – 18   **Friedman** 检验结果(test statistics[a])

N	8
Chi-square	15.152
df	3
Asymp. Sig.	0.002

a. Frriedman Test

表 9 – 17Ranks 表：频率 a 平均秩次为 1.38；频率 b 平均秩次为 2.00；频率 c 平均秩次为 2.94。频率 d 平均秩次为 3.69。

表 9 – 18Test Statistics 表：Chi-Square 检验，$\chi^2 = 15.152$，自由度 $= 3$，$P = 0.002 < 0.01$，可认为 4 种频率声音刺激的反应率有差别。

[练习题]

1. 下表资料是 10 名健康人用离子交换法与蒸馏法测定尿汞值的结果，问两法测定结果有无差别？

10 名健康人用离子交换法与蒸馏法测定尿汞值（μg/L）

编 号	1	2	3	4	5	6	7	8	9	10
离子交换法	0.5	2.2	0.0	2.3	6.2	1.0	1.8	4.4	2.7	1.3
蒸馏法	0.0	1.1	0.0	1.3	3.4	4.6	1.1	4.6	3.4	2.1

2. 某实验室观察局部温热治疗小鼠移植肿瘤的疗效，以生存日数作为观察指标，实验结果如下表，问局部温热治疗小鼠移植肿瘤是否可延长小鼠生存日数？

实验组	10	12	15	15	16	17	18	20	23	90 以上	
对照组	2	3	4	5	6	7	8	9	10	11	12	13

3. 下表资料是某药治疗两种不同病情的老年慢性支气管炎病人的疗效，问该药对两种病情的疗效是否不同？

某药对两种病情的老年慢性支气管炎的疗效

疗 效	单纯型	单纯型合并肺气肿
控 制	65	42
显 效	18	6
有 效	30	23
无 效	13	11
合 计	126	82

4. 据下表资料，问三种不同人群的血浆总皮质醇测定值有无差别？

三种人群的血浆总皮质醇测定值($10^2\,\mu mol/L$)

正常人	单纯性肥胖	皮质醇增多症
0.11	0.17	2.70
0.52	0.33	2.81
0.61	0.55	2.92
0.69	0.66	3.59
0.77	0.86	3.86
0.86	1.13	4.08
1.02	1.38	4.30
1.08	1.63	4.30
1.27	2.04	5.96
1.92	3.75	6.62

5. 据下表资料,问三种产妇在产后一个月内的泌乳量有无差别?

三种产妇在产后一个月内的泌乳量

乳　量	早　产	足月产	过期产
无	30	132	10
少	36	292	14
多	31	414	34
合　计	97	838	58

6.10 例食管癌患者在某种药物保护下,作不同强度的放射照射,观察血中淋巴细胞畸变百分数,结果如下表。问三者的淋巴细胞畸变百分数有无差别?

10 例管道癌患者放射线照射后血中淋巴细胞畸变百分数

病例号	照射前	照射 6000γ	照射 9000γ
1	1.0	0.0	0.0
2	1.0	18.0	12.0
3	0.0	6.7	9.7
4	1.2	0.0	6.3
5	1.0	29.0	16.0
6	1.0	17.0	16.7
7	1.0	5.0	25.0
8	1.0	6.0	2.5
9	1.0	10.0	9.0
10	4.0	7.0	7.0

（虞仁和　袁秀琴）

第十章　双变量回归与相关

单变量(univariate)计量资料的统计分析方法,着重于描述某一变量的统计特征或比较该变量的组间差别。但是在大量的医学科研与实践中,经常会遇到对两个变量之间关系的研究,例如糖尿病人的血糖与其胰岛素水平的关系如何,某人群年龄的变化与其收缩压的关系怎样等,此时常用回归与相关分析。

第一节　直线回归

一、基本概念

在医学研究中常要分析变量间的依存关系,如尿肌酐含量 $Y(\text{mmol/24h})$ 与年龄 $X($ 岁 $)$ 之间的关系,习惯上将年龄作为自变量(independent variable),把尿肌酐含量作为应变量(dependent variable)。尿肌酐含量有随年龄增大而增加的趋势,且散点图的散点呈直线趋势,但并非点子恰好全都落在一直线上。这与两变量间严格对应的函数关系不同,称为直线回归(linear regression)。直线回归分析仍是用直线方程来描述两变量间的回归关系,为了区别于一般函数方程,我们将它称为直线回归方程。直线回归方程的一般表达式为

$$\hat{Y} = a + bX$$

式中 a、b 是决定直线的两个参数,a 为回归直线在 Y 轴上的截距(Intercept);b 为回归系数(coefficient of regression),即直线的斜率(slope)。根据数学上的最小二乘法原理求 a、b 两个系数。

二、例题及统计分析

(一)例题

例 10 – 1　某地方病研究所调查了 8 名正常儿童的尿肌酐含量(mmol/24h)如表 10 – 1,估计尿肌酐含量(Y)对其年龄(X)的直线回归方程。(孙振球、徐勇勇主编.医学统计学(第 4 版).北京:人民卫生出版社,2014:P132.)。

表 10 – 1　8 名正常儿童的年龄 $X($ 岁 $)$ 与尿肌酐含量 $Y(\text{mmol/24h})$

编　号	1	2	3	4	5	6	7	8
年龄 X	13	11	9	6	8	10	12	7
尿肌酐含量 Y	3.54	3.01	3.09	2.48	2.56	3.36	3.18	2.65

(二)分析步骤

1.建立数据文件

把表 10 – 1 数据录入计算机,建立数据文件,取名为"例 10 – 1.sav",如图 10 – 1 所示。

图 10 - 1　数据文件"例 10 - 1. sav"

2. 统计分析

(1)打开数据文件"例 10 - 1. sav"。

(2)单击菜单"分析",展开下拉菜单。

(3)在下拉菜单中寻找"回归",弹出小菜单,在其上寻找"线性…",单击之,则弹出"线性回归"对话框。

(4)将应变量"尿肌酐含量"调入"因变量:"下的矩形框;将"年龄"调入"自变量:"下的矩形框,如图 10 - 2 所示。

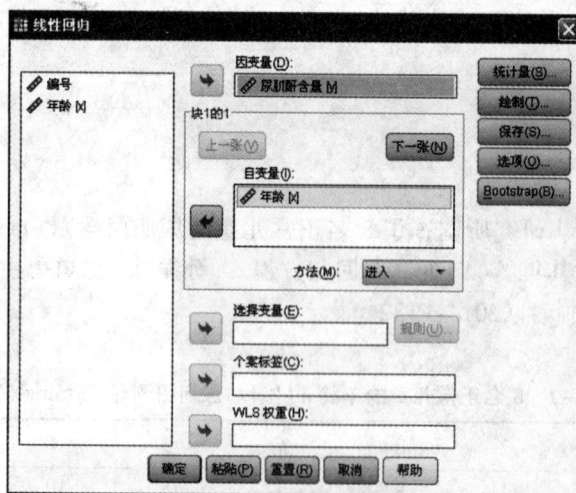

图 10 - 2 线性回归对话框

(5)单击"确定"钮,即可得出统计分析结果。

三、主要结果及解释

例 10 – 1 进行直线回归分析主要结果见表 10 – 2，表 10 – 3，表 10 – 4 和表 10 – 5。

表 10 – 2　拟合过程进入/退出的变量(variable entered/removed[b])

Model	Variables Entered	Variables Removed	Method
1	年龄[a]		Enter

a. Allrequested Variables entered

b. Dependent Variable：尿肌酐含量

表 10 – 2 表示本例有一个自变量"年龄"，没有移出变量，方法为 Enter 法。

表 10 – 3　模型拟合结果(model summary)

Model	R	R Square	Adjusted R Square	Std. Error of the Estimate
1	0. 882[3]	0. 778	0. 740	0. 19696

a. Predictors：(Constanl)年龄

表 10 – 3"Model Summary"是对拟合的线性回归方程模型作评价，即用复相关系数(R)和决定系数(R^2)来评价。本例 $R = 0.882$，$R^2 = 0.778$，说明 Y(尿肌酐含量)的总离均差平方和能被 X(年龄)解释 77.8%。

表 10 – 4　模型检验的方差分析结果(ANOVA)

	Model	Sum of Squares	df	Mean Square	F	Sig.
1	Regression	0. 813	1	0. 813	20. 968	0. 004[a]
	Residual	0. 233	6	0. 039		
	Total	1. 046	7			

a. Predictors：(Constant)年龄

b. Dependenl Variable：尿肌酐含量

表 10 – 4"ANOVA"是用方差分析对拟合的线性回归方程作显著性检验。经方差分析 F 检验，得 $F = 20.968$，$P = 0.004$，即认为建立的尿肌酐含量与年龄之间的直线回归方程有统计学意义。

表 10 – 5　系数及系数检验结果(coefficients[a])

	Model	Unstandardized Coefficients		Standardized Coefficients	t	Sig.
		B	Std. Error	Beta		
1	(Constant)	1. 6617	0. 297		5. 595	0. 001
	年龄	0. 1392	0. 030	0. 882	4. 579	0. 004

a. Dependent Variable：尿肌酐含量

由表 10 – 5 可知：回归系数 $b = 0.1392$，截距 $a = 1.6617$。即尿肌酐含量对其年龄的回归方程为：

$$\hat{Y} = 1.6617 + 0.1392X$$

经 t 检验，得 $t = 4.579$，$P = 0.004$，回归系数有统计学意义。实际上直线回归中对回归系数的 t 检验与 F 检验等价。本例 $\sqrt{F} = \sqrt{20.968} = 4.579 = t$。

第二节　直线相关

一、基本概念

直线相关(Linear Correlation)是研究两个变量间线性关系的一种常用统计方法。直线相关用于双变量正态分布资料，且计算 Pearson 相关系数。相关系数是描述线性关系程度和方向的统计量，对于不符合双变量正态分布资料，可用非参数统计方法，即计算 Kendall 相关系数或 Spearman 相关系数。

二、例题及统计分析

(一)例题

例 10 – 2　某医生测量了 15 名正常成年人的体重(kg)与 CT 检测获得双肾总体积(mL)大小，数据如表 10 – 6 所示。据此回答两变量是否有关联？其方向与密切程度如何？(孙振球、徐勇勇主编.医学统计学(第 4 版).北京：人民卫生出版社,2014:P137.)。

表 10 – 6　15 例正常成年人体重(kg)与双肾总体积(mL)的测量值

编号	体重(kg)	双肾总体积(mL)
1	43	217.22
2	74	316.18
3	51	231.11
4	58	220.96
5	50	254.70
6	65	293.84
7	54	263.28
8	57	271.73
9	67	263.46
10	69	276.53
11	80	341.15
12	48	261.00
13	38	213.20
14	85	315.12
15	54	252.08

(二)分析步骤

1. 建立数据文件

把表 10 – 6 数据录入计算机, 建立数据文件, 取名为"例 10 – 2. sav"。如图 10 – 3 所示。

图 10 – 3 数据文件"例 10 – 2. sav"

2. 分析步骤

(1)打开数据文件"例 10 – 2. sav"。

(2)单击菜单"分析", 展开下拉菜单。

(3)在下拉菜单中寻找"相关", 弹出小菜单, 在下拉菜单中寻找"双变量…"单击之, 得"双变量相关"对话框, 如图 10 – 4 所示。

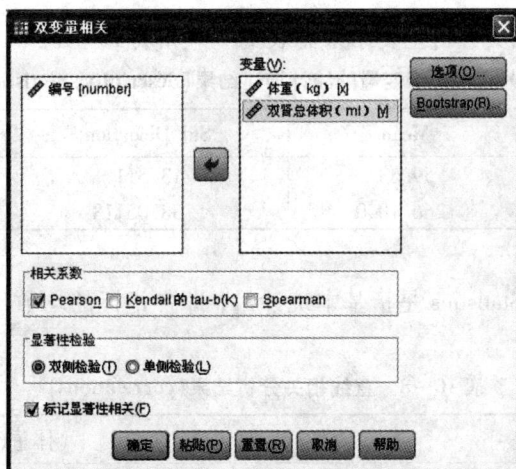

图 10 – 4 双变量相关对话框

(4)双变量相关分析的变量是: 体重和双肾总体积, 把两变量调入"变量:"下矩形框内。

(5)相关系数

1)Pearson: 皮尔逊相关系数。系统默认方式。

2）Kendall 的 tau-b：肯德尔等级相关系数。

3）Spearman：斯皮尔曼等级相关系数。

（6）显著性检验

1）双侧检验。系统默认方式。

2）单侧检验。

（7）标记显著性相关。

若 $0.01 < P \leqslant 0.05$ 时，在相关系数右上角标记符号"＊"；

若 $P \leqslant 0.01$ 时，在相关系数右上角标记符号"＊＊"。

（8）双变量相关分析的选择项，单击"选项"按钮，得"双变量相关性：选项"对话框，如图 10－5 所示。

1）统计量：对 Pearson 相关系数而言，可选用：

均值与标准差。本例选择此项。

叉积偏差与协方差。

2）缺失值：缺失值的处理方法，可以选择：

图 10 - 5　双变量相关性：选项对话框

按对排除个案：剔除各对变量中含有缺失值的观察单位。

按列表排除个案：剔除含有缺失值的所有观察单位。

（9）单击"继续"，再单击主对话框"确定"，即可得输出结果。

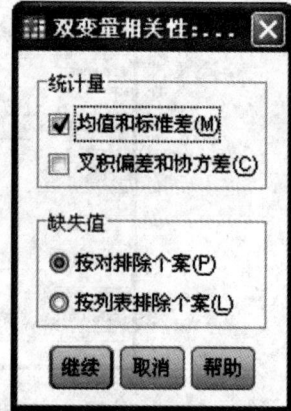

三、主要结果及解释

例 10 - 2 进行直线相关分析主要结果见表 10 - 7 和表 10 - 8。

表 10 - 7　两个变量的统计描述结果（ descriptive statistics）

	Mean	Std. Deviation	N
体重（kg）	59.53	13.511	15
双肾总体积（mL）	266.1040	38.05118	15

表 10 - 7Descriptive Statistics 是指基本统计量，即各指标的均数（$\bar{X}$）、标准差（S）和样本含量（n）。

表 10 - 8　直线相关分析结果（ correlations）

		体重（kg）	双肾总体积（mL）
体重（kg）	Pearson Correlation	1	0.875＊＊
	Sig. (2 - tailed)		0.000
	N	15	15
双肾总体积（mL）	Pearson Correlation	0.875＊＊	1
	Sig. (2 - tailed)	0.000	
	N	15	15

＊＊Correlation is significant at the 0.01 level（2 - tailed）.

表 10 - 8 为相关分析结果, 正常成年人的体重与双肾总体积的 Pearson 相关系数为 $r = 0.875$, $P = 0.000 < 0.001$ (双侧)。即可认为正常成年人的体重与双肾总体积之间有直线相关关系。

第三节　曲线拟合

一、基本概念

医学现象中并非所有的两变量间关系都表现为前面所述的直线形式, 其较为典型的是服药后血药浓度—时间曲线或毒理学动物实验中动物死亡率与给药剂量的关系、细菌繁殖与培养时间的关系、婴幼儿体重与年龄的关系等就非直线形式。当散点图中应变量 Y 和自变量 X 间表现出非线性趋势时, 可以通过曲线拟合(curve fitting)方法来刻画两变量间数量上的依存关系。用曲线描述它们的关系时, 就要估计曲线参数。曲线参数估计法(Curve Estimation)模块能自动拟合 11 种曲线, 除了能给出参数估计值以外, 还能给出模型的多重相关系数(Multiple R), 决定系数 R^2 (R Square), 校正 R^2 (Adjusted R Square), 标准误差(Standard Error), 方差分析表(ANOVA table)以及图形模型(Plot models)等。

二、例题及统计分析

(一)例题

例 10 - 3　一位医院管理人员想建立一个回归模型, 对重伤病人出院后的长期恢复情况进行预测。自变量为病人住院天数(X), 应变量为病人出院后长期恢复的预后指数(Y), 指数取值越大表示预后结局越好。数据见表 10 - 9。(孙振球、徐勇勇主编. 医学统计学(第 4 版). 北京: 人民卫生出版社, 2014: P149.)。

表 10 - 9　15 名重伤病人的住院天数 X(天)与预后指数 Y

编号	1	2	3	4	5	6	7	8	9	10	11	12	13	14	15
住院天数 X	2	5	7	10	14	19	26	31	34	38	45	52	53	60	65
预后指数 Y	54	50	45	37	35	25	20	16	18	13	8	11	8	4	6

(二)分析步骤

1. 建立数据文件

把表 10 - 3 数据录入计算机, 建立数据文件, 取名为"例 10 - 3. sav"。如图 10 - 6 所示。

2. 统计分析

(1)打开数据文件"例 10 - 3. sav"。

(2)单击菜单"分析", 展开下拉菜单。

(3)在下拉菜单中寻找"回归", 弹出小菜单, 在下拉菜单中寻找"曲线估计…"单击之, 弹出"曲线估计"对话框。将应变量"预后指数 y"调入"因变量: "下的矩形框; 将"住院天数 x"调入"自变量"选项"变量: "下的矩形框, 如图 10 - 7 所示。

在图 10 - 7 中的模型中可以进行如下设置:

图 10 - 6 数据文件"例 10 - 3. sav"

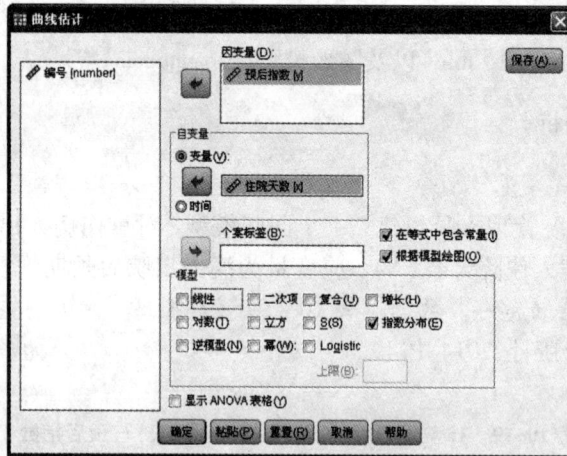

图 10 - 7 曲线估计对话框

1)线性：线性模型，即 $Y = b_0 + b_1 X$，其中 X 是自变量（Independent）或时间序列变量（Time）。

2)二次项：二次曲线模型，即 $Y = b_0 + b_1 X + b_2 X^2$。

3)复合：混合曲线，即 $Y = b_0 (b_1)^X$。

4)增长：生长曲线，即 $Y = e^{(b_0 + b_1 X)}$。

5)对数：对数曲线，即 $Y = b_0 + b_1 \ln(x)$。

6)立方：三次曲线，即 $Y = b_0 + b_1 X + b_2 X^2 + b_3 X^3$。

7)S：S 型曲线，即 $Y = e^{(b_0 + b_1/X)}$。

8)指数分布：指数曲线，即 $Y = b_0 e^{(b_1 X)}$。本例选择此项。

9)逆模型：逆曲线或反曲线，即 $Y = b_0 + b_1/X$。

10)幂：幂函数，即 $Y = b_0 (X^{b_1})$。

11) Logistic：logistic 模型。即 $Y = 1/[1/u + b_0(b_1{}^x)]$。

其他选项如下：

显示 ANOVA 表格：显示方差分析表。

在等式中包含常量：方程中含有常数。

根据模型绘图：显示所选模型的的连续曲线与观察值的图形。

（4）单击"保存…"，得到如图 10-8 所示对话框。

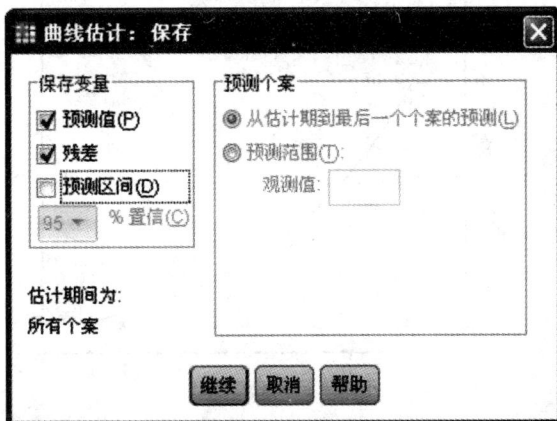

图 10-8　曲线估计：保存对话框

在图 10-8 中，保存变量可以进行如下设置：

预测值：即拟合值。

残差：曲线回归的原始残差。

预测区间：预测值的置信区间，可以选择90%，95%或9%的置信区间，并可选择所有观测值或超过数据文件观察值的预测值，本例未选择此项。

（5）单击"继续"回到主对话框，单击"确定"按钮，得输出结果。

三、主要结果及解释

例 10-3 进行曲线拟合结果见表 10-10，图 10-9 和图 10-10。

表 10-10　拟合回归模型的模型检验结果和参考值（model summary and parameter estimates）

Dependent Variable 预后指数

Equation	Modal Summary					Parameter Estimatos	
	R Square	F	df1	df2	Sig.	Constant	b1
Exponential	0.955	276.379	1	13	0.000	56.665	-0.038

The independent variable is 住院天数.

当用户没有把握确定所研究的曲线拟合用哪一种模型时，可调用曲线估计 Estimation 模块，它可以生成 11 种模型。本例的指数模型的决定系数 $R^2 = 0.955$，拟合效果较好。

曲线方程(Y:"预后指数";X:"住院天数")

$$\hat{Y} = 56.665 \times e^{-0.038X}$$

$F = 276.379$,$P = 0.000 < 0.01$,即拟合指数模型有统计学意义。

图 10 - 9 为拟合曲线图

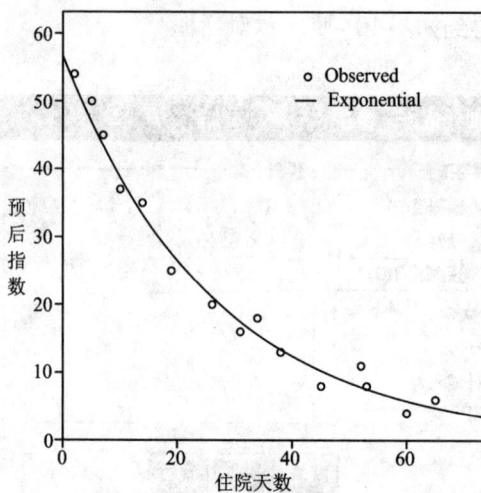

图 10 - 9   拟合曲线图

图 10 - 10 为保存选项输出的结果:变量 FIT - 1 为预测值,ERR - 1 为残差

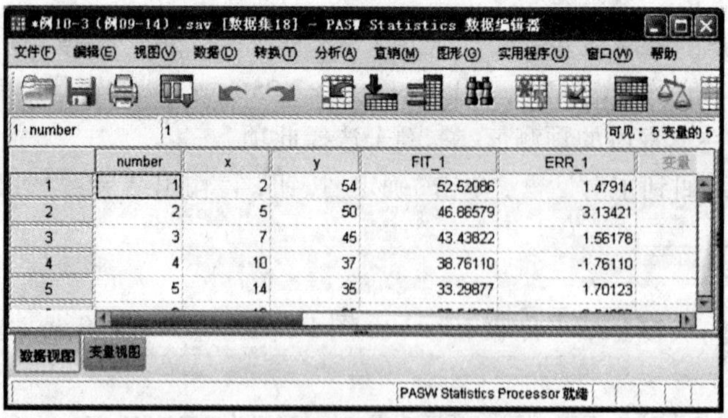

图 10 - 10   保存选项的输出结果

[练习题]

1. 某地 10 名一年级女大学生的胸围(cm)与肺活量(L)数据如下表所示。试建立肺活量 Y 与胸围 X 的回归方程。

10 名一年级女大学生的胸围(cm)与肺活量(L)

学生编号	1	2	3	4	5	6	7	8	9	10
胸 围 X	72.5	83.9	78.3	88.4	77.1	81.7	78.3	74.8	73.7	79.4
肺活量 Y	2.51	3.11	1.91	3.28	2.83	2.86	3.16	1.91	2.98	3.28

2.某医生测得 10 名正常成年男性的血浆清蛋白含量(g/L)及其血红蛋白含量(g/L)数据如下表所示。请对这两项指标作相关分析。

10 名正常成年男性的血浆清蛋白含量(g/L)及其血红蛋白含量(g/L)

编　号	1	2	3	4	5	6	7	8	9	10
血浆清蛋白含量	35.5	36.5	38.5	37.5	36.5	35.4	34.5	34.2	34.6	33.5
血红蛋白含量	119.5	120.5	127.5	126.5	120.5	118.5	110.5	109.2	108.5	105.3

3.钩虫病复查阳性率 y 和治疗次数 x 如下表所列的关系。试用曲线参数估计法(Curve Estimation)作多种曲线拟合。

阳性率(y)和治疗次数(x)

编　号	治疗次数(x)	阳性率(y)(%)
1	1	63.9
2	2	36.0
3	3	17.1
4	4	10.5
5	5	7.3
6	6	4.5
7	7	2.8
8	8	1.7

（虞仁和　杨　芳）

第十一章　多元线性回归分析

在医学科研工作中，大量涉及到多因素的相互作用问题。通常生物机体出现某一现象或某一结果（如血糖），往往是很多因素（如血清总胆固醇、甘油三脂、空腹胰岛素、糖化血红蛋白等）综合作用所致。前者称为应变量，以 Y 表示；后者称为自变量，以 X_1，X_2，$\cdots X_m$ 表示，m 为自变量的个数。

如果 2 个或 2 个以上的自变量 X_i 与 1 个应变量 Y 的统计关系能用 1 个方程联系起来，就称为多重回归方程，习惯上把多重回归方程称为多元回归方程。

多元回归方程分为多元线性回归（multiple linear regression）方程和多元非线性回归（multiple nonlinear regression）方程。多元线性回归方程中最简单的是多元 1 阶线性回归方程。通常所指的多元线性回归方程就是多元 1 阶线性回归方程，

多元线性回归方程的目的是作出以自变量估计应变量的多元线性回归方程。拟合多元线性回归方程的用途是由自变量解释和预报应变量，这在医学研究中有极其广泛的实际用途。

第一节　多元线性回归

一、基本概念

假定对 n 例观察对象逐一测定了应变量 Y 与 m 个自变量 $X_1, X_2, \cdots, X_m$ 的数值，数据形式如表 11 – 1 所示。

表 11 – 1　多元回归分析数据格式

例号	X_1	X_2	$\cdots$	X_m	Y
1	X_{11}	X_{12}	$\cdots$	X_{1m}	Y_1
2	X_{21}	X_{22}	$\cdots$	X_{2m}	Y_2
3	$\vdots$	$\vdots$		$\vdots$	$\vdots$
n	X_{n1}	X_{n2}	$\cdots$	X_{nm}	Y_n

多元线性回归模型的一般形式为

$$Y = \beta_0 + \beta_1 X_1 + \beta_2 X_2 + \cdots + \beta_m X_m + e$$

其中 β_0 为常数项，又称截距，β_1，β_2，$\cdots$，β_m 称为偏回归系数（partial regression coefficient）或简称回归系数。公式中表示数据中应变量 Y 可以近似地表示为自变量 X_1，X_2，$\cdots$，X_m 的线性函数，而 e 则是去除 m 个自变量对 Y 影响后的随机误差，也称残差。偏回归系数 $\beta_j (j = 1, 2, \cdots, m)$ 表示在其他自变量保持不变时，X_j 增加或减少一个单位时 Y 的平均变化量。

多元线性回归模型的应用需要满足如下条件：

（1）Y 与 X_1，X_2，$\cdots$，X_m 之间具有线性关系。

（2）各例观测值 $Y_i (i = 1, 2, \cdots, n)$ 相互独立。

（3）残差 e 服从均数为 0、方差为 σ^2 的正态分布，它等价于对任意一组自变量 X_1，X_2，$\cdots$，X_m 值，应变量 Y 具有相同方差，并且服从正态分布。

多元线性回归分析一般可分为两个步骤：

（1）根据样本数据求得模型参数 $\beta_0, \beta_1, \beta_2, \cdots, \beta_m$ 的估计值 $b_0, b_1, b_2, \cdots, b_m$，从而得到表示应变量 Y 与自变量 X_1，X_2，$\cdots$，X_m 数量关系的表达式

$$\hat{Y} = b_0 + b_1 X_1 + b_2 X_2 + \cdots + b_m X_m$$

$\hat{Y}$ 表示 Y 的估计值，上式称为多元线性回归方程。

（2）对回归方程及各自变量做假设检验，并对方程的拟合效果及各自变量的作用大小做出评价。

二、例题及统计分析

（一）例题

例 11 - 1　27 名糖尿病患者的血清总胆固醇、甘油三酯、空腹胰岛素、糖化血红蛋白、空腹血糖的测量值列于表 11 - 2 中，试建立血糖与其他几项指标的多元线性回归方程。（孙振球、徐勇勇主编. 医学统计学（第 4 版）. 北京：人民卫生出版社，2014：P230.）。

表 11 - 2　27 名糖尿病患者的血糖及有关变量的测量结果

序号 i	总胆固醇 （mmol/L） X_1	甘油三酯 （mmol/L） X_2	胰岛素 （μU/mL） X_3	糖化血红蛋白 （%） X_4	血糖 （mmol/L） Y
1	5.68	1.90	4.53	8.2	11.2
2	3.79	1.64	7.32	6.9	8.8
3	6.02	3.56	6.95	10.8	12.3
4	4.85	1.07	5.88	8.3	11.6
5	4.60	2.32	4.05	7.5	13.4
6	6.05	0.64	1.42	13.6	18.3
7	4.90	8.50	12.60	8.5	11.1
8	7.08	3.00	6.75	11.5	12.1
9	3.85	2.11	16.28	7.9	9.6
10	4.65	0.63	6.59	7.1	8.4
11	4.59	1.97	3.61	8.7	9.3
12	4.29	1.97	6.61	7.8	10.6
13	7.97	1.93	7.57	9.9	8.4
14	6.19	1.18	1.42	6.9	9.6
15	6.13	2.06	10.35	10.5	10.9
16	5.71	1.78	8.53	8.0	10.1
17	6.40	2.40	4.53	10.3	14.8
18	6.06	3.67	12.79	7.1	9.1
19	5.09	1.03	2.53	8.9	10.8

续表 11 - 2

序号 i	总胆固醇 (mmol/L) X_1	甘油三酯 (mmol/L) X_2	胰岛素 (μU/mL) X_3	糖化血红蛋白 (%) X_4	血糖 (mmol/L) Y
20	6.13	1.71	5.28	9.9	10.2
21	5.78	3.36	2.96	8.0	13.6
22	5.43	1.13	4.31	11.3	14.9
23	6.50	6.21	3.47	12.3	16.0
24	7.98	7.92	3.37	9.8	13.2
25	11.54	10.89	1.20	10.5	20.0
26	5.84	0.92	8.61	6.4	13.3
27	3.84	1.20	6.45	9.6	10.4

(二)分析步骤

1.建立数据文件

把表 11 - 1 的数据录入计算机,建立数据文件,取文件名为"例 11 - 1. sav",如图 11 - 1 所示。

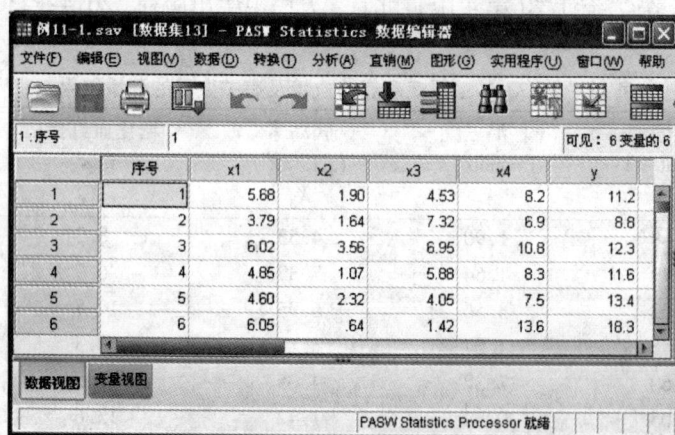

图 11 - 1   数据文件"例 11 - 1. sav"

2.统计分析

(1)打开数据文件"例 11 - 1. sav"。

(2)单击菜单"分析",展开下拉菜单。

(3)在下拉菜单中寻找"回归",弹出小菜单,在其上寻找"线性",单击之,则弹出"线性回归"对话框。

(4)将应变量"y"调入"因变量:"下的矩形框;将"X_1"、"X_2"、"X_3"、"X_4"调入"自变量:"下的矩形框,如图 11 - 2 所示。

(5)在"方法"右边的矩形框内选"进入"。

进入:强迫引入法,表示所有自变量全部进入方程。

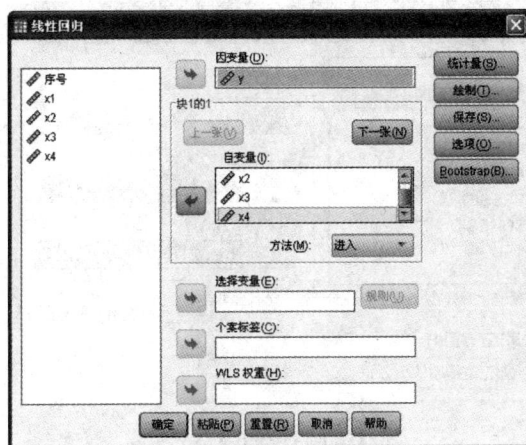

图 11 - 2　线性回归对话框

（6）单击"统计量…"按钮，弹出"线性回归：统计量"对话框，如图 11 - 3 所示。

回归系数

估计：一般回归系数和标准回归系数及其标准误和显著性检验。系统默认。

置信区间：输出一般回归系数的 95% 置信区间。

协方差矩阵：方差及协方差矩阵和相关矩阵。

模型拟合度：模型检验，有复相关系数 R，决定系数 R^2 及方差分析结果。系统默认。

R 方变化：输出调整 R^2 及相应的 F 值和 P 值。

描述性：输出每个变量的均数，标准差，样本含量，相关系数及单侧检验 P 值的矩阵。本题选择此项。

部分相关与偏相关性：输出简单相关系数和偏相关系数。

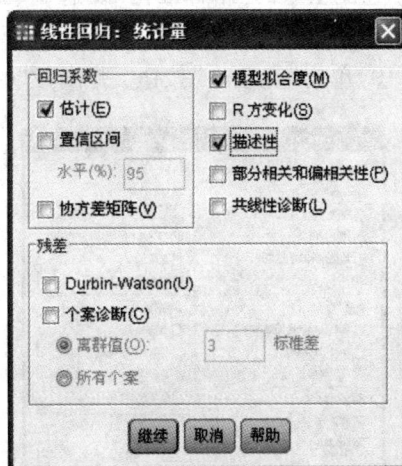

图 11 - 3　线性回归：统计量对话框

共线性诊断：输出各变量随方差扩大因素（VIF）以及容许公差显示比例特征值、非中心叉积阵、方差分解比例。

残差（暂不讨论）

（7）单击"线性回归：统计量"对话框的"继续"按钮，返回到主对话框。

（8）单击"绘制…"按钮，弹出"线性回归：图"对话框，在对话框中，在显示散点图 1（散点 1 的 1）时，把 DEPENDENT（应变量）调入 Y 纵轴变量栏，把 ∗ZPRED（标准化预测值）调入 X 横轴变量栏，单击"下一张"按钮，变成散点图 2（散点 2 的 2），把 ∗ZRESID（标准化残差）调入 Y 纵轴变量栏，∗ZPRED 调入 X 横轴变量栏。再选择直方图和正态概率图，如图 11 - 4 所示。单击"继续"按钮，返回到主对话框。

（9）单击"保存…"按钮，弹出"线性回归：保存"对话框，在对话框中，保存以下新变量：

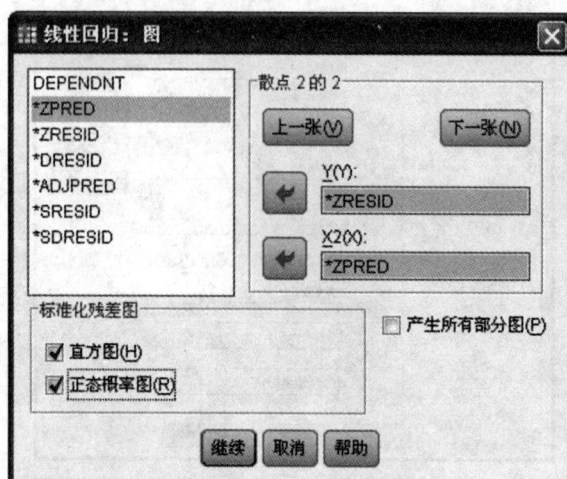

图 11 - 4　线性回归：图对话框

即选择预测值中的"未标准化"复选项、预测区间中的"均值"和"单值"复选项、残差中的"未标准化"和"标准化"复选项，如图 11 - 5，单击"继续"按钮，返回到主对话框。

（10）单击"选项…"按钮，弹出"线性回归：选项"对话框，如图 11 - 6 所示。

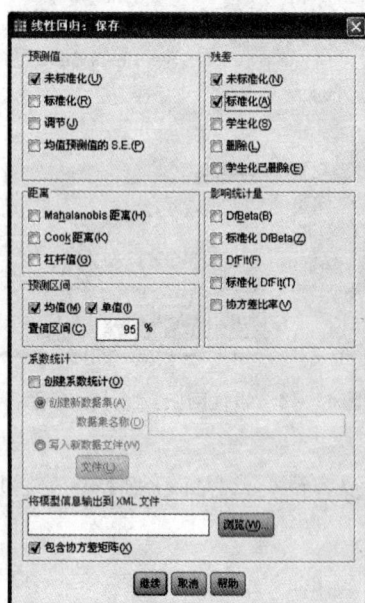

图 11 - 5　线性回归：保存对话框

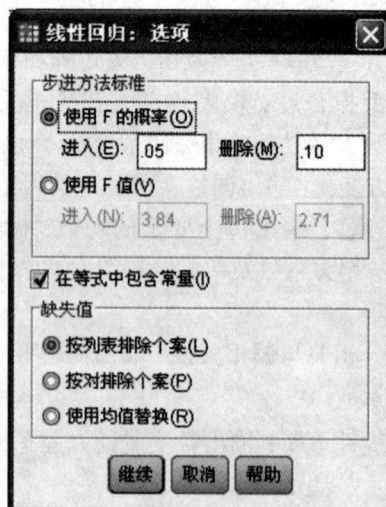

图 11 - 6　线性回归：选项对话框

步进方法标准：逐步回归的剔选变量准则，此项在第下一节讨论。

在等式中包含常量：回归方程中含有常数项，系统默认。

缺失值：缺失值的处理

按列表排除个案：剔除所有变量中有缺失值的观察单位，系统默认。

按对排除个案：仅剔除一对变量中有缺失值的观察单位。

使用均值替换：用该变量的均数代替缺省值。

(11)单击"线性回归：选项"对话框的"继续"按钮，返回到主对话框。再击"确定"按钮，即可得输出结果。

三、主要结果及解释

例 11 - 1 进行多元线性回归分析结果见表 11 - 3 ~ 表 11 - 10，图 11 - 7 ~ 图 11 - 11。

表 11 - 3 各变量统计描述结果(descriptive statistics)

	Mean	Std. Deviation	N
y	11. 926	2.9257	27
x1	5.8126	1.59338	27
x2	2.8407	2.57477	27
x3	6.1467	3.67062	27
x4	9.119	1.8234	27

(1)"Descriptive Statistics"是指基本统计量，即各指标的均数($\overline{X}$)、标准差(S)和样本含量(n)。

表 11 - 4 各变量的基本统计量

变 量	均数($\overline{X}$)	标准差(S)	样本含量(n)
血糖 Y	11. 926	2.9257	27
总胆固醇 X_1	5.8126	1.59338	27
甘油三酯 X_2	2.8407	2.57477	27
胰岛素 X_3	6.1467	3.67062	27
糖化血红蛋白 X_4	9.119	1.8234	27

表 11 - 5 相关系数矩阵及检验结果(correlations)

		y	x1	x2	x3	x4
Pearson Correlation	y	1. 000	0.559	0.459	− 0.510	0.610
	x1	0.559	1.000	0.632	− 0.355	0.415
	x2	0.459	0.632	1.000	− 0.039	0.219
	x3	− 0.510	− 0.355	− 0.039	1.000	− 0.330
	x4	0.610	0.415	0.219	− 0.330	1.000
Sig. (1 - tailed)	y		0.001	0.008	0.003	0.000
	x1	0.001		0.000	0.035	0.016
	x2	0.008	0.000		0.424	0.136
	x3	0.003	0.035	0.424		0.046
	x4	0.000	0.016	0.136	0.046	

续表 11 - 5

		y	x1	x2	x3	x4
N	y	27	27	27	27	27
	x1	27	27	27	27	27
	x2	27	27	27	27	27
	x3	27	27	27	27	27
	x4	27	27	27	27	27

（2）"Correlations"是相关系数，即各变量相互之间相关系数，按单侧（Sig. 1 - tailed）检验 Pearson 相关系数，以矩阵形式输出结果。

表 11 - 6　各变量间相关系数矩阵及检验结果

	血糖	总胆固醇	甘油三酯	胰岛素	糖化血红蛋白
血糖	1.000	0.559 **	0.459 **	- 0.510 **	0.610 **
总胆固醇	0.559 **	1.000	0.632 **	- 0.355 *	0.415 *
甘油三酯	0.459 **	0.632 **	1.000	- 0.039	0.219
胰岛素	- 0.510 **	- 0.355 *	- 0.039	1.000	- 0.330 *
糖化血红蛋白	0.610 **	0.415 *	0.219	- 0.330 *	1.000

* $P < 0.05$　　* * $P < 0.01$

表 11 - 7　多元线性回归模型的评价（model summary）

Model	R	R Square	Adjusted R Square	Std. Errof of the Estimate
1	0.775[a]	0.601	0.528	2.0095

a. Prediclors：(Conslanl). x4. x2. x3. x1

（3）"Model Summary"是对拟合的多元线性回归方程模型作评价，即用复相关系数（R）和决定系数（R^2）来评价。

本例 $R = 0.775$，$R^2 = 0.601$，说明对 Y 拟合包含（X_1、X_2、X_3、X_4）的线性回归方程，Y 的总离均差平方和能被（X_1、X_2、X_3、X_4）解释 60.1%。

表 11 - 8　多元线性回归方程的方差分析表（ANOVA[b]）

Model		Sum of Squares	df	Mean Square	F	Sig.
1	Regression	133.711	4	33.428	8.278	0.000[a]
	Residual	88.841	22	4.038		
	Total	222.552	26			

a. Predictors：(Constant). x4. x2. x3. x1

b. Dependent Variable：y

（4）"ANOVA"是使用方差分析对拟合的多元线性回归方程作显著性检验。

本例经 F 检验, $F = 8.278$, $P = 0.000 < 0.01$, 即所拟合的多元线性回归方程有统计学意义。

表 11 − 9　多元线性回归方程的参数估计(coefficients[a])

Model		Unstandardized Coefficients		Standardized Coefficients	t	Sig.
		B	Std. Error	Beta		
1	(Constant)	5.943	2.829		2.101	0.047
	x1	0.142	0.366	0.078	0.390	0.701
	x2	0.351	0.204	0.309	1.721	0.099
	x3	− 0.271	0.121	− 0.339	− 2.229	0.036
	x4	0.638	0.243	0.398	2.623	0.016

a. Dependenl Variable: y

(5)"Coefficients"是指回归分析中的系数(Coefficients)。常数项(Constant, b_0 或 a)、偏回归系数(B, b)、回归系数的标准误(Std. Error, S_b)、标准化偏回归系数(Beta, b')、t 值及其概率(Sig., P)。

标准化回归系数可以用来比较各个自变量 X_j 对 Y 的影响强度, 通常在有统计学意义的前提下, 标准化回归系数的绝对值愈大说明相应自变量对 Y 的作用愈大。本例 4 个自变量对应变量空腹血糖(Y)的影响, 从大到小依次为糖化血红蛋白(X_4)、空腹胰岛素(X_3)、甘油三酯(X_2)和血清总胆固醇(X_1)。

所建立的多元线性回归方程为:
$$\hat{Y} = 5.943 + 0.142X_1 + 0.351X_2 - 0.271X_3 + 0.638X_4$$

表 11 − 10　残差统计的结果(residuals statistics[a])

	Mnimum	Maximum	Mean	Std. Deviation	N
Predicted Value	7.870	17.791	11.926	2.2678	27
Std. Predicled Value	− 1.789	2.586	0.000	1.000	27
Standard Error of Predicted Value	0.501	1.573	0.820	0.281	27
Adjusted Predicted Value	6.986	15.950	11.787	2.1221	27
Residual	− 3.6268	4.4467	0.0000	1.8485	27
Std. Residual	− 1.805	2.213	0.000	0.920	27
Stud. Residual	− 2.118	2.479	0.027	1.065	27
Deleted Residual	− 4.9927	5.7097	0.1392	2.5514	27
Stud. Deleted Residual	− 2.319	2.853	0.042	1.130	27
Mahal. Distance	0.652	14.978	3.852	3.535	27
Cook's Distance	0.000	0.990	0.093	0.209	27
Centered Leverage Value	0.025	0.576	0.148	0.136	27

a. Dependenl Variable: y

（6）残差统计（Residuals Statistics，或 Save，或 Plots）的结果。主要显示预测值（Predicted Value）、标准化预测值（Std. Predicted Value）、残差（Residual）和标准化残差（Std. Residual）等统计量的最小值（Minimum）、最大值（Maximum）、均数（Mean）和标准差（Std. Deviation）。根据概率的 3σ 原则，标准化残差的绝对值的最大值为 2.213 < 3，说明本例样本数据中没有奇异数据。

（7）图 11 - 7 是残差直方图。正态曲线被加载在直方图上，判断标准化残差是否呈正态分布图。因例数少，此例难以作出判断。

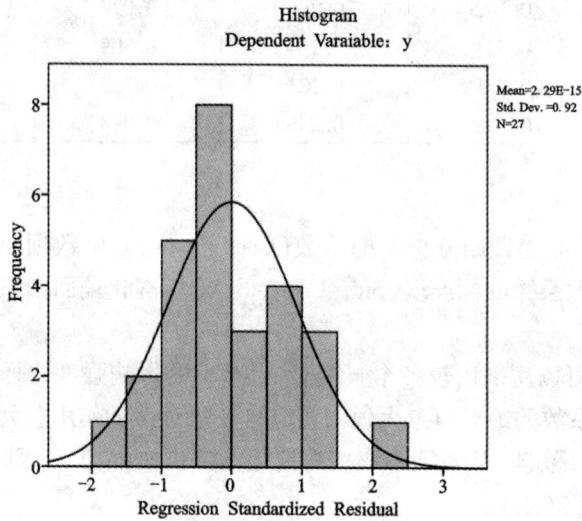

图 11 - 7   残差直方图

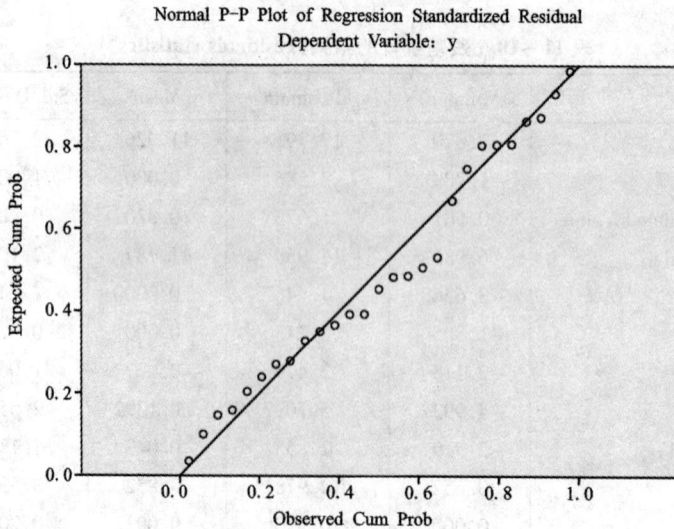

图 11 - 8   观察值的 P - P 图

（8）图 11-8 是观察值的累加概率图（P-P 图）。对比观察值的残差分布图与假设的正态分布图是否相同，如标准化残差呈正态分布，则散点在直线上或靠近直线。本例散点基本靠近在直线附近。

（9）图 11-9 是选用应变量 DEPENDENT（Y 纵轴变量）与标准化预测值 * ZPRED（X 横轴变量）作散点图。可见两变量呈直线趋势。

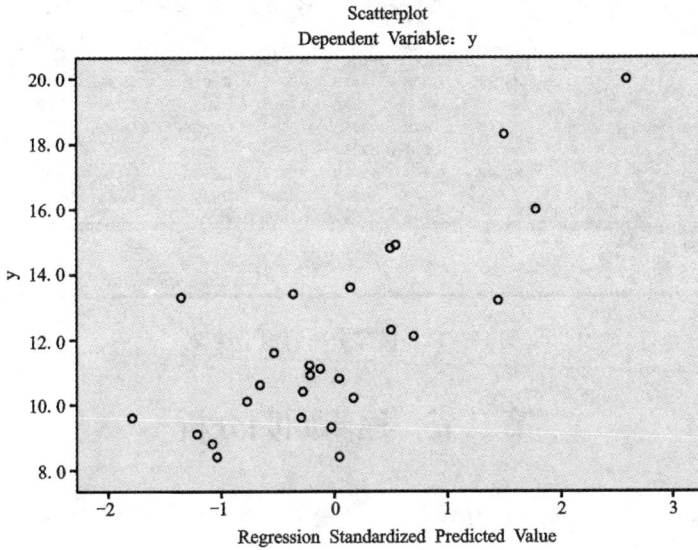

Scatterplot
Dependent Variable: y

图 11-9　应变量与标准化预测值的散点图

（10）图 11-10 是选用标准化残差 * ZRESID（Y 纵轴变量）与标准化预测值 * ZPRED（X 横轴变量）作散点图。可见散点无特殊的分布趋势，为理想的残差分布，标准化残差均没超过 3。

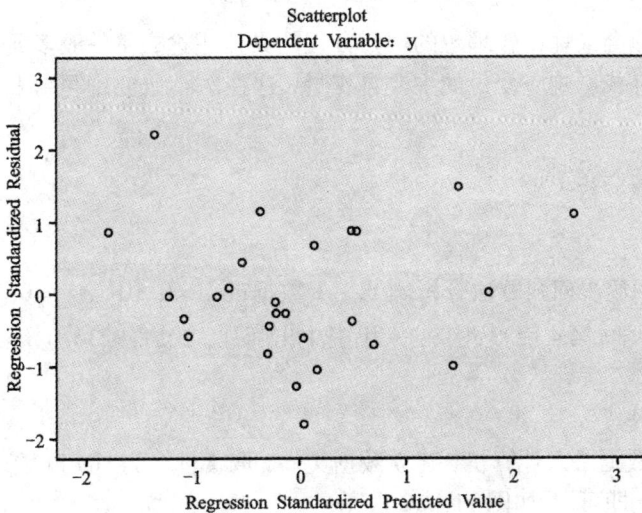

Scatterplot
Dependent Variable: y

图 11-10　标准化残差与标准化预测值的散点图

(11)预测值(PRE_1)、残差(RES_1)、标准化残差(ZRE_1)、预测值的均数的可信区间(LMCI_1 为下限，UMCI_1 为上限)、个体 Y 值的波动范围(LICI_1 为下限，UICI_1 为上限)保存到当前数据文件中的。如图 11 – 11 所示。

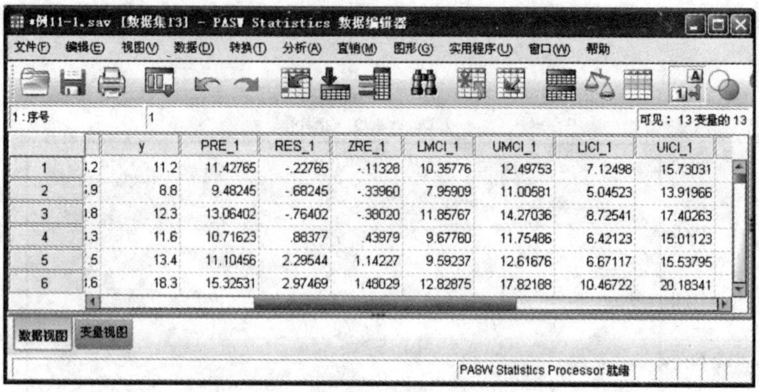

图 11 –11　保存选项的输出结果

第二节　逐步回归分析

一、基本概念

在第一节介绍了多元线性回归分析，如果预先定了 m 个自变量，那么在拟合回归方程中就包含 m 个自变量，这要求自变量的个数较少。如果自变量的个数较多时，想研究对某个应变量有作用的自变量，可通过逐步回归(stepwise regression)分析对变量进行选择，从 m 个自变量中挑选 $m'(m'\leq m)$ 个自变量，拟合最优或较理想的多元线性回归方程，即

$$\hat{Y} = a + \sum_{已引入的i} b_i X_i$$

筛选自变量、拟合最优或较理想的回归方程的具体用途，和一般多元线性回归方程的用途相同，还可用以寻找影响应变量的主要自变量，这在医学研究中可寻找疾病的病因、诊断指标等。

二、例题及统计分析

(一)例题

例 11 –2　试用逐步回归方法分析例 11 –1 数据($\alpha_入 = 0.10$，$\alpha_出 = 0.15$)。(孙振球、徐勇勇主编.医学统计学(第 4 版).北京：人民卫生出版社，2014：P236.)。

(二)分析步骤

1.建立数据文件

把表 11 –1 的数据录入计算机，建立数据文件，取文件名为"例 11 –2.sav"(或直接打开数据库例 11 –1.sav 即可)，如图 11 –12 所示。

2.统计分析

(1)打开数据文件"例 11 –2.sav"。

图 11 - 12　数据文件"例 11 - 2. sav"

（2）单击菜单"分析"，展开下拉菜单。

（3）在下拉菜单中寻找"回归"，弹出小菜单，在其上寻找"线性"，单击之，则弹出"线性回归"对话框。

（4）将应变量"y"调入"因变量："下的矩形框；将"X_1"、"X_2"、"X_3"、"X_4"调入"自变量："下的矩形框，如图 11 - 13 所示。

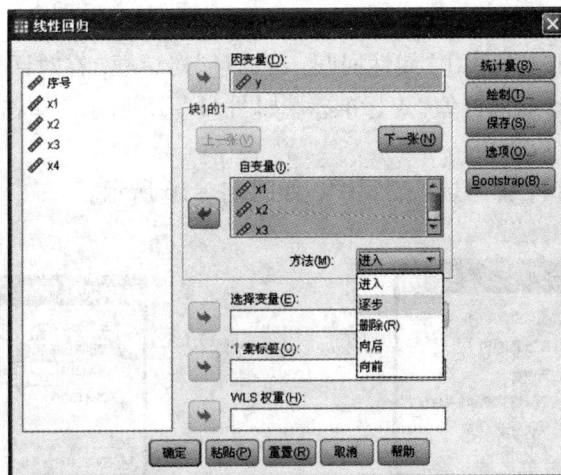

图 11 - 13　线性回归对话框

方法：回归分析方法，有 5 种方法可供选择。

①进入：强迫引入法。所有自变量全部进入方程。系统默认方式

②逐步：逐步引入法。根据在"选项"对话框中设定的标准在计算过程中逐步加入有统计学意义的变量和剔除无统计学意义的变量，直到所建立的回归方程中不再有可加入和可剔除的变量为止。本例选择此项。

③删除：强迫剔除法。根据设定的条件剔除自变量。

④向后:向后逐步法。所有自变量全部进入方程,根据"选项"对话框中设定的标准在计算过程中逐个剔除变量,直到所建立的回归方程中不再含有可剔除的变量为止。

⑤向前:向前逐步法。根据"选项"对话框中设定的标准在计算过程中加入单个变量,直到所建立的回归方程中不再有可加入的变量为止。

(5)在"方法"右边的矩形框右部箭头,调出下拉小菜单,选择"逐步",如图 11 – 14 所示。

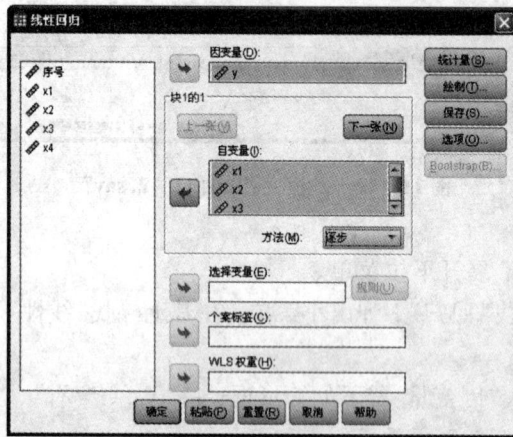

图 11 – 14　线性回归对话框

(6)单击"统计量"按钮,弹出"线性回归:统计量"对话框,在对话框中,选择估计、模型拟合度、描述性和个案诊断离群值:3 标准差,如图 11 – 15 所示。单击"继续"按钮,返回线性回归对话框。

(7)单击"选项"按钮,弹出选项对话框,如图 11 – 16 所示。

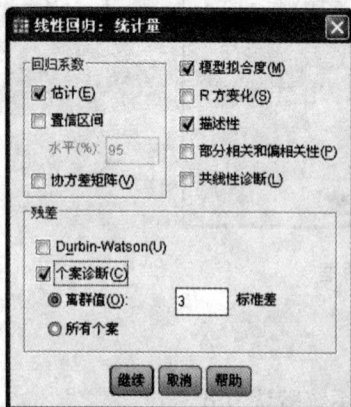

图 11 – 15　线性回归:统计量对话框

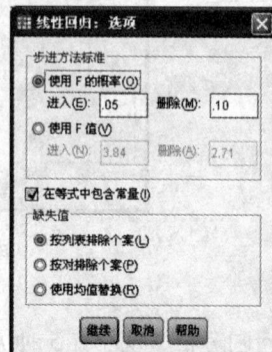

图 11 – 16　线性回归:选项对话框

1)步进方法标准:逐步回归的剔选变量准则:

使用 F 的概率：以 F 值所对应的 P 值为剔选变量准则。系统默认方式。

进入 .05：选入变量的显著性水准。系统默认 0.05，即对回归方程检验时，若 $P \leqslant 0.05$ 时，则该变量被选入方程。本例 $\alpha_{\text{入}} = 0.10$。

删除 .10：剔除变量的显著性水准。系统默认 0.10，即对回归方程检验时，若 $P \geqslant 0.10$ 时，则该变量被剔除方程。本例 $\alpha_{\text{出}} = 0.15$。

使用 F 值：以 F 值为剔选变量准则。

进入 3.84：选入变量的 F 界值。系统默认 3.84，即对回归方程检验时，若 $F \geqslant 3.84$ 时，则该变量被选入方程。

删除 2.71：剔除变量的 F 界值。系统默认 2.71，即对回归方程检验时，若 $F \leqslant 2.71$ 时，则该变量被剔除方程。

2）在等式中包含常量：回归方程中含有常数项，系统默认。

3）缺失值：缺失值的处理

按列表排除个案：剔除所有变量中有缺失值的观察单位。系统默认方式。

按对排除个案：仅剔除一对变量中有缺失值的观察单位。

使用均值替换：用变量的均数代替缺失值。

本例选择如图 11 - 17 所示。

（8）单击"继续"，再击"确定"按钮，即可得输出结果。

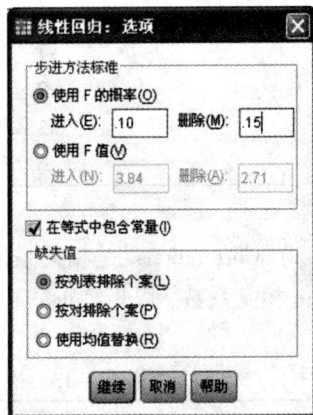

图 11 - 17　线性回归：选项对话框

三、主要结果及解释

例 11 - 2 进行逐步回归分析结果见表 11 - 11 ~ 表 11 - 18。

表 11 - 11　各变量统计描述结果（descriptive statistics）

	Mean	Std. Deviation	N
y	11.926	2.9257	27
x1	5.8126	1.59338	27
x2	2.8407	2.57477	27
x3	6.1467	3.67062	27
x4	9.119	1.8234	27

（1）"Descriptive Statistics"是指描述性统计，即各变量的均数（$\bar{X}$）、标准差（S）和样本含量（N）。

表 11 – 12　　相关系数矩阵及检验结果（correlations）

		y	x1	x1	x3	x4
Pearson Correlation	y	1.000	0.559	0.459	– 0.510	0.610
	x1	0.559	1.000	0.632	– 0.355	0.415
	x2	0.459	0.632	1.000	– 0.039	0.219
	x3	– 0.510	– 0.355	– 0.039	1.000	– 0.330
	x4	0.610	0.415	0.219	– 0.330	1.000
Sig – (1 – tailed)	y		0.001	0.008	0.003	0.000
	x1	0.001		0.000	0.035	0.016
	x2	0.008	0.000		0.424	0.136
	x3	0.003	0.035	0.424		0.046
	x4	0.000	0.016	0.136	0.046	
N	y					
	x1	27	27	27	27	27
	x2	27	27	27	27	27
	x3	27	27	27	27	27
	x4	27	27	27	27	27

（2）"Correlations"是相关系数，即各变量相互之间相关系数，按单侧（Sig. 1 – tailed）检验 Pearson 相关系数，以矩阵形式输出结果。

表 11 – 13　　进入／删除自变量表（variables entered/removed[a]）

Model	Variables Entered	Variables Removed	Method
1	x4		Stepwise〈Criteria：Probalility – of – F – to – enter < = .100, Probability – of – F – to – remove > = .150）.
2	x1		Stepwise〈Criteria：Probalility – of – F – to – enter < = .100, Probability – of – F – to – remove > = .150）.
3	x3		Stepwise〈Criteria：Probalility – of – F – to – enter < = .100, Probability – of – F – to – remove > = .150）.
4	x2		Stepwise〈Criteria：Probalility – of – F – to – enter < = .100, Probability – of – F – to – remove > = .150）.
5		x1	Stepwise〈Criteria：Probalility – of – F – to – enter < = .100, Probability – of – F – to – remove > = .150）.

a. Dependenl Variable：y

（3）"Variables Entered/Removed"是变量的引入和剔除。在引入和剔除的标准分别为 0.10 和 0.15 时，采用逐步引入法（Stepwise），第一步，引入变量 $X4$；第二步，引入变量 $X1$；第三步，引入变量 $X3$；第四步，引入变量 $X2$；第五步，剔除变量 $X1$，没有变量再被剔除。故模型中引入了变量 $X4$、$X3$ 和 $X2$。

表 11 – 14　逐步回归方程模型评价（model summary）

Model	R	R Square	Adjusted R Square	Std. Error of the Estimate
1	0.610[a]	0.372	0.347	2.3651
2	0.696[b]	0.484	0.441	2.1867
3	0.740[c]	0.547	0.488	2.0935
4	0.775[d]	0.601	0.528	2.0095
5	0.773[e]	0.598	0.546	1.9272

a. Predictors：(Constant),x4

b. Predictors：(Constant),x4,x1

c. Predictors：(Constant),x4,x1,x3

d. Predictors：(Constant),x4,x1,x3,x2

e. Predictors：(Constant),x4,x3,x2

（4）"Model Summary"是回归方程模型评价。即用复相关系数（R）和决定系数（R^2）来评价。本例题复相关系数 $R=0.773$，决定系数 $R^2=0.598$。说明逐步拟合的多元线性回归方程的因变量（空腹血糖）能被自变量（甘油三酯、空腹胰岛素、糖化血红蛋白）解释占59.8%，其它因素及偶然因素的原因占40.2%。

表 11 – 15　逐步回归方程的方差分析表（ANOVA[f]）

Model		Sum of Squares	df	Mean Square	F	Sig.
1	Regression	82.714	1	82.714	14.788	0.001[a]
	Residual	139.837	25	5.593		
	Total	222.552	26			
2	Regression	107.790	2	53.895	11.271	0.000[b]
	Residual	114.762	24	4.782		
	Total	222.552	26			
3	Regression	121.748	3	40.583	9.260	0.000[c]
	Residual	100.804	23	4.383		
	Total	222.552	26			
4	Regression	133.711	4	33.428	8.278	0.000[d]
	Regression	88.841	22	4.038		
	Total	222.552	26			
5	Regression	133.098	3	44.366	11.407	0.000[e]
	Residual	89.454	23	3.889		
	Total	222.552	26			

a. Predictors：(Constant),x4

b. Predictors：(Constant),x4,x1

c. Predictors：(Constant),x4,x1,x3

d. Predictors：(Constant),x4,x1,x3,x2

e. Predictors：(Constant),x4,x3,x2

f. Dependent Variable：y

（5）"ANOVA"是回归方程的方差分析。本例题 $F=11.407$，$P=0.000<0.01$，说明逐步

拟合的多元线性回归方程有统计学意义。

表 11 – 16 逐步回归方程的参数估计 (coefficients[a])

Model		Unstandardized Coefficients		Standardized Coefficients	t	Sig.
		B	Std. Error	Beta		
1	(Constant)	3.006	2.364		1.272	0.215
	x4	0.978	0.254	0.610	3.845	0.001
2	(Constant)	1.310	2.308		0.568	0.576
	x4	0.732	0.259	0.456	2.833	0.009
	x1	0.678	0.296	0.369	2.290	0.031
3	(Constant)	4.309	2.776		1.552	0.134
	x4	0.635	0.253	0.396	2.507	0.020
	x1	0.545	0.293	0.297	1.861	0.076
	x3	− 0.219	0.122	− 0.274	− 1.785	0.088
4	(Constant)	5.943	2.829		2.101	0.047
	x4	0.638	0.243	0.398	2.623	0.016
	x1	0.142	0.366	0.078	0.390	0.701
	x3	− 0.271	0.121	− 0.339	− 2.229	0.036
	x2	0.351	0.204	0.309	1.721	0.099
5	(Constant)	6.500	2.396		2.713	0.012
	x4	0.663	0.230	0.413	2.880	0.008
	x3	− 0.287	0.112	− 0.360	− 2.570	0.017
	x2	0.402	0.154	0.354	2.612	0.016

a. Dependent Variable：y

（6）"Coefficients" 是指回归分析中的系数 (Coefficients)。常数项 (Constant，b_0 或 a)、偏回归系数 (B，b)、回归系数的标准误 (Std. Error，S_b)、标准化偏回归系数 (Beta，b')、t 值及其概率 (Sig.，P)。

经逐步拟合，有三个自变量选入方程，即 "最优" 回归方程为

$$\hat{Y} = 6.500 + 0.402X_2 − 0.287X_3 + 0.663X_4$$

结果表明，空腹血糖与甘油三酯、空腹胰岛素和糖化血红蛋白有线性回归关系。由标准化回归系数看出，糖化血红蛋白对空腹血糖的影响最大。

表 11 – 17 逐步回归方程的剔除变量表 (excluded variables[e])

Model		Beta ln	t	Sig.	Partial Correlation	Collinearity Statistics
						Tolerance
1	x1	0.369[a]	2.290	0.031	0.423	0.828
	x2	0.341[a]	2.269	0.033	0.420	0.952
	x3	− 0.347[a]	− 2.222	0.036	− 0.413	0.891
2	x2	0.210[b]	1.112	0.278	0.226	0.599
	x3	− 0.274[b]	− 1.785	0.088	− 0.349	0.834

续表 11 - 17

Model		Beta ln	t	Sig.	Partial Correlation	Collinearity Statistics
						Tolerance
3	x2	0.309^c	1.721	0.099	0.344	0.562
5	x1	0.078^d	0.390	0.701	0.083	0.458

a. Predictors in the Model: (Constant), x4
b. Predictors in the Model: (Constant), x4, x1
c. Predictors in the Model: (Constant), x4, x1, x3
d. Predictors in the Model: (Constant), x4, x3, x2
e. Dependent Variable: y

（7）"Excluded Variables"是剔除变量表，即显示各步没有进入回归方程的变量的有关统计量，即 Beta In 值、t 值、P 值、偏相关系数（Partial Correlation）和共线性统计的容许值（Collinearity Statistics Tolerance）。可见模型 5 方程外的变量 $x1$ 偏回归系数，经 t 检验，P 值大于 0.15，剔除变量 $X1$。

表 11 - 18　残差统计量（residuals statistics^a）

	Minimum	Maximum	Mean	Std. Deviation	N
Predicted Value	7.915	17.501	11.926	2.2626	27
Residual	-3.2692	4.6570	0.0000	1.8549	27
Std. Predicted Value	-1.773	2.464	0.000	1.000	27
Std. Residual	-1.658	2.361	0.000	0.941	27

a. Dependent Variable: y

（8）"Residuals Statistics"是残差统计量。此例标准化残差（Std. Residual）的绝对值最大为 2.361，没有超过系统默认值 3。如超过 3，则显示具体观察单位（Case number）的标准化残差，以帮助发现特异值（或异常值）。

[练习题]

有学者认为，血清中低密度脂蛋白增高和高密度脂蛋白降低是引起动脉硬化的一个重要原因。现测量了 30 名被怀疑患有动脉硬化的就诊患者的载脂蛋白 A I、载脂蛋白 B、载脂蛋白 E、载脂蛋白 C、低密度脂蛋白中的胆固醇、高密度脂蛋白中的胆固醇含量，资料如下表所示：

30 名就诊患者血清中低密度脂蛋白、高密度脂蛋白中的胆固醇含量及载脂蛋白的测量结果

序号 i	载脂蛋白 A I（mg/dl）X_1	载脂蛋白 B（mg/dl）X_2	载脂蛋白 E（mg/dl）X_3	载脂蛋白 C（mg/dl）X_4	低密度脂蛋白（mg/dl）Y_1	高密度脂蛋白（mg/dl）Y_2
1	173	106	7.0	14.7	137	62
2	139	132	6.4	17.8	162	43
3	198	112	6.9	16.7	134	81

续上表

序号 i	载脂蛋白 A I (mg/dl) X_1	载脂蛋白 B (mg/dl) X_2	载脂蛋白 E (mg/dl) X_3	载脂蛋白 C (mg/dl) X_4	低密度脂蛋白 (mg/dl) Y_1	高密度脂蛋白 (mg/dl) Y_2
4	118	138	7.1	15.7	188	39
5	139	94	8.6	13.6	138	51
6	175	160	12.1	20.3	215	65
7	131	154	11.2	21.5	171	40
8	158	141	9.7	29.6	148	42
9	158	137	7.4	18.2	197	56
10	132	151	7.5	17.2	113	37
11	162	110	6.0	15.9	145	70
12	144	113	10.1	42.8	81	41
13	162	137	7.2	20.7	185	56
14	169	129	8.5	16.7	157	58
15	129	138	6.3	10.1	197	47
16	166	148	11.5	33.4	156	49
17	185	118	6.0	17.5	156	69
18	155	121	6.1	20.4	154	57
19	175	111	4.1	27.2	144	74
20	136	110	9.4	26.0	90	39
21	153	133	8.5	16.9	215	65
22	110	149	9.5	24.7	184	40
23	160	86	5.3	10.8	118	57
24	112	123	8.0	16.6	127	34
25	147	110	8.5	18.4	137	54
26	204	122	6.1	21.0	126	72
27	131	102	6.6	13.4	130	51
28	170	127	8.4	24.7	135	62
29	173	123	8.7	19.0	188	85
30	132	131	13.8	29.2	122	38

(1)试分别求 Y_1, Y_2 关于 X_1, X_2, X_3, X_4 的线性回归方程,并做分析。

(2)分别用向前法、向后法和逐步回归法选择变量,看结果是否一致。

(3)作 Y_2/Y_1 关于 X_1, X_2, X_3, X_4 的逐步回归分析,并与前面的分析结果进行比较。

(4)进一步做残差分析,看是否满足回归分析的条件和有无离群值。

(虞仁和　颜　艳)

第十二章 logistic 回归分析

logistic 回归（logistic regression）属于概率型非线性回归，它是研究二分类观察结果与一些影响因素之间关系的一种多变量分析方法。

logistic 回归包括二分类 logistic 回归（Binary logistic）、条件 logistic 回归、无序多分类 logistic 回归（Multinomial logistic）和有序 logistic 回归（Ordinal logistic）。

第一节　二分类 logistic 回归

一、基本概念

二分类 logistic 回归（Binary Logistic）模型结构：设 X_1，X_2，$\cdots$，X_m 为一组自变量（或称协变量）；Y 为二分类应变量，其观察结果为阳性（记 $Y=1$）或阴性（记 $Y=0$）。用 P 表示出现阳性反应的概率，则 $1-P$ 表示出现阴性反应的概率。即

$$P = \frac{\exp(a + b_1X_1 + b_2X_2 + \cdots + b_mX_m)}{1 + \exp(a + b_1X_1 + b_2X_2 + \cdots + b_mX_m)}$$

同时可以写成：

$$1 - P = \frac{1}{1 + \exp(a + b_1X_1 + b_2X_2 + \cdots + b_mX_m)}$$

$$\mathrm{logit}P = \ln\frac{P}{1-P}$$

式中 a 是常数项，$b_j(j=1,2,\cdots m,)$ 是 logistic 回归系数。阳性概率与阴性概率之比 $\{P/(1-P)\}$ 称为比值（odds），定义称之为 P 的 logistic 变换（或 logit 变换）。可见 logit P 是比值的自然对数。

由以上公式得：$\mathrm{logit}P = a + b_1X_1 + b_2X_2 + \cdots + b_mX_m$

式中 P 表示某个体发生某病的概率，自变量 X_1，$X_2\cdots$，X_m 表示危险因素，常数项 a 表示在无危险因素的情况下发病率对不发病率比值的自然对数，logistic 回归系数 b_j 表示当危险因素 X_j 每变化 1 个单位时（其他危险因素取值固定）比值的自然对数（或 $\mathrm{logit}P$）的变化量。如要比较各危险因素对因变量相对贡献大小时，由于各自变量的单位不同，需要用标准化 logistic 回归系数来比较，以消除自变量量纲不同的影响。logistic 回归方程，是最适合拟合各种疾病的发病率对多个危险因素（自变量）的多元回归方程。

二、例题及统计分析

（一）例题

例 12-1　为了探讨冠心病发生的有关危险因素，对 26 例冠心病患者和 28 例对照者进行病例—对照研究，各因素的说明及资料见表 12-1 和表 12-2。试用 logistic 逐步回归分析

方法筛选危险因素($\alpha_入 = 0.10$, $\alpha_出 = 0.15$)(孙振球、徐勇勇主编. 医学统计学(第 4 版). 北京：人民卫生出版社, 2014:P248.)。

表 12 -1   冠心病 8 个可能的危险因素与赋值

因素	变量名	赋值说明
年龄(岁)	X_1	$<45 = 1$, $45 \sim 54 = 2$, $55 \sim = 3$, $65 \sim = 4$
高血压史	X_2	无 =0, 有 =1
高血压家族史	X_3	无 =0, 有 =1
吸烟	X_4	不吸 =0, 吸 =1
高血脂史	X_5	无 =0, 有 =1
动物脂肪摄入	X_6	低 =0, 高 =1
体重指数(BMI)	X_7	$<24 = 1$, $24 \sim = 2$, $26 \sim = 3$
A 型性格	X_8	否 =0, 是 =1
冠心病	Y	对照 =0, 病例 =1

表 12 -2   冠心病危险因素的病例 – 对照调查资料

序号	X_1	X_2	X_3	X_4	X_5	X_6	X_7	X_8	Y
1	3	1	0	1	0	0	1	1	0
2	2	0	1	1	0	0	1	0	0
3	2	1	0	1	0	0	1	0	0
4	2	0	0	1	0	0	1	0	0
5	3	0	0	1	0	1	1	1	0
6	3	0	1	1	0	0	2	1	0
7	2	0	1	0	0	0	1	0	0
8	3	0	1	1	1	0	1	0	0
9	2	0	0	0	0	0	1	1	0
10	1	0	0	1	0	0	1	0	0
11	1	0	1	0	0	0	1	1	0
12	1	0	0	0	0	0	2	1	0
13	2	0	0	0	0	0	1	0	0
14	4	1	0	1	0	0	1	0	0
15	3	0	1	1	0	0	1	1	0
16	1	0	0	0	0	0	3	1	0
17	2	0	0	1	0	0	1	0	0
18	1	0	0	1	0	0	1	0	0
19	3	1	1	1	1	0	1	0	0
20	3	1	1	1	0	0	2	0	0
21	3	1	0	1	0	0	1	0	0
22	2	1	0	0	1	0	3	1	0
23	2	0	0	0	0	0	1	1	0
24	2	0	0	0	0	0	1	0	0
25	2	0	1	0	0	0	1	0	0

续表 12 - 2

序号	X_1	X_2	X_3	X_4	X_5	X_6	X_7	X_8	Y
26	2	0	0	1	1	0	1	1	0
27	2	0	0	0	0	0	1	0	0
28	2	0	0	0	0	0	2	1	0
29	2	1	1	1	0	1	2	1	1
30	3	0	0	1	1	1	2	1	1
31	2	0	0	1	1	1	1	0	1
32	3	1	1	1	1	1	3	1	1
33	2	0	0	1	0	0	1	1	1
34	2	0	1	0	1	1	1	1	1
35	2	0	0	1	0	1	1	0	1
36	2	1	1	1	1	0	1	1	1
37	3	1	1	1	1	0	1	1	1
38	3	1	1	1	0	1	1	1	1
39	3	1	1	1	1	0	1	1	1
40	3	0	1	0	0	0	1	0	1
41	2	1	1	1	1	0	2	1	1
42	3	1	0	1	0	0	2	1	1
43	3	1	0	1	0	0	1	1	1
44	3	1	1	1	1	1	2	0	1
45	4	0	0	1	1	0	3	1	1
46	3	1	1	1	1	0	3	1	1
47	4	1	1	1	1	0	3	0	1
48	3	0	1	1	1	0	1	1	1
49	4	0	0	1	0	0	2	1	1
50	1	0	1	0	1	0	2	1	1
51	2	0	0	1	0	1	2	1	1
52	2	1	1	1	0	0	2	1	1
53	2	1	0	1	0	0	1	1	1
54	3	1	1	0	1	0	3	1	1

（二）分析步骤

1. 建立数据文件

把表 12 - 2 的数据录入计算机,建立数据文件,取文件名为"例 12 - 1. sav",如图 12 - 1 所示。

2. 统计分析:

(1)打开数据文件"例 12 - 1. sav"。

(2)单击菜单"分析",展开下拉菜单。

(3)在下拉菜单中寻找"回归",弹出小菜单,在其上寻找"二元 Logistic",单击之,则弹出"Logistic 回归"对话框。

(4)将应变量"y"调入"因变量:"下的矩形框;将"X_1"、"X_2"、"X_3"、"X_4"、"X_5"、

图 12 – 1　数据文件"例 12 – 1. sav"

"X_6"、"X_7"、"X_8"调入"协变量："下的矩形框内，如图 12 – 2 所示。

方法：logistic 回归分析方法，有 7 种方法可供选择：

进入　强迫引入法，系统默认。

向前：条件 向前逐步法（条件似然比统计量）。

向前：LR 向前逐步法（似然比统计量）。

向前：Wald 向前逐步法（Wald（沃尔德）统计量）。

向后：条件向后逐步法（条件似然比统计量）。

向后：LR 向后逐步法（似然比统计量）。

向后：Wald 向后逐步法（Wald（沃尔德）统计量）。

例 12 – 1 题选择"向后：LR "，如图 12 – 3 所示。

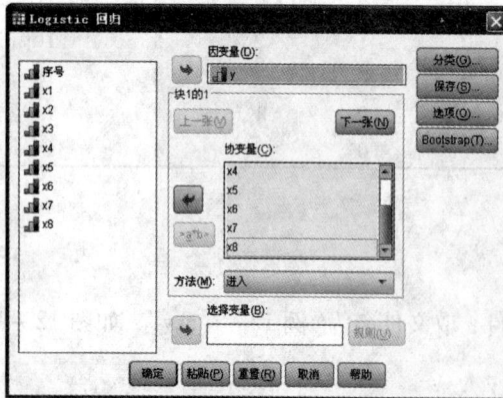

图 12 – 2　logistic 回归对话框

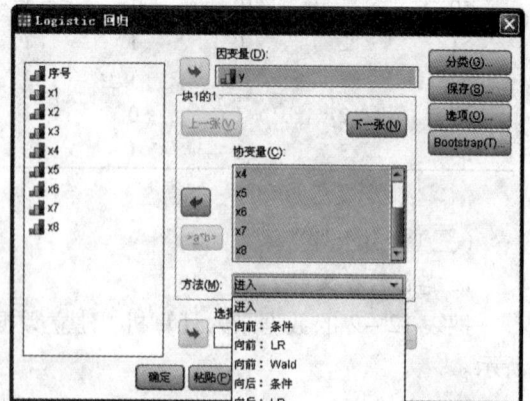

图 12 – 3　logistic 回归方法选择对话框

(5)单击"选项"按钮，弹出选项对话框，如图 12 – 4 所示。

logistic 回归选项有：

1)统计量和图：本例选择"exp［B］的 CI 95 %"（其他暂不讨论）。

2）输出：显示计算结果。

在每个步骤中：显示每一步结果，系统默认。

在最后一个步骤中：显示综合中间过程和最后结果。本例选择此项

3）步进概率：变量引入或剔除的概率标准：

进入 $\boxed{0.05}$ 选入变量的标准，系统默认 0.05。本例题为 0.10。

删除 $\boxed{0.10}$ 剔除变量标准，系统默认 0.10。本例题为 0.15。如图 12 –5 所示。

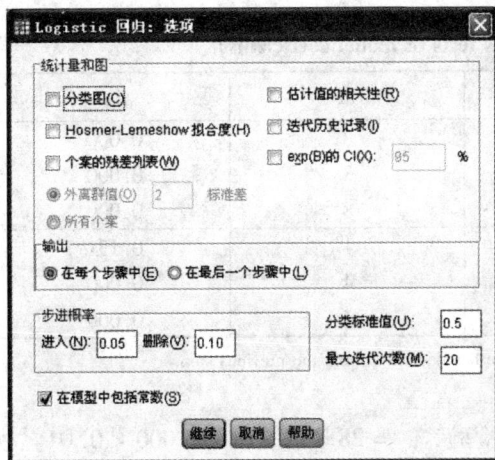

图 12 –4 logistic 回归：选项对话框   图 12 –5 logistic 回归：选项对话框

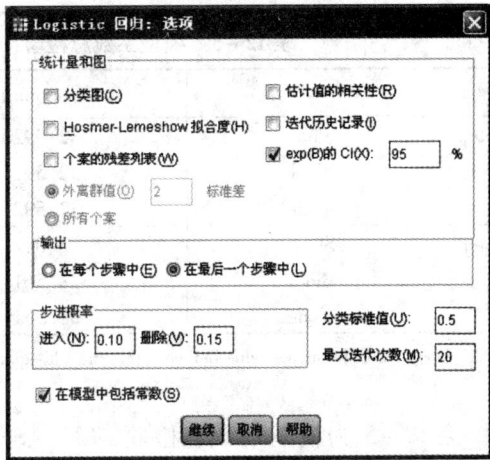

例 12 –1 选入变量的显著性水准取 0.10，剔除变量的显著性水准取 0.15，一般定 0.05 或 0.01，有时为了使 logistic 回归方程多包含几个危险因素，可定大一些（比如 0.1 或以上）。但进入标准不能高于剔除标准。

4）分类标准值 $\boxed{0.5}$：因变量分类值界限。系统默认值为 0.5。

5）最大迭代次数：设定最大迭代次数，系统默认值为 20。

6）在模型中包括常数：logistic 回归方程的模型中包含常数项，系统默认。

（6）单击"继续"，再击"确定"钮，即可得输出结果。

三、主要结果及解释

例 12 –1 进行二分类 logistic 回归分析结果见表 12 –3 ～ 表 12 –9。

表 12 –3 观察对象基本信息（case processing summary）

Unweighted Cases[a]		N	Percent
Selected Cases	Included in Analysis	54	100.0
	Missing Cases	0	0.0
	Total	54	100.0
Unselected Cases		0	0.0
Tolal		54	100.0

a. If weight is in effect see classification lable for the total number of cases.

表 12 –4　因变量重新编码情况(dependent variable encoding)

Original Value	Internal Value
0	0
1	1

表 12 –4"Dependent Variable Encoding"是对因变量重新编码，如果原来因变量编码是"1"和"2"，则重新编码为"0"和"1"。此题原来因变量编码是"0"和"1"，则重新编码为"0"和"1"。

表 12 –5　模型系数总检验(omnibus tests of model coeffcients)

		Chi-square	df	Sig.
Step 1	Step	32.592	8	0.000
	Block	32.592	8	0.000
	Model	32.592	8	0.000
Step 5[a]	Step	– 2.062	1	0.151
	Block	28.561	4	0.000
	Model	28.561	4	0.000

a. Anegative Chi-Squares value indicates that the Chi-squares value has decreased from the previous step.

表 12 –5 为模型系数总检验，Chi – Square 检验，$\chi^2 = 28.561$，$P = 0.000 < 0.01$，故 logistic 回归方程有统计学意义。

表 12 –6　模型综合分析(model summary)

Step	– 2Log likelihood	Cox&Snell R Square	Nagelkerke R Square
1	42.194[a]	0.453	0.604
5	46.224[b]	0.411	0.548

a. Estimation terminated at ite ration number6 because parameter estimates changed by less than.001.

b. Estimation terminated at iteralion number5 because parameler estimates changed by less than.001.

表 12 –7　分类表(classification table[a])

Observed			Predicted		
			y		Porcontago Corroct
			0	1	
Step 1	y	0	23	5	82.1
		1	4	22	84.6
	Overall Percenlage				83.3
Step 5	y	0	21	7	75.0
		1	5	21	80.8
	Overall Percenlage				77.8

a. The cut value is0.500

从"Classification Table"Y 的分类表 12 – 7 中可见:

对 26 例冠心病患者和 28 例对照者进行病例 – 对照研究,在 26 例有冠心病患者中,用 logistic 回归方程预测有 21 例有冠心病,正确率为 80.8%(21/26);在 28 例无冠心病中,用 logistic 回归方程预测有 21 例无冠心病,正确率为 75.0%(21/28);总的正确率为 77.8%(42/54)。

表 12 – 8 进入回归方程的变量(variables in the equation)

| | | B | S. E. | Wald | df | Sig. | Exp(B) | 95% C. I. for EXP(B) | |
								Lower	Upper
Step 1[a]	x1	0.644	0.499	1.669	1	0.196	1.905	0.717	5.062
	x2	0.910	0.836	1.184	1	0.277	2.484	0.482	12.792
	x3	0.970	0.906	1.146	1	0.284	2.637	0.447	15.568
	x4	0.995	1.209	0.677	1	0.411	2.704	0.253	28.943
	x5	0.741	0.880	0.709	1	0.400	2.098	0.374	11.774
	x6	3.456	1.415	5.963	1	0.015	31.688	1.978	507.633
	x7	0.302	0.591	0.261	1	0.609	1.352	0.425	4.303
	x8	1.917	0.919	4.352	1	0.037	6.800	1.123	41.178
	Constant	-5.890	1.972	8.919	1	0.003	0.003		
Step 5[a]	x1	0.924	0.477	3.758	1	0.053	2.519	0.990	6.411
	x5	1.496	0.744	4.044	1	0.044	4.464	1.039	19.181
	x6	3.135	1.249	6.303	1	0.012	23.000	1.989	265.945
	x8	1.947	0.847	5.289	1	0.021	7.008	1.333	36.834
	Constant	-4.705	1.543	9.295	1	0.002	0.009		

a. Variable(s) entered on step 1:x1,x2,x3,x4,x5,x6,x7,x8.

从表 12 – 8 可知进入回归方程的自变量是"X_1"、"X_5"、"X_6"和"X_8",logistic 回归方程为:logit $P = -4.705 + 0.924X_1 + 1.496X_5 + 3.135X_6 + 1.947X_8$

例 12 – 1 用 4 个危险因素(年龄 X_1、高血脂史 X_5、动物脂肪摄入 X_6 和 A 型性格 X_8)的 logistic 回归系数来反映 4 个危险因素对 $P/(1-P)$(冠心病的发病概率对不发病概率的比数)的作用。年龄每增加一个等级的冠心病发病的比数比例为 2.52;有高血脂史对无高血脂史的冠心病发病的比数比例为 4.46;高动物脂肪摄入对低动物脂肪摄入的冠心病发病的比数比例为 23.00;是 A 型性格对非 A 型性格的冠心病发病的比数比例为 7.01。

表 12 – 9 每一步的综合分析(step summary[a,b])

| Step | Improvement | | | Model | | | Correct Class% | Variable |
	Chi-square	df	Sig.	Chi-square	df	Sig.		
2	-0.258	1	0.612	32.334	7	0.000	81.5%	OUT:x7
3	-0.548	1	0.459	31.787	6	0.000	81.5%	OUT:x4
4	-1.163	1	0.281	30.623	5	0.000	81.5%	OUT:x3
5	-2.062	1	0.151	28.561	4	0.000	77.8%	OUT:x2

a. No more variables can be deleted from of added to the current model. b. End block:1

第二节　条件 logistic 回归

一、基本概念

SPSS 软件包从 V7 至 V18 版本均没有直接提供用来处理 1∶m 和 n∶m 配对病例对照研究资料的条件 logistic 回归分析过程。由于在分层 Cox 模型中，各层的基线风险函数之间完全无关，而协变量的系数则在所有层中保持不变；作为半参数的方法，Cox 模型在拟合时并不估计基线风险函数，只估计各协变量的系数值 β，这与条件 logistic 回归模型不关心 α_i 的大小，只求出系数值 β 的思路恰巧一致。且两者都以最大似然法（LR）来拟合，Cox 比例风险模型总偏似然函数值完全等同条件 logistic 回归分析的似然函数。因此若采取一定的分析策略，就可以利用 Cox 比例风险模型对条件 logistic 回归模型的参数进行估计。基本策略是：①将配对因素当作分层因素，即可消除配对因素的作用；②假设所有配对集中所有病例发生时间相同；③采用精确偏似然方法拟合数据。

二、例题及统计分析

（一）例题

例 12 - 2　某北方城市研究喉癌发病的危险因素，用 1∶2 配对的病例–对照研究方法进行了调查。现选取了 6 个可能的危险因素并节录 25 对数据，各因素的赋值说明见表 12 - 10，资料列于表 12 - 11，试做条件 logistic 逐步回归分析（$\alpha_{\text{入}} = 0.10$，$\alpha_{\text{出}} = 0.15$）（孙振球、徐勇勇主编. 医学统计学（第 4 版）. 北京：人民卫生出版社，2014：P251. ）。

表 12 - 10　喉癌的危险因素与赋值说明

因素	变量名	赋值说明
咽炎	X_1	无 = 1，偶尔 = 2，经常 = 3
吸烟量（支/日）	X_2	0 = 1，1 ~ = 2，5 ~ = 3，10 ~ = 4，20 ~ = 5
声嘶史	X_3	无 = 1，偶尔 = 2，经常 = 3
摄食新鲜蔬菜	X_4	少 = 1，经常 = 2，每天 = 3
摄食水果	X_5	很少 = 1，少量 = 2，经常 = 3
癌症家族史	X_6	无 = 0，有 = 1
是否患喉癌	Y	对照 = 0，病例 = 1

表 12 - 11　喉癌 1∶2 配对病例 - 对照调查资料整理表

配对组号 i	应变量 Y	危险因素 X_1	X_2	X_3	X_4	X_5	X_6	配对组号 i	应变量 Y	危险因素 X_1	X_2	X_3	X_4	X_5	X_6
1	1	3	5	1	1	1	0	14	1	1	3	1	3	2	1
	0	1	1	1	1	1	0		0	1	1	1	3	1	0
	0	1	1	1	3	3	0		0	1	2	1	3	3	0

续表 12 – 11

配对组号 i	应变量 Y	危险因素						配对组号 i	应变量 Y	危险因素					
		X_1	X_2	X_3	X_4	X_5	X_6			X_1	X_2	X_3	X_4	X_5	X_6
2	1	1	3	1	1	3	0	15	1	1	4	1	3	2	0
	0	1	1	1	3	2	0		0	1	5	1	3	3	0
	0	1	2	1	3	2	0		0	1	5	1	3	3	0
3	1	1	4	1	3	2	0	16	1	1	4	2	3	1	0
	0	1	5	1	3	2	0		0	2	1	1	3	3	0
	0	1	4	1	3	2	0		0	1	1	3	3	2	0
4	1	1	4	1	2	1	1	17	1	2	3	1	3	2	0
	0	1	1	1	3	3	0		0	1	1	2	3	2	0
	0	2	1	1	3	2	0		0	1	2	1	3	2	0
5	1	2	4	2	3	2	0	18	1	1	4	1	3	2	0
	0	1	2	1	3	3	0		0	1	1	1	2	1	0
	0	2	3	1	3	2	0		0	1	2	1	3	2	0
6	1	1	3	1	3	2	1	19	1	1	3	2	2	2	0
	0	1	2	1	3	2	0		0	1	1	1	2	1	0
	0	1	3	2	3	3	0		0	2	2	2	3	1	0
7	1	2	1	1	3	2	1	20	1	1	4	2	3	2	1
	0	1	1	1	3	3	0		0	1	5	1	3	3	0
	0	1	1	1	3	3	0		0	1	4	1	3	2	0
8	1	1	2	3	2	2	0	21	1	1	5	1	2	1	0
	0	1	5	1	3	2	0		0	1	4	1	3	2	0
	0	1	2	1	3	1	0		0	1	2	1	3	2	1
9	1	3	4	3	3	2	0	22	1	1	2	2	3	1	0
	0	1	1	1	3	3	0		0	1	2	1	3	2	0
	0	1	4	1	3	1	0		0	1	1	1	3	3	0
10	1	1	4	1	3	3	1	23	1	1	3	1	2	2	0
	0	1	4	1	3	1	0		0	1	1	1	3	1	1
	0	1	2	1	3	1	0		0	1	1	2	3	2	1
11	1	3	4	1	3	2	0	24	1	1	2	2	3	2	1
	0	3	4	1	3	1	0		0	1	1	1	3	2	0
	0	1	5	1	3	1	0		0	1	1	1	3	2	0
12	1	1	4	3	3	3	0	25	1	1	4	1	1	1	1
	0	1	5	1	3	2	0		0	1	1	1	3	2	0
	0	1	5	1	3	3	0		0	1	1	1	3	3	0
13	1	1	4	1	3	2	0								
	0	1	1	1	3	1	0								
	0	1	1	1	3	2	0								

(二)分析步骤

1.建立数据文件

取变量"no"表示配对组号，变量"Y"为应变量，X_1, X_2, X_3, X_4, X_5, X_6 为 6 个自变量。

变量"time"是另外定义的虚拟生存时间,病例(喉癌)取值为"1";对照(无喉癌)取值为"2";此处,只要对照的生存时间长于病例即可,如:病例取值为"2";对照取值为"5"也可。变量"status"也为另外定义的虚拟生存状态,病例(喉癌)取值为"1",为完全数据;对照(无喉癌)取值为"0",为截尾数据。此值"1"表示事件已发生,例 12 – 2 即喉癌患者。数据共 10 列 75 行,数据文件名"例 12 – 2. sav",如图 12 – 6 所示。

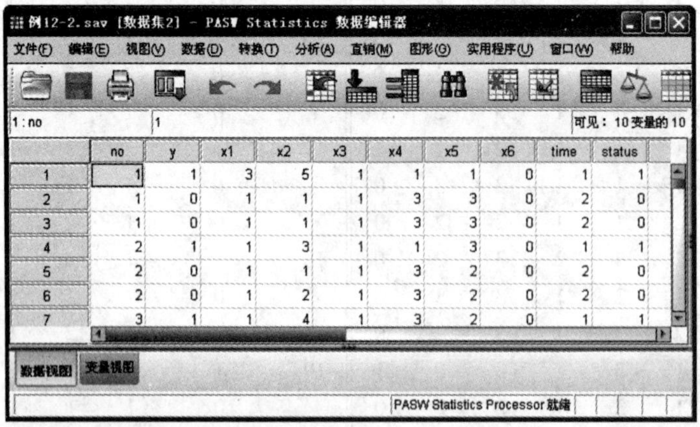

图 12 – 6   数据文件"例 12 – 2. sav"

2. 统计分析

(1)菜单选择【分析】→【生存函数】→【Cox 回归】,弹出"Cox 回归"主对话框,如图 12 – 7 所示。

(2)将变量生存时间"time"调入右边时间框中。变量"status"调入状态框中,单击"定义事件…"按钮,定义表示终点事件发生的标记值,本例中选择单值"1"表示事件已发生。变量 x1、x2、x3、x4、x5、x6 调入右边协变量框中。单击"方法:"右边按钮,在下拉列表框中选择入选方程内变量的方法,本例选择:向后:LR。将变量"no"送入层:栏当作分层变量。

(3)单击右上部"选项…"按钮,弹出"Cox 回归:选项"子对话框,如图 12 – 8 所示。在模型统计量下选择 CI 用于 exp[B]:相对危险度的可信区间。系统默选 95% 可信区间。估计值的相关性即回归系数的相关阵。步进概率:逐步回归分析中模型保留变量的检验水准,系统默认选入变量为 $P \leq 0.05$,剔除变量为 $P > 0.10$。本例选择:进入:0.10;删除:0.15。显示模型信息:在每个步骤中:输出每一步的模型;在最后一个步骤中:输出最后一步的模型;本例选择在最后一个步骤中。最大迭代次数,本例选择系统默认 20 次。单击"继续"回到主对话框。

(4)单击"确定"按钮,输出结果。

其他各对话框及说明详见第十三章第三节。

三、主要结果及解释

例 12 – 2 进行条件 logistic 回归分析结果见表 12 – 12 和表 12 – 13。

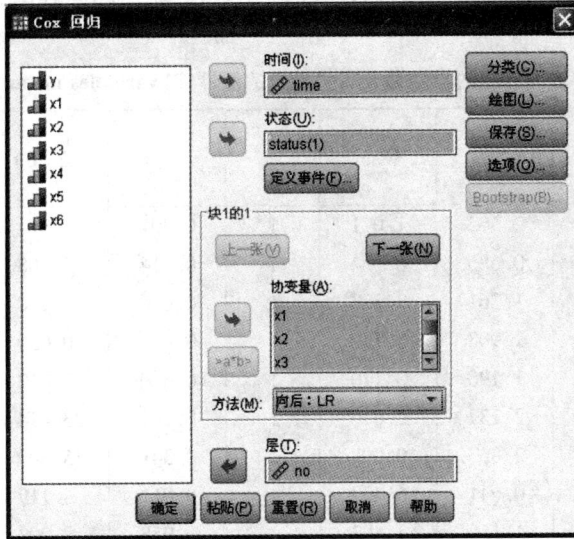

图 12 −7　Cox 回归对话框

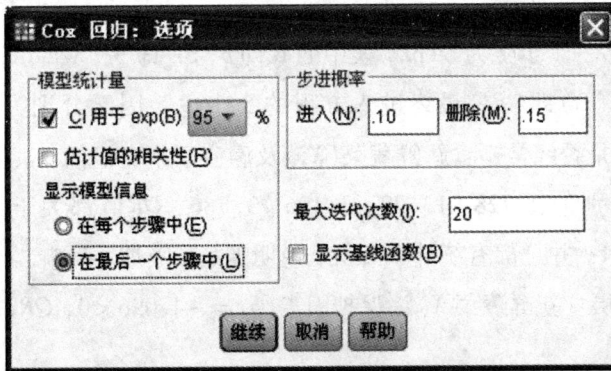

图 12 −8　Cox 回归：选项对话框

表 12 −12　观察对象基本信息（case processing summary）

		N	Percent
Cases available in analysis	Event[a]	25	33.3%
	Censored	50	66.7%
	Total	75	100.0%
Cases dropped	Cases with missing	0	0.0%
	Cases with negative time	0	0.0%
	Censored oases before the earliest event in as tratum	0	0.0%
	Total	0	0.0%
Total		75	100.0%

a. Dependent Variable：time

表 12 – 12 显示: 病例组 25 例, 对照组 50 例, 共 75 例, 无缺失值。

表 12 – 13　进入方程的自变量及有关参数的估计值(variables in the equation)

		B	SE	Wald	df	Sig.	Exp(B)	95.0% Cl for Exp(B)	
								Lower	Upper
Step1	x1	2.589	2.502	1.071	1	0.301	13.314	0.099	1793.792
	x2	1.688	0.685	6.064	1	0.014	5.408	1.411	20.727
	x3	2.319	1.261	3.383	1	0.066	10.170	0.859	120.406
	x4	−3.889	1.907	4.160	1	0.041	0.020	0.000	0.859
	x5	−0.491	1.190	0.170	1	0.680	0.612	0.059	6.307
	x6	3.509	2.137	2.696	1	0.101	33.414	0.507	2203.677
step2	x1	2.728	2.863	0.908	1	0.341	15.300	0.056	4182.735
	x2	1.633	0.641	6.492	1	0.011	5.119	1.458	17.977
	x3	2.196	1.159	3.593	1	0.058	8.993	0.928	87.137
	x4	−4.096	1.949	4.415	1	0.036	0.017	0.000	0.759
	x6	3.786	2.097	3.260	1	0.071	44.071	0.723	2684.882

表 12 – 13 中最后一个步骤为 Step2, 表中的 B 即 b; SE 即 S_b; Wald 即 Wald χ^2; df 为自由度; Sig. 即 P 值; Exp(B) 即 $\hat{OR}$。最终进入方程的 5 个危险因素分别为咽炎(X_1)、吸烟量(X_2)、声嘶史(X_3)、是否经常摄食新鲜蔬菜(X_4)及癌症家族史(X_6), 其中 X_1、X_2、X_3、X_6 的回归系数为正值, 分别为 2.728、1.633、2.196、3.786, $\hat{OR}$ 值都大于 1, 分别为 15.300、5.119、8.993、44.071, 并且都有统计学意义, 说明咽炎、吸烟、声嘶、有癌症家族史会增加喉癌发病的机会; 而摄食新鲜蔬菜 X_4 为保护因素($b_4 = -4.096 < 0$, $\hat{OR}_4 = 0.017 < 1$)。

第三节　无序多分类 logistic 回归

一、基本概念

多分类 logistic 回归(multinomial logistic regression) 主要适用于应变量为无序分类资料, 它是二分类 logistic 回归的扩展。多分类 logistic 回归是选择应变量 Y 中众多类别之一作为参照, 拟合剩余各类别相对于此参照类别的 logistic 回归模型。设应变量 Y 为一个无序多分类变量, 包括 g 个类别(Y 取值为 1, 2, …, g), 另有影响 Y 取值的 m 个自变量 X_1, X_2, …, X_m, 则其多分类 logistic 回归模型可表示为:

$$\ln\left(\frac{P(Y=j)}{P(Y=g)}\right) = \beta_{0j} + \beta_{1j}X_1 + \beta_{2j}X_2 + \cdots + \beta_{mj}X_m$$

其中 $j = 1, 2, \cdots, g-1$。对于包括 g 个类别的应变量 Y, 其多分类 logistic 回归就包括 $g-1$ 个方程, β_{0j} 为第 j 个回归方程的常数项, β_{1j}, β_{2j}, …, β_{mj} 为第 j 个回归方程自变量 X_1, X_2, …, X_m 的回归系数。多分类 logistic 回归同样可以由回归系数获得某自变量 X 改变一个单位的优势比 OR。

二、例题及统计分析

(一)例题

例12-3 某研究人员欲了解不同社区与性别之间成年居民获取健康知识途径是否不同,对 2 个社区的 314 名成年人进行了调查,结果见表 12-14。变量赋值为:社区(X_1: 社区 1 = 0,社区 2 = 1)、性别(X_2: 男 = 0,女 = 1)、获取健康知识途径(Y: 传统大众媒介 = 1,网络 = 2,社区宣传 = 3)。请拟合社区和性别对居民获取健康知识途径的多分类 logistic 回归模型(孙振球、徐勇勇主编.医学统计学(第 4 版).北京:人民卫生出版社,2014:P255.)。

表12-14 社区和性别对居民获取健康知识途径影响的资料整理表

社 区	性别	获取健康知识途径		
		传统大众媒介	网络	社区宣传
社区 1	男	20	35	26
	女	10	27	57
社区 2	男	42	17	26
	女	16	12	26

(二)分析步骤

1. 建立数据文件

建立数据文件时,变量"X1"表示社区,社区 1 = 0,社区 2 = 1。变量"X2"表示性别,男 = 0,女 = 1。变量"Y"表示获取健康知识途径,传统大众媒介 = 1,网络 = 2,社区宣传 = 3。FREQ 为观察频数。数据共 4 列 12 行,数据文件名"例 12-3. sav",如图 12-9 所示。

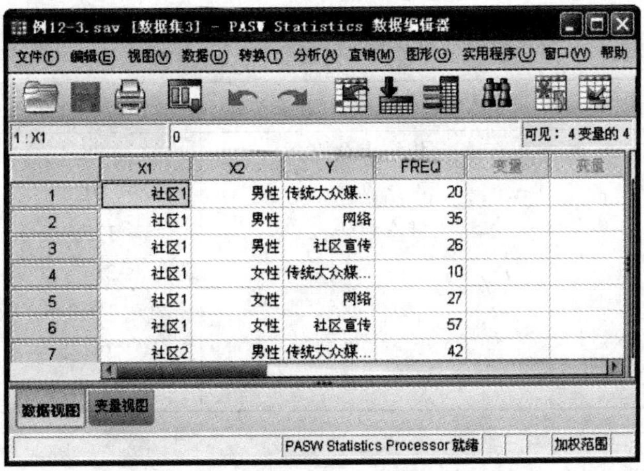

图12-9 数据文件"例12-3. sav"

2. 统计分析

(1)菜单选择【数据】→【加权个案】,打开"加权个案"对话框,激活"加权个案"选项;从左边源变量名称框中选择频数变量"观察频数 FREQ"作为权变量,将其选入"频率变量"框中;单击"确定"按钮,执行加权命令。参见图 12 - 10。

(2)菜单选择【分析】→【回归】→【多项 Logistic…】,弹出"多项 Logistic 回归"对话框,如图 12 - 11 所示。

(3)将应变量"Y"调入"因变量:"下的矩形框;将"X₁"、"X₂"调入"协变量:"下的矩形框内。如果自变量为多分类变量,则调入"因子"下的矩形框中。

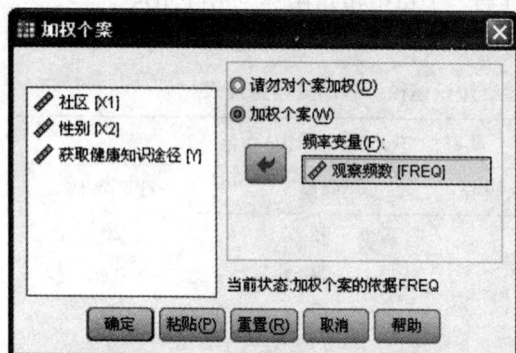

图 12 - 10　加权个案对话框

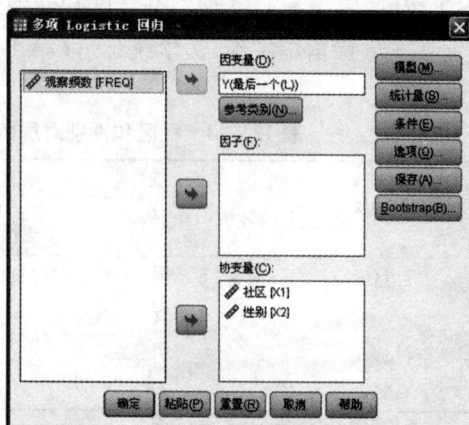

图 12 - 11　多项 Logistic 回归对话框

(4)单击"确定"按钮,得输出结果。

三、主要结果及解释

例 12 - 3 进行无序多分类 logistic 回归分析结果见表 12 - 15 和表 12 - 16。

表 12 - 15　观察值对象基本信息(case processing summarg)

		N	Marginal Percentage
获取健康知识途径	传统大众媒介	88	28.0%
	网络	91	29.0%
	社会宣传	135	43.0%
Valid		314	100.0%
Missing		0	
Total		314	
Subpopulation		4	

表 12 - 15 显示:共 314 例,无缺失值。

表 12 – 16　进入方程的变量及有关参数的估计值(parameter estimates)

获取健康知识途径[a]		B	Std. Error	Wald	df	Sig.	Exp(B)	95% Confidence Interval for Exp(B)	
								Lower Bound	Upper Bound
传统大众媒介	Intercept	− 0.394	0.257	2.343	1	0.126			
	X1	0.993	0.295	11.323	1	0.001	2.700	1.514	4.816
	X2	− 1.227	0.299	16.811	1	0.000	0.293	0.163	0.527
网络	Intercept	0.154	0.229	0.454	1	0.500			
	X1	− 0.381	0.292	1.700	1	0.192	0.683	0.385	1.211
	X2	− 0.795	0.279	8.126	1	0.004	0.452	0.262	0.780

a. The reference calegoryin：社区宣传.

表 12 – 16 中的 B 即 b；Std. Error 即 S_b；Wald 即 Wald χ^2；df 为自由度；Sig. 即 P 值；Exp(B) 即 $\widehat{OR}$。表中以社区宣传作为参照组时，与男性相比，女性更少采用传统大众媒介获取健康知识；与社区 1 的居民相比，社区 2 的居民较多采用传统大众媒介获取健康知识。以社区宣传作为参照时，与男性相比，女性较少采用网络获取健康知识；与社区 1 的居民比较，社区 2 的居民较少采用网络获取健康知识。

第四节　有序 logistic 回归

一、基本概念

有序 logistic 回归(ordinal logistic regression)不同于二分类 logistic 回归，适用于应变量呈现等级或程度差别的资料，它是基于累积概率构建回归模型。设应变量 Y 为一个等级变量，包括 g 个类别(Y 取值为 1，2，…，g)，另有影响 Y 取值的 m 个自变量 X_1，X_2，…，X_m，则有序 logistic 回归模型可表示为：

$$\ln\left(\frac{P(Y\leqslant j)}{1-P(Y\leqslant j)}\right)=\beta_{0j}+\beta_1 X_1+\beta_2 X_2+\cdots+\beta_m X_m$$

其中 $j=1$，2，…，$g-1$。对于包括 g 个类别的应变量 Y，其有序 logistic 回归就包括 $g-1$ 个方程，β_{0j} 为第 j 个回归的常数项，β_1，β_2，…，β_m 为自变量 X_1，X_2，…，X_m 的回归系数。由于有序 logistic 回归假定自变量在 $g-1$ 个模型中对累积概率的优势比影响相同，所以 $g-1$ 个方程中各自变量的回归系数相同，不同类别累积概率的差别则体现在常数项之上。与二分类 logistic 回归相同，从流行病学角度可估计某自变量 X 改变一个单位时的优势比 OR。需要注意的是，为与流行病学上对优势比的解释保持一致(当某自变量 X 的 OR 值大于 1 时将其视作危险因素，小于 1 时将其视作保护因素)，对有序 logistic 回归应变量 Y 赋值时应将专业上最不利的等级赋予最小值，最有利的等级赋予最大值。如 Y 为疾病严重程度，则应按从"严重"到"轻"的顺序从低到高赋 1，2，3…。

二、例题及统计分析

(一)例题

例 12-4 某研究人员随机选择 84 例患某病的患者做临床试验,以探讨性别和治疗方法对该病疗效的影响,结果见表 12-17。变量赋值为:性别(X_1:男 =0, 女 =1)、治疗方法(X_2:传统疗法 =0, 新型疗法 =1)、疗效(Y:无效 =1, 有效 =2, 痊愈 =3)。请拟合性别、治疗方法对疗效的有序 logistic 回归模型(孙振球、徐勇勇主编.医学统计学(第 4 版).北京:人民卫生出版社, 2014:P254.)。

表 12-17　疗法和性别对某病治疗效果影响的资料整理表

性别	治疗方法	疗效		
		痊愈	有效	无效
男	新型疗法	5	2	7
	传统疗法	1	0	10
女	新型疗法	16	5	6
	传统疗法	6	7	19

(二)分析步骤

1. 建立数据文件

建立数据文件时,变量"X1"表示性别,男 =0, 女 =1。变量"X2"表示治疗方法,传统疗法 =0, 新型疗法 =1。变量"Y"表示疗效,无效 =1, 有效 =2, 痊愈 =3。Freq 为观察频数。数据共 4 列 12 行,数据文件名"例 12-4. sav",如图 12-12 所示。

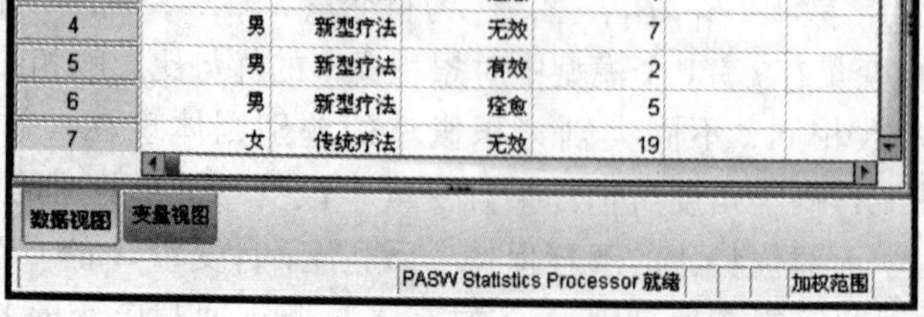

图 12-12　数据文件"例 12-4. sav"

2. 统计分析

(1)菜单选择【数据】→【加权个案】,打开"加权个案"对话框,激活"加权个案"选项;从左边源变量名称框中选择频数变量"观察频数 Freq"作为权变量,将其选入"频率变量:"框中;单击"确定"按钮,执行加权命令。参见图 12 – 13。

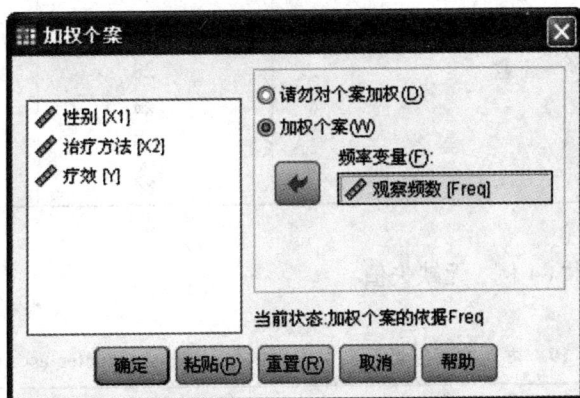

图 12 – 13　加权个案对话框

(2)菜单选择【分析】→【回归】→【有序…】,弹出"Ordinal 回归"对话框,如图 12 – 14 所示。

(3)将应变量"Y"调入"因变量:"下的矩形框;将"X₁"、"X₂"调入"协变量:"下的矩形框内。如果自变量为多分类变量,则调入"因子"下的矩形框中。

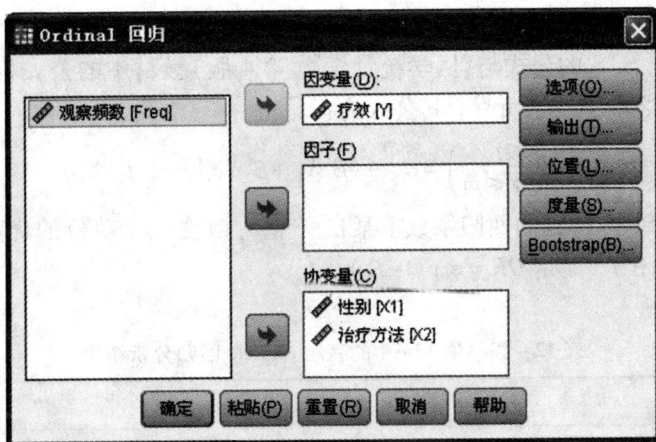

图 12 – 14　Ordinal 回归对话框

(4)单击"确定"按钮,得输出结果。

三、主要结果及解释

例 12 – 4 进行有序 logistic 回归分析结果见表 12 – 18 和表 12 – 19。

表 12-18　观察对象基本信息(casr processing summary)

		N	Marginal Percentage
疗效	无效	42	50.0%
	有效	14	16.7%
	痊愈	28	33.3%
Valid		84	100.0%
Missing		0	
Total		84	

表 12-18 显示:共 84 例,无缺失值。

表 12-19　进入方程变量及有关参数的估计值(parameter estimates)

		Estimate	Std. Error	Wald	df	Sig.	95% Confidence lnterval	
							Lower Bound	Upper Bound
Threshold	[Y = 1]	1.813	0.557	10.607	1	0.001	0.722	2.904
	[Y = 2]	2.667	0.600	19.780	1	0.000	1.492	3.843
Location	X1	1.319	0.509	6.210	1	0.013	0.282	2.356
	X2	1.797	0.473	14.449	1	0.000	0.871	2.724

Linkfunction:Logit.

[**注意**]　SPSS 和 SAS 中有序 logistic 回归结果有所区别,SPSS 和 SAS 中对有序 logistic 回归公式存在差别,SAS 的公式与《医学统计学》(第 4 版)教材中的公式相同,而 SPSS 的公式则在各自变量项之前多了个负号,其公式为:

$$\ln\left(\frac{P(Y \leq j)}{1 - P(Y \leq j)}\right) = \beta_{0j} - (\beta_1 X_1 + \beta_2 X_2 + \cdots + \beta_m X_m)$$

因此,在利用 SPSS 得到的回归系数求某自变量 X_j 改变一个单位的优势比时,转换公式就不再是 $OR = \exp(\beta_j)$,而是 $OR = \exp(-\beta_j)$。

表 12-20　例 12-4 的有序 logistic 回归分析结果

变量	b	S_b	Waldχ^2	P	$\hat{OR}$
常数项 1	1.813	0.557	10.607	< 0.0001	
常数项 2	2.667	0.600	19.780	0.0011	
X_1	-1.319	0.529	6.210	0.0127	0.267
X_2	-1.797	0.473	14.449	0.0001	0.166

表 12-20 中 $\hat{OR}$ 是疗效中"无效对有效和痊愈"或"无效和有效对痊愈"的优势比。按 $\alpha = 0.05$ 的检验水准,女性患者疗效要好于男性患者,新型疗法的效果要优于传统疗法。

[练习题]

某医师为了探讨心肌炎发生的有关危险因素,对 30 例心肌炎病人和 30 例健康对照者进行病例 - 对照研究,指标赋值及数据如下以两表所示,试用 logistic 逐步回归分析方法筛选危险因素($\alpha_入 = 0.05$,$\alpha_出 = 0.10$)。

心肌炎可能的危险因素赋值表

因素	变量名	赋值说明
年龄(岁)	X_1	$\leqslant 40 = 1, 40 \sim 49 = 2, 50 \sim 59 = 3, \geqslant 60 = 4$
高血压史	X_2	无 = 0,有 = 1
高血压家族史	X_3	无 = 0,有 = 1
吸烟	X_4	不吸 = 0,吸 = 1
高血脂史	X_5	无 = 0,有 = 1
动物脂肪摄入	X_6	低 = 0,高 = 1
体重指数(BMI)	X_7	$< 24 = 1, 24 \sim = 2, 26 \sim = 3$
心肌炎	Y	对照 = 0,病例 = 1

心肌炎危险因素病例 - 对照研究数据表

序号	X_1	X_2	X_3	X_4	X_5	X_6	X_7	Y
1	1	0	1	1	0	0	1	0
2	3	1	0	1	0	0	1	0
3	2	0	0	1	0	0	1	0
4	3	0	0	1	0	1	1	0
5	3	0	1	1	0	0	2	0
6	2	0	1	0	0	0	1	0
7	3	0	1	1	1	0	1	0
8	2	0	0	0	0	0	1	0
9	1	0	0	1	0	0	1	0
10	1	0	1	0	0	0	1	0
11	1	0	0	0	0	0	2	0
12	2	0	0	0	0	0	1	0
13	4	1	0	1	0	0	1	0
14	3	0	1	1	0	0	1	0
15	1	0	0	0	0	0	3	0
16	2	0	0	1	0	0	1	0
17	1	0	0	1	0	0	1	0
18	3	1	0	1	1	0	1	0
19	2	1	1	1	1	0	2	0
20	3	1	0	1	0	0	1	0
21	2	1	1	0	1	0	3	0

续上表

序号	X_1	X_2	X_3	X_4	X_5	X_6	X_7	Y
22	2	0	0	1	1	0	1	0
23	2	0	0	0	0	0	1	0
24	2	0	1	0	0	0	1	0
25	2	0	0	1	1	0	1	0
26	2	1	1	1	1	0	2	0
27	3	1	0	1	0	0	1	0
28	2	1	1	0	1	0	3	0
29	2	0	0	1	1	0	1	0
30	2	0	0	0	0	0	1	0
31	1	0	0	1	1	1	2	1
32	3	0	0	1	1	1	1	1
33	3	1	1	1	1	1	3	1
34	2	0	0	1	0	0	1	1
35	2	0	1	0	1	1	1	1
36	2	0	0	1	0	1	1	1
37	2	1	1	1	1	0	1	1
38	3	1	1	1	1	0	1	1
39	3	1	1	1	0	1	1	1
40	3	1	1	1	1	0	1	1
41	3	0	1	0	0	0	1	1
42	2	1	1	1	1	0	2	1
43	3	1	0	1	0	1	2	1
44	3	1	0	1	0	0	1	1
45	3	1	1	1	1	1	2	1
46	4	0	0	1	1	0	3	1
47	3	1	1	1	1	0	3	1
48	4	1	1	1	1	0	3	1
49	3	0	0	1	1	0	1	1
50	4	0	0	1	0	0	2	1
51	1	0	1	1	1	0	2	1
52	2	0	1	1	0	1	1	1
53	2	1	1	1	0	0	2	1
54	2	1	0	1	0	0	1	1
55	3	1	1	0	1	0	3	1
56	1	0	1	1	1	0	2	1
57	2	0	1	1	0	1	2	1
58	2	1	1	1	0	0	2	1
59	2	1	0	1	0	0	1	1
60	3	1	1	0	1	0	3	1

（虞仁和　胡国清）

第十三章　生存分析

生存分析(survival analysis)是将事件的结果和出现这一结果所经历的时间结合起来分析的一类统计分析方法。不仅考虑事件是否出现，而且也考虑事件出现的时间长短，因此该类方法也被称之为事件时间分析(time-to-event analysis)。生存分析资料通常采用纵向随访观察获取，和一般资料相比较具有 3 个特点：①同时考虑生存时间和生存结局；②通常含有删失数据；③生存时间的分布通常不服从正态分布。

生存分析研究的主要内容有：①研究生存时间的分布特点，估计生存率及平均存活时间，绘制生存曲线等。②通过生存率及其标准误对各样本的生存率进行比较，以探讨各总体的生存过程是否有差别。③通过拟合生存分析模型，筛选影响生存时间的保护因素和有害因素。

SPSS 在其"分析"的"生存函数"中提供的生存分析方法有：寿命表，Kaplan-Meier，Cox 回归和 Cox 依时协变量过程。根据不同研究目的和资料类型，可采用不同的生存分析方法。本章介绍寿命表、Kaplan-Meier 和 Cox 回归 3 个过程。

第一节　寿命表法

一、基本概念

寿命表法适用于分组资料或大样本频数表资料的生存分析。调用此过程时，系统将采用寿命表分析法完成对资料的生存状况评价和对各组间的生存分布进行 Wilcoxon 检验。

二、例题及统计分析

（一）例题

例 13 - 1　某研究者收集了男性心绞痛患者 2418 例，经随访将有关资料整理后列于表 13 - 1，其中生存时间是以年计算的，试计算其生存率及其标准误（孙振球、徐勇勇主编.医学统计学(第 4 版).北京：人民卫生出版社，2014:P288.）。

表 13 - 1　2418 例男性心绞痛患者生存时间(年)

生存时间	死亡人数	删失人数	生存时间	死亡人数	删失人数
0 ~	456	0	8 ~	51	68
1 ~	226	39	9 ~	42	64
2 ~	152	22	10 ~	43	45
3 ~	171	23	11 ~	34	53
4 ~	135	24	12 ~	18	33
5 ~	125	107	13 ~	9	27
6 ~	83	133	14 ~	6	33
7 ~	74	102	15 ~	0	20

（二）分析步骤

1. 建立数据文件

建立数据文件时，取 3 个变量：一个为生存时间变量"生存时间"，输入各生存时间区间的上限；一个为生存状态变量"status"，变量标识：0 = 截尾，1 = 死亡；频数变量"人数"，输入各生存时间区间生存状态人数。数据文件有 32 行 3 列，如图 13 - 1 所示。

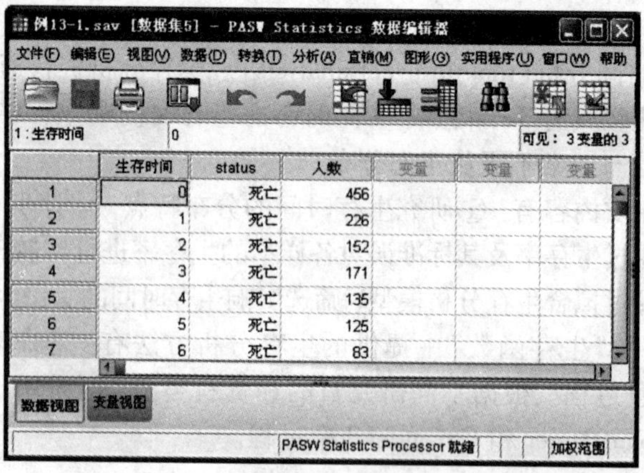

图 13 - 1　数据文件"例 13 - 1. sav"

2. 统计分析

资料为频数表数据，在分析之前需先通过菜单【数据】→【加权个案】指定频数变量为"人数"。频数变量的指定方法参见第十二章。

（1）菜单选择【分析】→【生存函数】→【寿命表】，弹出"寿命表"主对话框，如图 13 - 2 所示。

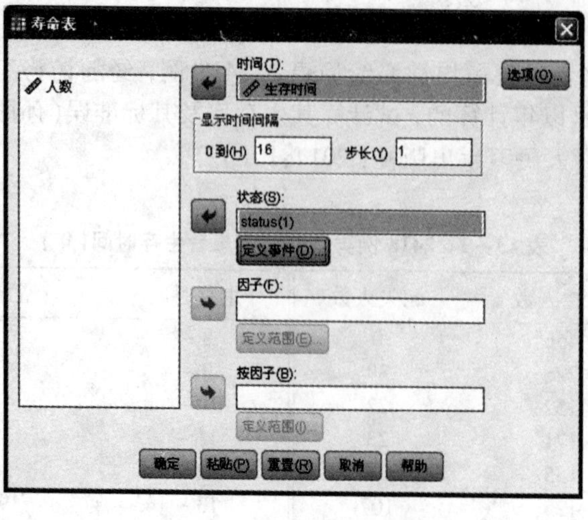

图 13 - 2　寿命表对话框

（2）将变量生存时间调入右边时间框中，并指定显示时间间隔，本例前框 0 到（H）输入 16，后框步长输入 1。变量 status 调入状态框中，单击"定义事件…"按钮，定义表示终点事件发生的标记值，本例中选择单值"1"表示死亡。

（3）单击右上部"选项…"按钮，弹出"寿命表：选项"子对话框，如图 13 - 3 所示。输出寿命表，系统默认。在图下选择需要输出的各种曲线。可输出下列 5 种曲线：①生存函数：累积生存率曲线；②取生存函数的对数：对数累积生存率曲线；③危险函数：累积风险率散点图；④密度：密度函数散点图；⑤1 减去生存函数：生存函数被 1 减后的曲线。本例选择生存函数。单击"继续"回到主对话框。

（4）单击"确定"按钮，输出结果。

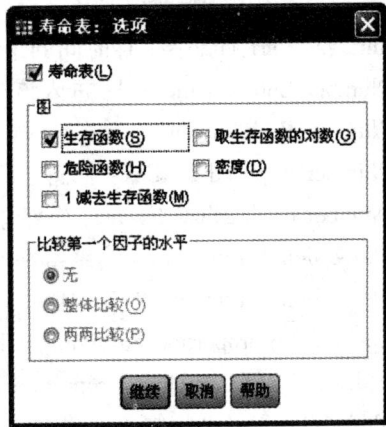

图 13 - 3　寿命表：选项对话框

三、主要结果及解释

寿命表法输出的主要结果见表 13 - 2 和图 13 - 4。

表 13 - 2　寿命表（life table[a]）

Interval Start Time	Number Entering Interval	Number Withdrawing during Interval	Number Exposed to Risk	Number of Terminal Events	Proportion Terminating	Proportion Surviving	Cumulative Proportion Surviving at End of Interval	Std. Error of Cumulative Proportion Surviving at End of Interval	Probability Density	Std. Error of Probability Density	Hazard Rate	Std. Error of Hazard Rate
0	2418	0	2418.000	456	0.19	0.81	0.81	0.01	0.189	0.008	0.21	0.01
1	1962	39	1942.500	226	0.12	0.88	0.72	0.01	0.094	0.006	0.12	0.01
2	1697	22	1686.000	152	0.09	0.91	0.65	0.01	0.065	0.005	0.09	0.01
3	1523	23	1511.500	171	0.11	0.89	0.58	0.01	0.074	0.005	0.12	0.01
4	1329	24	1317.000	135	0.10	0.90	0.52	0.01	0.059	0.005	0.11	0.01
5	1170	107	1116.500	125	0.11	0.89	0.46	0.01	0.058	0.005	0.12	0.01
6	938	133	871.500	83	0.10	0.90	0.42	0.01	0.044	0.005	0.10	0.01
7	722	102	671.000	74	0.11	0.89	0.37	0.01	0.046	0.005	0.12	0.01
8	546	68	512.000	51	0.40	0.90	0.66	0.01	0.067	0.005	0.10	0.01
9	427	64	395.000	42	0.11	0.89	0.30	0.01	0.036	0.005	0.11	0.02
10	321	45	298.500	43	0.14	0.86	0.26	0.01	0.043	0.006	0.16	0.02
11	233	53	206.500	34	0.16	0.84	0.21	0.01	0.042	0.007	0.18	0.03
12	146	33	129.500	18	0.14	0.86	0.18	0.01	0.030	0.007	0.15	0.04
13	95	27	81.500	9	0.11	0.89	0.16	0.01	0.020	0.007	0.12	0.04
14	59	33	42.500	6	0.14	0.86	0.14	0.01	0.023	0.009	0.15	0.06
15	20	20	10.000	0	0.00	1.00	0.14	0.01	0.000	0.000	0.00	0.00

a. The median survival time is 5.33

表 13 - 2 中各指标含义如下：

Interval Start Time：生存时间的组段下限。

Number Entering interval：进入该组段的观察例数。

Number Withdrawing During Interval：该组段的截尾例数。

Number Exposed to Risk：暴露于危险事件的例数，即有效观察例数。

Number of Terminal Events：终结事件的例数，即死亡例数。

Proportion Terminating：终结事件比例，即死亡比例。

Proportion Surviving：生存比例。

Cumulative proportion Surviving at End of Interval：本组段上限的累积生存率。

Std. Error of Cumulative proportion Surviving at End of Interval：累积生存率的标准误。

Probability Density：概率密度。

Hazard Rate：风险率。

Std. Error of Probability Density：概率密度的标准误。

Std. Error of Hazard Rate：风险率的标准误。

The median Survival time is 5.33：本例的中位生存时间为 5.33 年。

通过表 13 - 2 寿命表可知：男性心绞痛患者 1 年生存率的估计值为 0.81，标准误为 0.01；2 年生存率的估计值为 0.72，标准误为 0.01；3 年生存率的估计值为 0.65，标准误为 0.01；中位生存时间为 5.33 年。

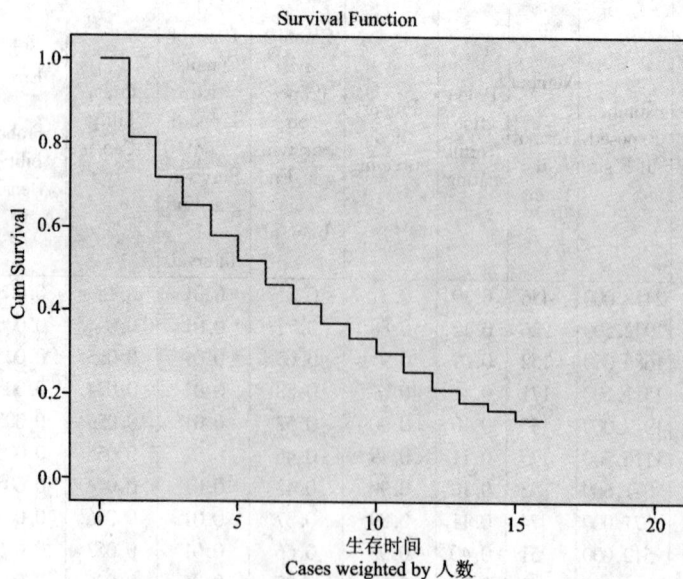

图 13 - 4 生存函数曲线图

图 13 - 4 为生存函数曲线。其横轴为生存年数，纵轴为累积生存率。通过生存函数曲线可简单直观地估计中位生存时间。

第二节　Kaplan-Meier 法

一、基本概念

Kaplan-Meier 过程适用于未分组资料的生存率估计和组间生存率比较。调用 Kaplan-Meier 过程，系统将采用 Kaplan-Meier 法估计生存率和采用 Log Rank 等方法对各组生存率曲线分布是否相同进行检验。

二、例题及统计分析

(一)例题

例 13 - 2　为了比较不同手术方法治疗肾上腺肿瘤的疗效，某研究者随机将 43 例病人分成两组，甲组 23 例、乙组 20 例的生存时间(月)如下所示：

甲组: 1, 3, 5(3), 6(3), 7, 8, 10(2), 14$^+$, 17, 19$^+$, 20$^+$, 22$^+$, 26$^+$, 31$^+$, 34, 34$^+$, 44, 59
乙组: 1(2), 2, 3(2), 4(3), 6(2), 8, 9(2), 10, 11, 12, 13, 15, 17, 18

其中有"＋"者是删失数据，表示病人仍生存或失访，括号内为重复死亡数。试计算①甲、乙两种手术方法的生存率与标准误；②甲种手术方式后和乙种手术方式后病人的生存率有无差别？(孙振球、徐勇勇主编. 医学统计学(第 4 版). 北京:人民卫生出版社，2014:P285.)

(二)分析步骤

1. 建立数据文件

建立数据文件时，取 3 个变量：一个为组别变量"group"，变量标识：1 = 甲组，2 = 乙组；一个为生存时间变量"time"，输入各病例的生存时间；一个为生存状态变量"status"，变量标识：0 = 截尾，1 = 死亡。数据文件有 3 列 43 行，如图 13 - 5 所示。

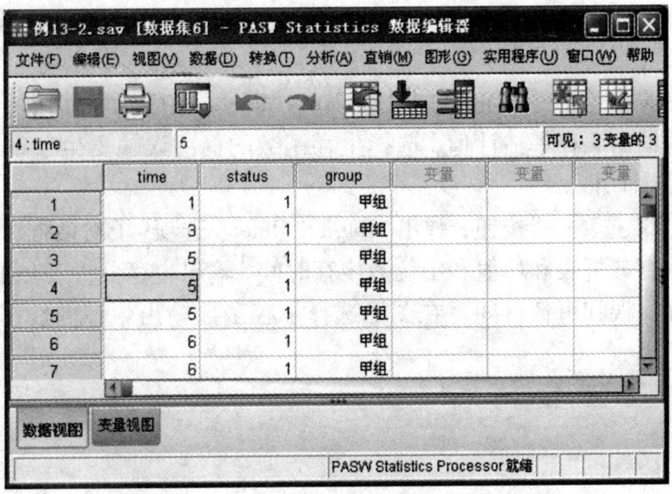

图 13 - 5　数据文件"例 13 - 2. sav"

2. 统计分析

(1)菜单选择【分析】→【生存函数】→【Kaplan – Meier】，弹出"Kaplan – Meier"主对话框，如图 13 – 6 所示。

(2)将变量生存时间调入右边时间框中。变量 status 调入状态框中，单击"定义事件…"按钮，定义表示终点事件发生的标记值，例 13 – 2 中选择单值"1"表示死亡。分组变量 group 调入右边因子框中。层：分层分析，控制某个混杂因素。标注个案：给观察对象加注说明，非必须变量。

(3)单击右上部"比较因子…"按钮，弹出"Kaplan-Meier：比较因子水平"子对话框，如图 13 – 7 所示。在检验统计量下有检验组间生存分布是否相同的组间比较方法。提供了对数秩、Breslow 和 Tarone-Ware 3 种组间比较方法。3 种方法的区别在于赋予观测值的权重不同。例 13 – 2 选择：对数秩。因子水平的线性趋势：分组因素水平间的线性趋势检验，适用于分组变量为有序变量，本例不选择。下面是进行总体比较或两两比较及对分层变量的处理方式。本例选择：在层上比较所有因子水平，系统默认。单击"继续"回到主对话框。

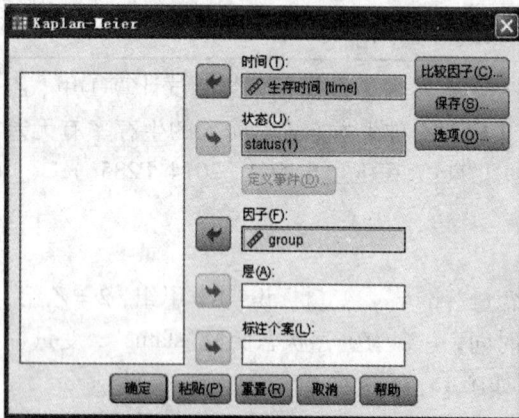	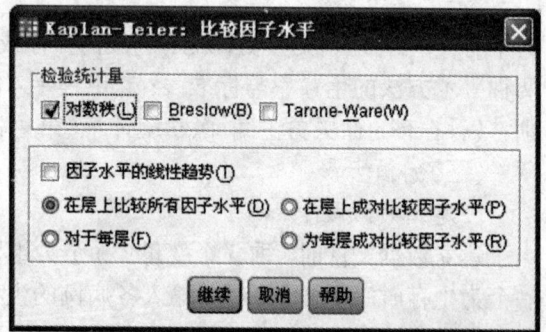
图 13 – 6　Kaplan – Meier 对话框	图 13 – 7　Kaplan-Meier：比较因子水平对话框

(4)单击右上部"保存…"按钮，弹出"Kaplan – Meier：保存"子对话框，如图 13 – 8 所示。本例选择生存函数输出生存率估计值，选择生存函数的标准误输出生存率估计值的标准误。单击"继续"回到主对话框。

(5)单击右上部"选项…"按钮，弹出"Kaplan-Meier：选项"子对话框，如图 13 – 9 所示。在统计量下选择生存分析表和均值和中位数生存时间，输出生存分析表和平均生存时间和中位生存时间及其标准误和可信区间。在图下选择生存函数输出生存曲线图。单击"继续"回到主对话框。

(6)单击"确定"按钮，输出结果。

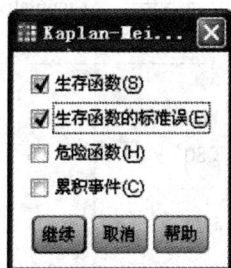

图 13 – 8 Kaplan-Meier：保存对话框

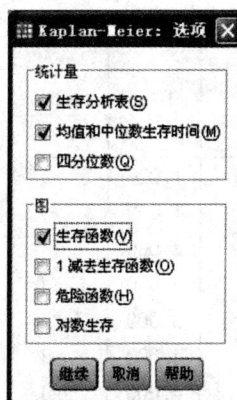

图 13 – 9 Kaplan-Meier：选项对话框

三、主要结果及解释

Kaplan-Meier 法输出的主要结果见表 13 – 3 ~ 表 13 – 5 和图 13 – 10。

表 13 – 3 甲乙两组的生存率（survival table）

group		Time	Status	Cumulative Proportion Surviving at the Time		N of Cumulative Events	N of Remaining Cases
				Estimate	Std. Error		
甲组	1	1.000	1	0.957	0.043	1	22
	2	3.000	1	0.913	0.059	2	21
	3	5.000	1			3	20
	4	5.000	1			4	19
	5	5.000	1	0.783	0.086	5	18
	6	6.000	1			6	17
	7	6.000	1			7	16
	8	6.000	1	0.652	0.099	8	15
	9	7.000	1	0.609	0.102	9	14
	10	8.000	1	0.565	0.103	10	13
	11	10.000	1			11	12
	12	10.000	1	0.478	0.104	12	11
	13	14.000	0			12	10
	14	17.000	1	0.430	0.104	13	9
	15	19.000	0			13	8
	16	20.000	0			13	7
	17	22.000	0			13	6
	18	26.000	0			13	5
	19	31.000	0			13	4
	20	34.000	1	0.323	0.122	14	3
	21	34.000	0			14	2
	22	44.000	1	0.161	0.129	15	1
	23	59.000	1	0.000	0.000	16	0

续表 13 - 3

group		Time	Status	Cumulative Proportion Surviving at the Time		N of Cumulative Events	N of Remaining Cases
				Estimate	Std. Error		
乙组	1	1.000	1			1	19
	2	1.000	1	0.900	0.067	2	18
	3	2.000	1	0.850	0.080	3	17
	4	3.000	1			4	16
	5	3.000	1	0.750	0.097	5	15
	6	4.000	1			6	14
	7	4.000	1			7	13
	8	4.000	1	0.600	0.110	8	12
	9	6.000	1			9	11
	10	6.000	1	0.500	0.112	10	10
	11	8.000	1	0.450	0.111	11	9
	12	9.000	1			12	8
	13	9.000	1	0.350	0.107	13	7
	14	10.000	1	0.300	0.102	14	6
	15	11.000	1	0.250	0.097	15	5
	16	12.000	1	0.200	0.089	16	4
	17	13.000	1	0.150	0.080	17	3
	18	15.000	1	0.100	0.067	18	2
	19	17.000	1	0.050	0.049	19	1
	20	18.000	1	0.000	0.000	20	0

表 13 - 3 为生存分析表，表中各指标含义如下：Time：生存时间；Status：生存结局，有死亡和截尾；Cumulative Proportion Surviving a the Time：累积生存率（Estimate）和累积生存率的标准误（Std. Error）；N of Cumulative Events：累积死亡数；N of Remaining Cases：剩余例数。值得注意的是，截尾生存时间的生存率和生存率标准误与前一个非截尾生存时间对应数值相同（对于具有截尾数据的条件死亡率为 0，而其条件生存率必为 1，其对应的生存率必然与前一个非截尾值的生存率相同）。如甲组 $X > 17$ 的样本生存率为 0.430，其标准误为 0.104。

表 13 -4　甲乙两组的生存时间估计（means and medians for survival time）

group	Mean[a]		95% Confidence Inlerval		Median		95% Confidence Inlerval	
	Eslimate	Std. Error	Lower Bound	Upper Bound	Estimale	Std. Error	Lower Bound	Upper Bound
甲组	24.228	4.991	14.444	34.011	10.000	6.955	0.000	23.632
乙组	7.800	1.176	5.496	10.104	6.000	2.981	0.156	11.844
Overall	16.440	2.943	10.671	22.209	9.000	1.402	6.253	11.747

a. Estimation is limited to the largest survival time if it is censores.

表 13 -4 为生存时间估计，显示各组平均生存时间（Mean）和中位生存时间（Median）及

其标准误和对应的95%的可信区间。如：甲组和乙组的中位生存时间估计值分别为10.000和6.000，其标准误的估计值分别为6.955和2.981。

表 13 – 5　　甲乙两组生存率的整体比较(overall comparisons)

	Chi-Square	df	Sig.
Log Rank(Mantel-Cox)	8.754	1	0.003

Test of equality of survival distributions for the different levels of group.

表 13 – 5 为生存曲线水平间的整体比较，显示两组生存曲线整体 Log-Rank 检验结果为 P = 0.003，甲乙两组的生存率有差别。注意：用 log-rank 检验对样本的生存率进行比较时，要求各组生存曲线不能交叉，生存曲线的交叉提示存在某种混杂因素，此时应采用分层的办法或多因素的办法来校正混杂因素。另外，当假设检验推断有差别时，可以通过生存曲线、半数生存期等指标来评价其效果。

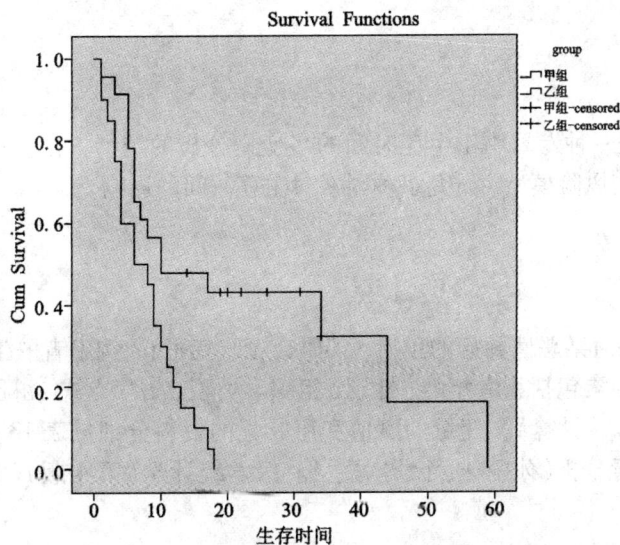

图 13 – 10　甲乙两组生存曲线图

图 13 – 10 为生存函数曲线，直观显示甲种手术方法的生存率高于乙种手术方法的生存率。

图 13 – 11 为保存选项结果，图中 SUR – 1 为选择生存函数输出的生存率估计值，SE – 1 为选择生存函数的标准误输出的生存率估计值的标准误。

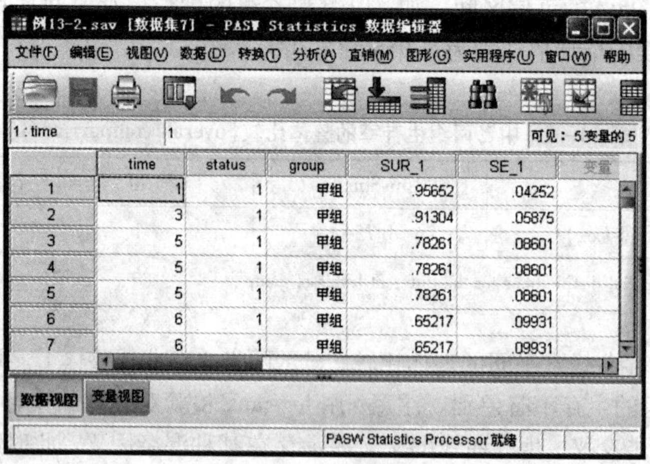

图 13 – 11   保存选项结果

第三节   Cox 回归分析

一、基本概念

Cox 回归过程是一种专门用于生存时间的多变量分析的统计方法。调用 Cox 回归过程，系统将拟合 Cox 比例风险模型，研究多种因素对生存时间的影响。

二、例题及统计分析

（一）例题

例 13 – 3   为探讨某恶性肿瘤的预后，某研究者收集了 63 例患者的生存时间、生存结局及影响因素。影响因素包括患者年龄、性别、组织学类型、治疗方式、淋巴结转移、肿瘤浸润程度，生存时间 t（以月计算）。变量的赋值和所收集的资料分别见表 13 – 6 和表 13 – 7。试用 Cox 回归模型进行分析（孙振球、徐勇勇主编. 医学统计学（第 4 版）. 北京：人民卫生出版社，2014：P293.）。

表 13 – 6   某恶性肿瘤的影响因素与赋值

因素	变量名	赋值说明
年龄	X_1	（岁）
性别	X_2	女 = 0，男 = 1
组织学类型	X_3	低分化 = 0，高分化 = 1
治疗方法	X_4	传统疗法 = 0，新型疗法 = 1
淋巴结转移	X_5	否 = 0，是 = 1
肿瘤浸润程度	X_6	未突破浆膜层 = 0，突破浆膜层 = 1
生存时间	t	（月）
生存结局	Y	删失 = 0，死亡 = 1

表13-7 63名某恶性肿瘤患者的生存时间(月)及影响因素

No	X_1	X_2	X_3	X_4	X_5	X_6	t	Y	No	X_1	X_2	X_3	X_4	X_5	X_6	t	Y
1	54	0	0	1	1	0	52	0	33	62	0	0	0	1	0	120	0
2	57	0	1	0	0	0	51	0	34	40	1	1	1	0	1	40	1
3	58	0	0	0	1	1	35	1	35	50	1	0	0	1	0	26	1
4	43	1	1	1	1	0	103	0	36	33	1	1	0	0	0	120	0
5	48	0	1	0	0	0	7	1	37	57	1	1	1	0	0	120	0
6	40	0	1	0	0	0	60	0	38	48	1	0	0	1	0	120	0
7	44	0	1	0	0	0	58	0	39	28	0	0	0	1	0	3	1
8	36	0	0	0	1	1	29	1	40	54	1	0	0	1	0	120	1
9	39	1	1	1	0	1	70	0	41	35	0	1	0	1	1	7	1
10	42	0	1	0	0	1	67	0	42	47	0	0	0	1	0	18	1
11	42	0	1	0	0	0	66	0	43	49	1	0	0	1	0	120	0
12	42	1	0	1	1	0	87	0	44	43	0	1	0	0	0	120	0
13	51	1	1	1	0	0	85	0	45	48	1	1	0	0	0	15	1
14	55	0	1	0	0	1	82	0	46	44	0	0	0	1	0	4	1
15	49	1	1	1	0	1	76	0	47	60	1	1	1	0	0	120	0
16	52	1	1	1	0	1	74	0	48	40	0	0	0	1	0	16	1
17	48	1	1	1	0	0	63	0	49	32	0	0	0	0	1	24	1
18	54	1	0	1	1	1	101	0	50	44	0	0	0	0	1	19	1
19	38	0	1	0	0	0	100	0	51	48	1	0	0	0	1	120	0
20	40	1	1	1	0	1	66	1	52	72	0	0	0	1	0	24	1
21	38	0	0	0	1	0	93	0	53	42	0	0	0	1	0	2	1
22	19	0	0	0	1	0	24	1	54	63	1	0	1	1	0	120	0
23	67	1	0	1	1	0	93	0	55	55	0	1	1	0	0	12	1
24	37	0	0	1	1	0	90	0	56	39	0	0	0	1	0	5	1
25	43	1	0	0	1	0	15	1	57	44	0	0	0	1	0	120	0
26	49	0	0	0	1	0	3	1	58	42	1	1	1	0	0	120	0
27	50	1	1	1	1	1	87	0	59	74	0	0	0	1	1	7	1
28	53	1	1	1	0	0	120	0	60	61	0	0	0	1	0	40	1
29	32	1	1	1	0	0	120	0	61	45	0	1	0	1	0	108	0
30	46	0	1	0	0	1	120	0	62	38	0	1	0	0	0	24	1
31	43	1	0	1	1	0	120	0	63	62	0	0	0	1	0	16	1
32	44	1	0	1	1	0	120	0									

(二)分析步骤

1.建立数据文件

建立数据文件时,取9个变量,变量的名称和赋值见表13-6。数据文件有9列63行,如图13-12所示。

图 13 – 12　　数据文件"例 13 – 3. sav"

2. 统计分析

(1)菜单选择【分析】→【生存函数】→【Cox 回归】,弹出"Cox 回归"主对话框,如图 13 – 13所示。

(2)将变量生存时间"t"调入右边时间框中。变量 y 调入状态框中,单击"定义事件…"按钮,定义表示终点事件发生的标记值,本例中选择单值 "1"表示死亡。变量 $X1$、$X2$、$X3$、$X4$、$X5$、$X6$ 调入右边协变量框中。单击"方法:"右边按钮,选择入选方程内变量的方法,共有 7 种方法:①进入:选入协变量框内的全部变量;②向前:条件:基于条件参数估计的前进法;③向前:LR:基于偏最大似然估计的前进法;④向前:Wald:基于 Wald 统计量的前进法;⑤向后:条件:基于条件参数估计的后退法;⑥向后:LR:基于偏最大似然估计的后退法;⑦向后:Wald:基于 Wald 统计量的后退法,例 13 –3 选择:向后:LR。层:分层分析,控制某个混杂因素。

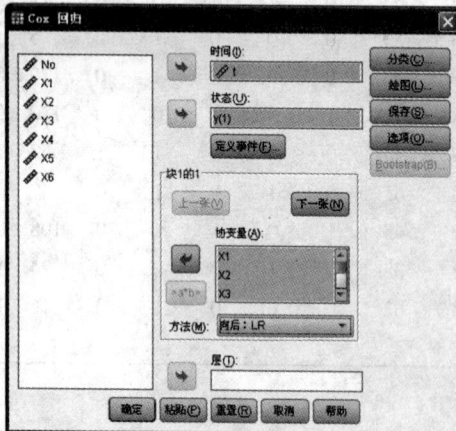

图 13 –13　Cox 回归对话框

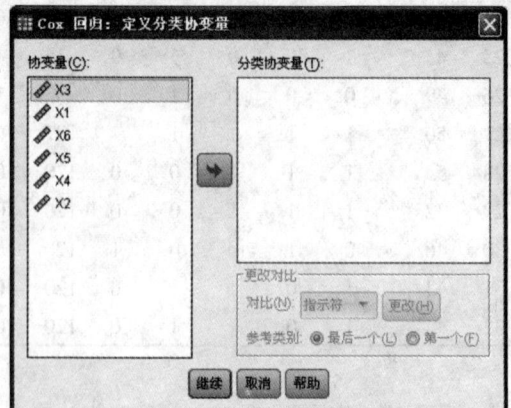

图 13 –14　Cox 回归:定义分类协变量对话框

(3)单击右上部"分类…"按钮,弹出"Cox 回归:定义分类协变量"子对话框,如图 13 –14所示。分类协变量:选入需要做哑变量的多分类协/自变量,更改对比:多分类协变量不同类间比较的定义与修改,参照类别:哑变量参照的选择,例 13 – 3 不选择。单击"继续"

回到主对话框。

(4)单击右上部"绘图…"按钮,弹出"Cox 回归:图"子对话框,如图 13-15 所示。在图类型有 4 种类型:①生存函数:累积生存函数曲线;②危险函数:累积风险函数曲线;③负对数累积生存函数的对数:对数累积生存函数乘以 -1 后的对数;④1 减去生存函数:1 减累积生存函数后的曲线,本例选择生存函数。更改值:各自变量用于作图的值,例 13-3 选择系统默认的均值。单线:从左边协变量值的位置下调入分层变量作图,例 13-3 不选择。单击"继续"回到主对话框。

(5)单击右上部"保存…"按钮,弹出"Cox 回归:保存新变量"子对话框,如图 13-16 所示。生存函数有 7 种函数值可保存为新变量,例 13-3 不选择。单击"继续"回到主对话框。

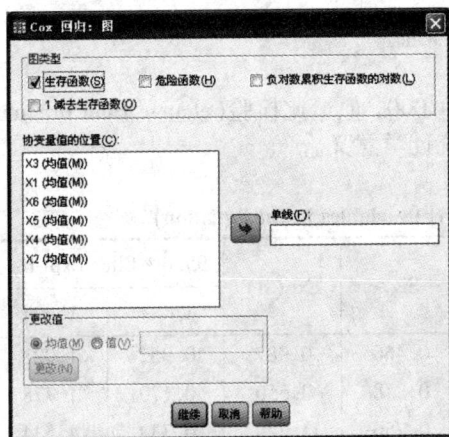

图 13-15 Cox 回归:图对话框

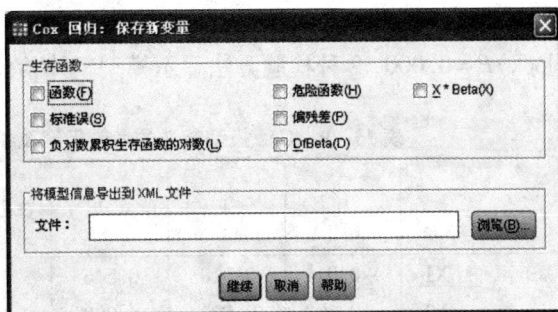

图 13-16 Cox 回归:保存新变量对话框

(6)单击右上部"选项…"按钮,弹出"Cox 回归:选项"子对话框,如图 13-17 所示。在模型统计量下选择 CI 用于 exp[B]:相对危险度的可信区间。系统默选 95% 可信区间。估计值的相关性即回归系数的相关阵。步进概率:逐步回归分析中模型保留变量的检验水准,系统默认选入变量为 $P \leqslant 0.05$,剔除变量为 $P > 0.10$。本例选择:进入:0.05;删除:0.06。显示模型信息:

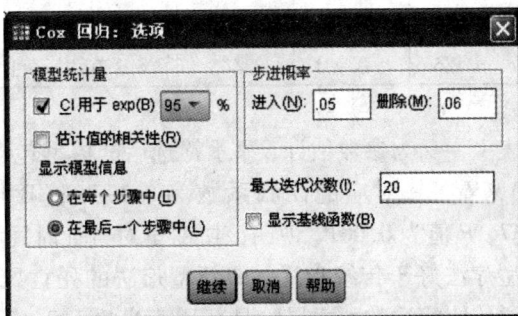

图 13-17 Cox 回归:选项对话框

在每个步骤中:输出每一步的模型;在最后一个步骤中:输出最后一步的模型;例 13-3 选择在最后一个步骤中。最大迭代次数,例 13-3 选择系统默认 20 次。单击"继续"回到主对话框。

(7)单击"确定"按钮,得输出结果。

三、主要结果及解释

Cox 回归过程共五步, 输出的主要结果(只看第五步)见表 13 – 8, 表 13 – 9 和图 13 – 18。

表 13 – 8   模型检验(omnibus tests of model coefficients[b])

Step	−2Log Likelihood	Overall(score)			Change From Previous Step			Change From Previous Block		
		Chi-square	df	Sig.	Chi-square	df	Sig.	Chi-square	df	Sig.
1[a]	180.052	20.174	6	0.003	21.942	6	0.001	21.942	6	0.001
5	182.777	17.594	2	0.000				19.217	2	0.000

a. Variable(s) Entered at Step Number 1:X1, X2, X3, X4, X5, X6
b. Beginning Block Number 1. Method = Backward Stepwise(Likelihood Ratio)

表 13 – 8 为模型检验, 其中计分检验(Score)$P = 0.000$, 似然比检验(change from previous block)$P = 0.000$, 2 种检验方法显示模型整体检验有统计学意义。

表 13 – 9   Cox 模型筛选的危险因素及参数估计(variables in the equation)

		B	SE	Wald	df	Sig.	Exp(B)	95.0% CI for Exp(B)	
								Lower	Upper
Step1	X1	−0.014	0.018	0.546	1	0.460	0.987	0.952	1.023
	X2	−0.598	0.599	0.998	1	0.318	0.550	0.170	1.778
	X3	0.207	0.666	0.096	1	0.756	1.229	0.333	4.534
	X4	−1.329	0.688	3.728	1	0.054	0.265	0.069	1.020
	X5	1.267	0.739	2.937	1	0.087	3.549	0.834	15.112
	X6	0.366	0.440	0.692	1	0.406	1.442	0.609	3.414
Step5	x4	−1.762	0.548	10.337	1	0.001	0.172	0.059	0.503
	X5	0.931	0.445	4.389	1	0.036	2.538	1.062	6.066

表 13 – 9 为参数估计, 显示筛选后的模型包含 X_4 和 X_5 两个协变量。从协变量 X_4(治疗方式)来看, 其对应的回归系数为 − 1.762(B), 标准误为 0.548(SE); Wald 统计量为 10.337, P 值为 0.001, 说明该协变量对生存时间有影响; 其对应的相对危险度为 0.172, 说明新型疗法好于传统疗法, 即新型疗法的死亡风险只是传统疗法的 0.172 倍(或 17.2%)。或者说传统疗法的死亡风险是新型疗法的 1/0.172 = 5.814 倍。该相对危险度对应的 95% 的可信区间为 0.059 − 0.503(95% CI for Exp(B))。协变量 X_5(淋巴结是否转移)对应的相对危险度为 2.538, 说明有淋巴结转移患者的死亡风险是无淋巴结转移患者的 2.538 倍。

图 13 – 8 为累积生存函数曲线。

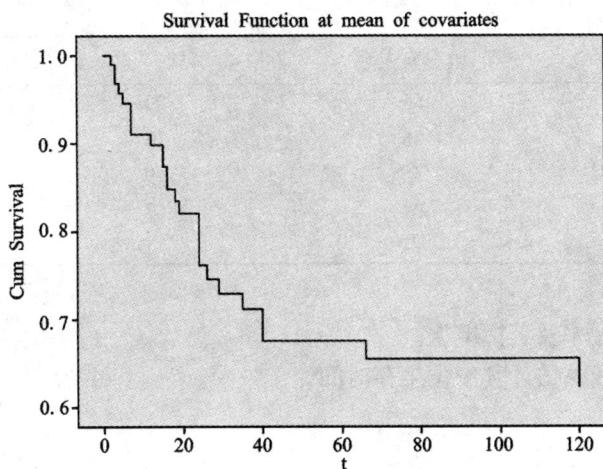

图13-18 累积生存函数曲线

[练习题]

1. 某研究者分别用免疫疗法(BCG)与药物和免疫疗法相结合治疗黑色素瘤患者,经随访得到各患者的生存时间(月)见下表。

BCG 治疗组	33.7[+] 3.8 6.3 2.3 6.4 23.8[+] 1.8 5.5 16.6[+] 33.7[+] 17.1[+]
药物和 BCG	4.3 26.9[+] 21.4[+] 18.1[+] 5.8 3.0 11.0[+] 22.1 23.0[+] 6.8 10.8[+]
结合治疗组	2.8 9.2 15.9 4.5 9.2 8.2[+] 8.2[+] 7.8[+]

(1)试计算其生存率及其标准误。
(2)对两组的生存率进行 log-rank 检验。
(3)绘制生存曲线。

2. 研究者收集的女性心绞痛患者的生存数据见下表。

女性心绞痛患者的生存时间(年)资料

诊断后的年数	期初观察人数	失访人数	死亡人数
0 ~	555	0	82
1 ~	473	8	30
2 ~	435	8	27
3 ~	400	7	22
4 ~	371	7	26
5 ~	338	28	25
6 ~	285	31	20
7 ~	234	32	11
8 ~	191	24	14
9 ~	153	27	13
10 ~	113	22	5

续上表

诊断后的年数	期初观察人数	失访人数	死亡人数
11 ~	86	23	5
12 ~	58	18	5
13 ~	35	9	2
14 ~	24	7	3
15 ~	14	11	3

（1）试计算其生存率及其标准误。

（2）绘制生存曲线并估计其中位生存时间。

（虞仁和　李杏莉）

第十四章　判别分析

一、基本概念

判别分析（discriminant analysis）是根据观察或测量到若干变量值，判断研究对象如何分类的方法。临床上经常需要根据患者的主诉、体征、检查结果等作出诊断。例如对于急腹症的患者，需要诊断患病原因。诊断阑尾炎时需要与其他急腹症作鉴别诊断。确诊为阑尾炎后，还需诊断属何种类型，如是否并发腹膜炎、是否穿孔等，以便确定治疗方案。与临床诊断类似的还有放射学诊断、病理学诊断等。对于这类问题，临床医师或研究者往往是根据经验作出判断。判别分析常用于临床辅助鉴别诊断，计量诊断学就是以判别分析为主要基础迅速发展起来的一门科学。

进行判别分析时必须已知观察对象的分类和若干表明观测对象特征的变量值。判别分析就是要从中筛选出能提供较多信息的变量并建立判别函数，使得利用推导出的判别函数对观察量判别其所属类别时的错判率最小。

判别函数的一般形式如下：

$$Y = a_1X_1 + a_2X_2 + \cdots + a_nX_n$$

其中 Y 为判别指标，根据所用方法不同，可能是概率，也可能是坐标值或分值。X_1、X_2 等为反映研究对象特征的变量，a_1、a_2 等为各变量的系数，也称判别系数。

为了建立该函数就必须使用一个训练样本，所谓训练样本就是已知实际分类且各指标的观测值也已测得的样本，它对判别函数的建立非常重要，因此必须是由金标准确定的分类，如果中间出现一例错分，就会导致判别函数的判别效果大大降低。

常用的判别方法有：最大似然法、距离判别、Fisher 判别、Bayes 判别，在 SSPS 的【分类】→【判别】过程中默认使用的是后两种方法，并以 Fisher 判别为主给出结果，在指定选项后也可以给出 Bayes 判别式的结果。但容易引起误会的是，用于输出 Bayes 判别式的复选框的名字恰恰就叫 Fisher！这是因为按判别函数值最大的一组进行归类，这种思想是 Fisher 提出的，因而 SPSS 以此命名。请大家使用时给予注意。

二、例题及统计分析

（一）例题

例 14 -1　欲用 4 个标化后的影像学指标鉴别诊断脑囊肿（1 类）、胶质瘤（2 类）、转移瘤（3 类）等 3 种疾病类型，现收集 17 例完整、确诊的资料见表 14 -1，试建立判别 Bayes 函数（孙振球、徐勇勇主编. 医学统计学（第 4 版）. 北京：人民卫生出版社，2014：P307. ）。

表 14 – 1   4 个指标的观测数据与判别结果

编号	X_1	X_2	X_3	X_4	原分类	后验概率			判别结果
						1 类	2 类	3 类	
1	6.0	– 11.5	19	90	1	0.982	0.018	0.000	1
2	– 11.0	– 18.5	25	– 36	3	0.000	0.140	0.860	3
3	90.2	– 17.0	17	3	2	0.002	0.548	0.450	2
4	– 4.0	– 15.0	13	54	1	0.970	0.030	0.001	1
5	0.0	– 14.0	20	35	2	0.099	0.667	0.235	2
6	0.5	– 11.5	19	37	3	0.004	0.413	0.584	3
7	– 10.0	– 19.0	21	– 42	3	0.000	0.151	0.848	3
8	0.0	– 23.0	5	– 35	1	0.427	0.520	0.053	2
9	20.0	– 22.0	8	– 20	1	0.505	0.459	0.037	1
10	– 100.0	– 21.4	7	– 15	1	0.977	0.023	0.001	1
11	– 100.0	– 21.5	15	– 40	2	0.176	0.581	0.247	2
12	13.0	– 17.2	18	2	2	0.021	0.630	0.350	2
13	– 5.0	– 18.5	15	18	1	0.864	0.137	0.007	1
14	10.0	– 18.0	14	50	1	0.998	0.002	0.000	1
15	– 8.0	– 14.0	16	56	1	0.904	0.092	0.005	1
16	0.6	– 13.0	26	21	3	0.000	0.261	0.739	3
17	– 40.0	– 20.0	22	– 50	3	0.000	0.167	0.833	3

（二）分析步骤

1. 建立数据文件

建立数据文件"例 14 – 1. sav"，如图 14 – 1 所示。

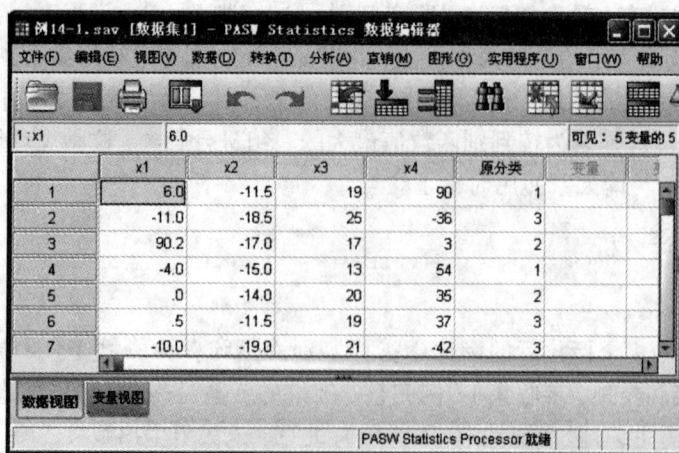

图 14 – 1   数据文件"例 14 – 1. sav"

2. 统计分析

从菜单中选择【分析】→【分类】→【判别…】,弹出"判别分析"对话框,如图 14-2 所示。

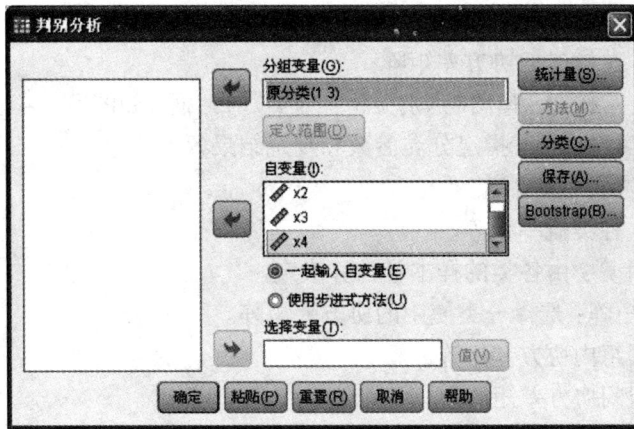

图 14-2 判别分析对话框

(1)分组变量框:用于选择已知的类别变量。进入变量后,激活"定义范围:"选项,具体确定变量的取值范围。

(2)自变量框:用于选入建立判别函数所需的变量。可以是确定对结果判别有用的变量,也可以是可疑变量。后者可以使用逐步法来筛选。

(3)一起输入自变量:所有自变量同时进入判别函数,系统默认值。

(4)使用步进式方法:逐步判别法,按指定的进入/删除标准,依次引入和剔除变量,直到方程稳定为止。

(5)选择变量框:默认隐藏,用于定义记录选择条件。选中一个变量引入框中,然后单击右侧的"值…"按钮弹出"判别分析:设置值"对话框中设定一个取值,这样全部记录中只有该变量取值等于该值的记录才纳入分析。

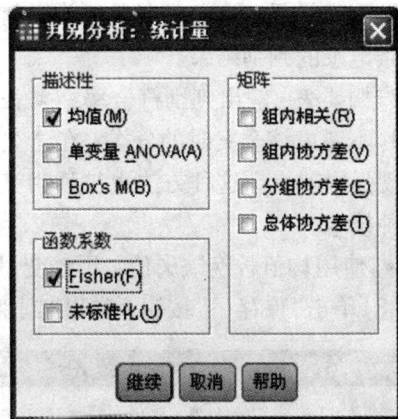

图 14-3 判别分析:统计量对话框

(6)单击"统计量…"按钮,弹出"判别分析:统计量"对话框,如图 14-3 所示

● 描述性:描述统计量。

1)均值:给出各组(各分类)所有自变量的均数和标准差。

2)单变量 ANOVA:对所有自变量进行单因素分析,看它们在各组间有无差别。

3)Box's M:进行组间协方差检验。

● 函数系数:判别函数系数。

1)Fisher:给出 Bayes 判别准则的判别函数。

2)未标准化:给出 Fisher 判别法建立的判别函数的未标化系数。

- 矩阵：自变量的系数矩阵。

1）组内相关：类内相关矩阵。

2）组内协方差：类内协方差矩阵。

3）分组协方差：对每类输出一个类间协方差矩阵。

4）总体协方差：总样本的协方差矩阵。

（7）单击"分类…"按钮，弹出"判别分析：分类"对话框，如图 14 - 4 所示。

- 判别分析分类对话框：指定分类参数和判别结果。
- 先验概率：选择先验概率。

1）所有组相等：各类概率相等。

2）根据组大小计算：由各类的样本量计算决定。

- 使用协方差矩阵：选择分类使用的协方差矩阵。

1）在组内：使用组内协方差矩阵。

2）分组：使用组间协方差矩阵。

- 图：选择要求输出的统计图。

1）合并组：各类共同输出在一幅图中。

2）分组：每类单独输出一幅散点图。

3）区域图：画出领域图（分类区域图）。

- 输出：选择一些可以输出的指标。

1）个案结果：输出每个观察单位判别后所属类别。将个案限制在前：按设定记录数输出前 n 条记录的判别结果。

2）摘要表：输出判别符合率结果表。

3）不考虑该个案时的分类：在建立判别函数时去掉该例，然后用函数进行判别，这样可以发现强影响点。这种方法也被称为交互验证（Cross-Validation），在统计分析中是非常重要的一种技术。

- 使用均值替换缺失值：用该变量的均值代替缺失值。

（8）单击"保存…"按钮，弹出"判别分析：保存"对话框，如图 14 - 5 所示。

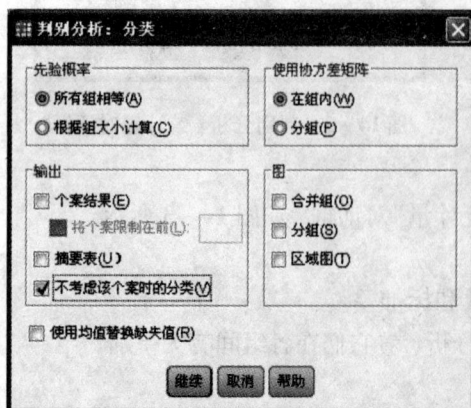

图 14 - 4　判别分析：分类对话框　　　　　**图 14 - 5　判别分析：保存对话框**

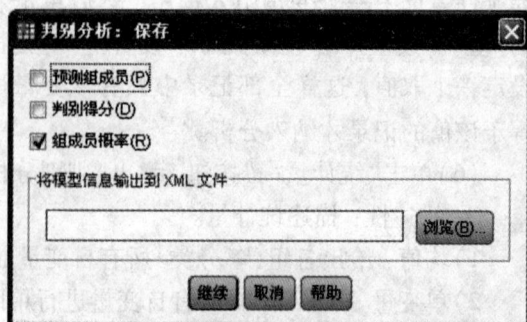

- 保存对话框：指定生成并保存在数据文件中的新变量。

1）预测组成员：将预测观察单位所属类别保存为新变量。

2）判别得分：输出各记录的判别分数并保存为新变量。

3）组成员概率：输出观察单位属于某一类的概率。

（9）单击"方法…"按钮，弹出"判别分析：步进法"对话框，如图14-6所示。

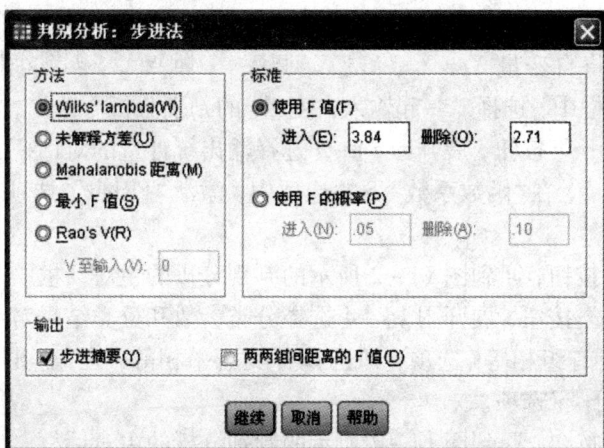

图14-6 判别分析：步进法对话框

- 使用步进式方法：选择进行逐步判别分析

- 方法：选择逐步判别分析的方法。

1）Wilks' lambda：使Wilk的统计量最小化法（系统默认）。

2）未解释方差：使各类不可解释的方差和最小化法。

3）Mahalanobis距离：使最近两类间的Mahalanobis距离最大化法。

4）最小F值：使任何两类间的F值最大化法。

5）Rao's V：使Rao V统计量最大化。可以对一个要加入到模型中的变量的V值指定一个最小增量。应该在该项下面的"V至输入"后的矩形框中输入这个增量的指定值。

- 标准：选择逐步判别进入、删除变量的界值。

1）使用F值：使用F值（系统默认），默认值是：进入：3.84；删除：2.71即当被进入变量F值＞=3.84时才把该变量进入到模型中，否则变量不能进入模型；当要从模型中删除的变量F值＜=2.71时，该变量才删除出模型，否则模型中的变量不会被删除。注意：进入值（进入变量的F值）＞删除值（删除变量的F值）。

2）使用F的概率：使用F值的概率。进入变量的F值概率的默认值是0.05（5%）；删除变量的F值概率是0.10（10%）。删除值（删除变量的F值概率）＞进入值（进入变量的F值概率）。

- 输出：输出内容的选择。

1）步进摘要：仅要求显示进入或删除模型的变量统计量。即选择变量的小结。

2）两两组间距离的F值：要求显示两两类之间的两两F值矩阵。

3. 例14-1的具体操作步骤

（1）从菜单中选择【分析】→【分类】→【判别…】，弹出"判别分析"对话框，如图14-2所示。

（2）将类别变量"原分类"调入"分组变量："下方的方框中，激活"定义范围："选项，展开"判别分析：定义范围"对话框，具体确定变量的取值范围。如图 14 -7 所示。

（3）分别在"最小值"右侧的方框中输入 1，在"最大值"右侧的方框中输入 3。

（4）单击"继续"按钮，回到图 14 -2 所示的判

图 14 -7　判别分析：定义范围对话框

别分析的主对话框，将自变量 X_1、X_2、X_3、X_4 调入"自变量："下面的方框中，选择"一起输入自变量"的判别分析方法。

（5）单击"统计量…"按钮，展开图 14 -3 选择输出统计量的对话框，在"描述性"下的选项中，激活"均值"选项，在"函数系数"下的选项中，激活"Fisher"选项，即给出 Bayes 判别准则的判别函数。

（6）单击"继续"按钮，回到图 14 -2 所示的判别分析的主对话框。

（7）单击"分类…"按钮，展开图 14 -4 选择分类参数和分类结果对话框，在"先验概率"下的选项中，激活"所有组相等"选项，即选择各类概率相等；在"输出"下的选项中，激活"不考虑该个案时的分类"选项。

（8）单击"继续"按钮，回到图 14 -2 所示的判别分析的主对话框。

（9）单击"保存…"按钮，展开图 14 -5 保存对话框，选择"组成员概率"选项。单击"继续"按钮，回到图 14 -2 所示的判别分析的主对话框。

（10）单击"确定"按钮，得输出结果。

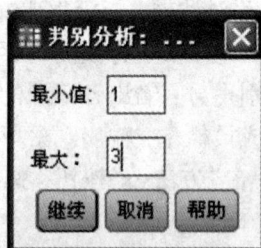

三、主要结果及解释

例 14 -1 进行判别分析输出的主要结果见表 14 -2 ~ 表 14 -12 和图 14 -8。

表 14 -2　观察单位基本信息(analysis caes processing summary)

Unweighted Cases		N	Percent
Valid		17	100.0
Excluded	Missing or out-of-range group codes	0	0.0
	At least one missing discriminating variable	0	0.0
	Both missing or out-of-range group codes and at least one missing discriminating variable	0	0.0
	Total	0	0.0
Total		17	100.0

表 14 -2 说明未给予权重的有效观测单位数 17 例，排除观测单位数 0 例，参与分析的观测单位总数 17 例。

表 14 - 3　原分类各指标统计量(group statistics)

原分类		Mean	Std. Deviation	Valid N (listwise)	
				Unweighted	Weighted
1	x1	- 14. 429	38. 2616	7	7. 000
	x2	- 17. 343	4. 1036	7	7. 000
	x3	12. 714	4. 9905	7	7. 000
	x4	31. 143	44. 0395	7	7. 000
2	x1	0. 800	78. 1078	4	4. 000
	x2	- 17. 425	3. 0859	4	4. 000
	x3	17. 500	2. 0817	4	4. 000
	x4	0. 000	30. 7571	4	4. 000
3	x1	- 6. 650	19. 7802	6	6. 000
	x2	- 17. 333	4. 1433	6	6. 000
	x3	20. 167	6. 4936	6	6. 000
	x4	- 15. 000	35. 8329	6	6. 000
Total	x1	- 8. 100	43. 0496	17	17. 000
	x2	- 17. 359	3. 6696	17	17. 000
	x3	16. 471	5. 9068	17	17. 000
	x4	7. 529	41. 8854	17	17. 000

表 14 - 3 给出了原分类各指标的均数和标准差以及给予权重的情况。例如,原分类为一类疾病的四个指标 X1、X2、X3 和 X4 的均数分别为 - 14. 429、- 17. 343、12. 714 和 31. 143; 标准差分别为 38. 2616、4. 1036、4. 9905 和 44. 0395。未给予权重的均为 7 例。

表 14 - 4　典型判别系数特征值(eigenvalues)

Function	Eigenvalue	% of Variance	Cumulative%	Canonical Correlation
1	3. 116[a]	99. 6	99. 6	0. 870
2	0. 012[a]	0. 4	100. 0	0. 111

a. First2 canonical discriminant functions were used in the analysis.

表 14 - 4 说明在分析中一共提取出两个维度的典型判别函数,其中第一个函数解释了所有变异的 99. 6% ,剩下的 0. 4% 的变异则第二个判别函数来解释。

表 14 – 5　典型判别函数 Wilks 的 Lambada 检验结果(wilks' lambda)

Test of Function(s)	Wilks' Lambda	Chi-quare	df	Sig.
1 through2	0.240	17.840	8	0.022
2	0.988	0.154	3	0.985

表 14 – 5 用来说明建立的各个判别函数有无统计学意义,第一个判别函数的 Wilks' Lambda 值为 0.240,χ^2 值为 17.840,自由度为 8,P 值 0.022,有统计学意义;第二个判别函数的 Wilks' Lambda 值为 0.988,χ^2 值为 0.154,自由度为 3,P 值 0.985,无统计学意义。

表 14 – 6　标准化典型判别函数系数(standardized canonical discriminant function coefficients)

	Function	
	1	2
x1	0.450	1.040
x2	2.130	− 0.418
x3	0.244	− 0.125
x4	− 2.642	0.039

表 14 – 6 为两个判别函数中各个变量的标准化系数,可用来判断两个函数分别主要受哪些变量的影响较大。同时,知道了该系数就可以写出标准化的判别函数式。

本例的两个判别函数式如下:

$$Y_1 = 0.450X_1 + 2.130X_2 + 0.244X_3 - 2.642X_4$$
$$Y_2 = 1.040X_1 - 0.418X_2 - 0.125X_3 + 0.039X_4$$

实际上两个函数式计算的是各观测在各个维度上的坐标值,这样我们就可以通过这两个函数式计算出各观测的具体空间位置。

表 14 – 7　判别指标与主成分间的相关系数矩阵(structure matrix)

	Function	
	1	2
x3	0.398 *	− 0.258
x4	− 0.332 *	0.053
x1	0.060	0.891 *
x2	− 0.001	− 0.093 *

Pooled within-groups correlations between discriminating variables and standardized canonical discriminant functions Variables ordered by absolute size of correlation within function.

* . Largest absolute correlation between each variable and any discriminant function

表 14 - 7 为按绝对值大小依次排列的各变量与主成分间的相关系数。

表 14 - 8   各类别重心在空间的坐标位置(function at group centroids)

原分类	Function	
	1	2
1	− 1.846	− 0.032
2	0.616	0.178
3	1.744	− 0.081

表 14 - 8 为各类别重心在空间的坐标位置,此外为二维。如一类疾病重心为(− 1.846, − 0.032)。这样,只要在前面计算出各观测具体坐标位置后,再计算出它们分别离散各重心的距离,就可以知道它们的分类了。

表 14 - 9   判别分析过程缺失值的情况报告(classification processing summary)

Processed		17
Excluded	Missing or out-of-range group codes	0
	Atleast one missing discriminating variable	0
Used in Output		17

表 14 - 9 为缺失值的情况报告,结果为无缺失值。

表 14 - 10   各分类的先验概念(pior probabilities for groups)

原分类	Prior	Cases Used in Analysis	
		Unweighted	Weighted
1	0.333	7	7.000
2	0.333	4	4.000
3	0.333	6	6.000
Total	1.000	17	17.000

表 14 - 10 为各分类的先验概率的情况,本例采用了等概率,均为 $1/3(\approx 0.333)$。

表 14 - 11　判别函数系数(classification function coefficients)

	原分类		
	1	2	3
x1	- 0.074	- 0.045	- 0.040
x2	- 19.412	- 18.097	- 17.457
x3	4.549	4.661	4.720
x4	1.582	1.414	1.337
(Constant)	- 223.516	- 199.536	- 190.099

Fisher's linear dis criminant functions

表 14 - 11 给出了"Fisher"选项下的判别函数系数。

我们据此可以写出三类疾病判别函数式如下：

一类疾病：

$Y1 = = -223.516 - 0.074X1 - 19.412X2 + 4.549X3 + 1.582X4$

二类疾病：

$Y2 = = -199.536 - 0.045X1 - 18.097X2 + 4.661X3 + 1.414X4$

三类疾病：

$Y3 = = -190.099 - 0.040X1 - 17.457X2 + 4.720X3 + 1.337X4$

判别分析的目的就是根据判别函数对其他的观测单位进行判别。例如，例 14 - 1 需用 4 个指标鉴别三类疾病，如某个编号的患者，$X1$、$X2$、$X3$ 和 $X4$ 分别为：0.4、- 13.6、21 和 34。试判别该患者患三类疾病中的哪类疾病？

一类疾病：

$Y1 = -223.516 - 0.074 \times 0.4 - 19.412 \times (-13.6) + 4.549 \times 21 + 1.582 \times 34 = 189.7746$

二类疾病：

$Y2 = -199.536 - 0.045 \times 0.4 - 18.097 \times (-13.6) + 4.661 \times 21 + 1.414 \times 34 = 192.4922$

三类疾病：

$Y3 = -190.099 - 0.040 \times 0.4 - 17.457 \times (-13.6) + 4.720 \times 21 + 1.337 \times 34 = 191.8782$

该患者患三类疾病中的二类疾病。

表 14 - 12 第一部分是使用普通方法对训练样本中每条记录的判别结果，等同于使用"个案结果"复选框的输出结果。可以看出该判别函数对三类疾病的正确判断率分别为 85.7% (6/7)，100% (4/4)，83.3% (5/6)。

第二部分是为交互验证的结果，等同于使用"不考虑该个案时的分类"复选框的输出结果。该判别函数对三类疾病的正确判断率分别为 85.7% (6/7)，50% (2/4)，66.7% (4/6)。

表下的 b 表示：使用"个案结果"的方法得出判别函数的正确判断率为：88.2% 〔(6 + 4 + 5)/(7 + 4 + 6)〕。

表下的 c 表示：使用交互验证的方法得出判别函数的正确判断率为：70.6% 〔(6 + 2 + 4)/(7 + 4 + 6)〕。

表 14 −12　判别结果（classification results[b,c]）

原分类			Predicted Group Membership			Total
			1	2	3	
Original	Count	1	6	1	0	7
		2	0	4	0	4
		3	1	0	5	6
	%	1	85.7	14.3	0.0	100.0
		2	0.0	100.0	0.0	100.0
		3	16.7	0.0	83.3	100.0
Cross-validated[a]	Count	1	6	1	0	7
		2	1	2	1	4
		3	1	1	4	6
	%	1	85.7	14.3	0.0	100.0
		2	25.0	50.0	25.0	100.0
		3	16.7	16.7	66.7	100.0

a. Cross validation is done only for those cases in the analysis. In cross validation, each case is classified by the functions derived fron all cases other than that case.

b. 88.2% of original grouped cases correctly classified.

c. 70.6% of cross-validated grouped cases correctly classified.

图 14 −8 显示：【保存…】子对话框中选择"组成员概率"后，数据文件中添加了输出观测单位判别分析后属于某一类的概率，例如，第一观测单位属于一类疾病、二类疾病和三类疾病的概率分别是 0.98115、0.01840 和 0.00044，属于一类疾病概率最大。第一观测单位原分类为一类，判别分析的结果也为一类。

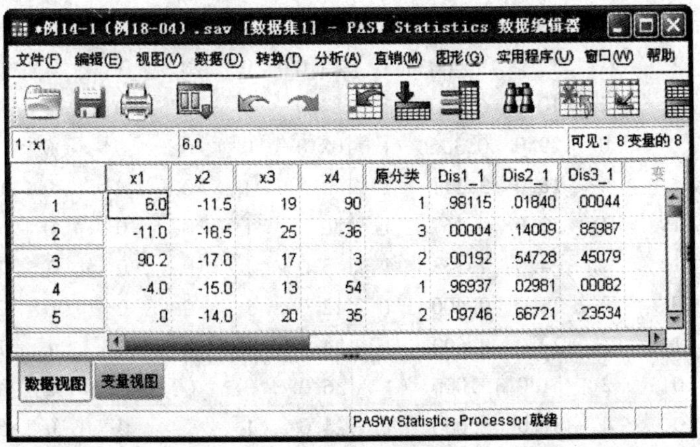

图 14 −18　数据文件添加观察单位判别分析后属于某一类的概率

[**附注**]关于逐步判别分析

逐步判别分析与一般判别分析的不同在于逐步判别分析首先要筛选自变量，即在"判别分析"的主对话框中，选择"使用步进式方法"的判别分析方法，单击"方法…"按钮，弹出"判别分析：步进法"对话框，在对话框中选择逐步判别分析时所用的拟合方法，选择进入/删除的标准及选择需要输出的结果，方法类似于前述的逐步回归分析方法；逐步判别分析结果的解释，前部分结果等同于逐步回归分析，后部分结果等同于一般判别分析。因此，本章不再详细讲解逐步判别分析。

[**练习题**]

为了明确诊断出小儿肺炎三种类型，某研究单位测得 32 名结核性、13 名化浓性和 18 名细菌性肺炎患儿共 63 名的 7 项生理、生化指标见下表。试用 Bayes 判别及逐步判别建立判别函数并判别之(本资料由西安第四军医大学西京医院小儿科提供)。

63 例三种类型小儿肺炎 7 项生理、生化指标观测结果

X_1	X_2	X_3	X_4	X_5	X_6	X_7	肺炎类型	X_1	X_2	X_3	X_4	X_5	X_6	X_7	肺炎类型
3.0	0	0	1	2	7.0	0.683	1	4.0	1	0	0	0	7.0	4.571	1
7.0	0	0	0	0	46.0	2.857	1	84.0	1	0	1	1	48.0	1.700	2
3.0	1	0	0	1	8.0	0.667	1	30.0	1	2	0	1	21.0	1.840	2
8.0	1	0	0	1	50.0	4.500	1	96.0	0	0	0	1	30.0	11.333	2
14.0	0	0	1	1	91.5	2.150	1	132.0	1	0	0	0	75.5	5.571	2
13.0	1	0	1	1	15.0	8.500	1	96.0	0	0	0	1	48.0	7.000	2
24.0	1	0	1	2	12.0	7.600	1	96.0	1	2	0	0	73.0	4.556	2
4.0	1	0	1	2	7.0	1.625	1	120.0	1	0	0	0	41.0	4.111	2
2.0	0	0	1	1	20.0	9.250	1	60.0	0	0	0	2	77.5	1.429	2
6.0	0	0	1	1	42.0	6.071	1	144.0	0	0	0	0	43.0	0.500	2
10.0	0	0	1	1	18.0	0.278	1	18.0	0	0	0	0	60.0	1.727	2
1.3	1	0	1	1	30.0	19.500	1	24.0	1	2	0	0	22.5	3.100	2
24.0	1	0	1	1	12.0	9.500	1	48.0	0	0	1	1	65.0	2.100	2
0.3	1	0	0	1	10.0	6.750	1	84.0	0	0	0	0	74.0	4.375	2
2.0	1	0	0	0	29.0	0.306	1	108.0	0	0	0	0	6.0	17.200	3
7.5	0	2	1	0	18.0	3.111	1	3.0	0	0	0	0	68.0	3.500	3
8.0	0	0	1	1	32.0	0.167	1	36.0	0	0	0	0	70.0	10.667	3
34.0	0	1	1	1	4.0	4.333	1	3.0	0	0	0	1	25.0	2.222	3
8.0	0	0	0	0	32.0	0.400	1	12.0	0	0	0	0	23.0	4.167	3
7.0	1	0	1	1	20.0	8.600	1	24.0	0	0	0	0	78.0	3.417	3
3.0	1	0	0	2	51.0	13.000	1	36.0	0	0	0	0	43.0	10.533	3
10.0	1	2	0	0	81.0	42.000	1	24.0	0	0	0	0	53.0	24.000	3
5.0	1	0	0	0	30.0	3.000	1	12.0	0	0	0	0	78.0	13.667	3
42.0	1	0	1	2	15.5	0.102	1	120.0	0	0	0	0	25.0	5.667	3

续上表

X_1	X_2	X_3	X_4	X_5	X_6	X_7	肺炎类型	X_1	X_2	X_3	X_4	X_5	X_6	X_7	肺炎类型
4.0	1	2	1	2	45.0	2.200	1	72.0	1	0	0	0	39.0	46.000	3
1.0	1	0	0	2	50.5	1.579	1	84.0	0	0	0	0	15.0	12.000	3
1.5	1	0	0	1	10.5	0.733	1	21.0	1	0	1	1	74.0	9.667	3
6.0	0	0	0	0	14.0	16.000	1	18.0	1	0	0	0	84.0	12.667	3
14.0	1	0	1	1	5.0	0.563	1	12.0	1	2	0	0	37.5	3.857	3
7.0	1	2	1	1	17.5	0.933	1	120.0	1	0	0	0	50.0	27.000	3
10.0	0	0	1	1	75.0	1.067	1	19.0	1	0	0	0	70.0	10.000	3
								18.0	1	0	0	0	89.0	5.857	3

（虞仁和　胡平成）

第十五章　聚类分析

聚类分析(clustering analysis)是按照"物以类聚"的原则将性质相近的变量或观察单位进行归类,属于探索性统计分析方法。按照分类目的可分为两大类:R 型聚类:又称指标聚类,是指将 m 个指标归类的方法,其目的是指标降维从而选择有代表性的指标。Q 型聚类:又称样品聚类,是指将 n 个样品归类的方法,其目的是找出样品间的共性。

第一节　系统聚类

一、基本概念

系统聚类(hierarchical clustering analysis)将相似的样品(变量)归类的最常用方法,聚类过程为:先将各个样品(变量)独自视为一类,即各类只含一个样品(变量),计算类间相似系数矩阵,其中的元素是样品(变量)间的相似系数。然后将相似系数最大(距离最小或相关系数最大)的两类合并成新类,计算新类与其余类间相似系数;依此类推,最后将所有的变量或样品全聚在一类中。

二、例题及统计分析

(一)例题

例 15 -1　现对 10 名女排运动员的 7 项运动指标进行测定,分别为 800 m 跑、立定三级跳远、仰卧起坐、3 m 折返跑、思维灵敏性、运动知觉和适竞感的时间,用 $X_1 \sim X_7$ 表示,见表 15 -1。试用系统聚类法将 10 名运动员归类。(孙振球 徐勇勇主编. 医学统计学/第 4 版. 北京:人民卫生出版社,2014:P318.)

表 15 -1　女排运动员 7 项运动指标测定

	X_1	X_2	X_3	X_4	X_5	X_6	X_7
1	145.03	8.30	60.00	9.35	0.58	0.042	5.60
2	146.25	7.81	62.00	9.56	0.63	0.046	6.00
3	146.13	7.65	61.50	9.69	0.66	0.058	6.30
4	147.13	7.83	61.00	9.73	0.70	0.052	6.43
5	148.34	7.95	61.00	9.68	0.70	0.056	6.76
6	149.20	8.29	62.00	9.86	0.68	0.054	7.10
7	149.84	8.22	61.80	9.72	0.72	0.064	6.93
8	150.76	7.14	61.00	9.80	0.77	0.069	7.42
9	148.42	7.83	62.00	9.60	0.80	0.070	7.70
10	148.39	8.21	62.50	9.68	0.81	0.071	7.75

(二)分析步骤

1.建立数据文件

建立数据文件见"例 15 – 1. sav"，共有 10 行 8 列。见图 15 – 1。

图 15 – 1　数据文件"例 15 – 1. sav"

2.统计分析

(1)菜单选择【分析】→【分类】→【系统聚类】，弹出"系统聚类分析"主对话框，如图 15 – 2所示。

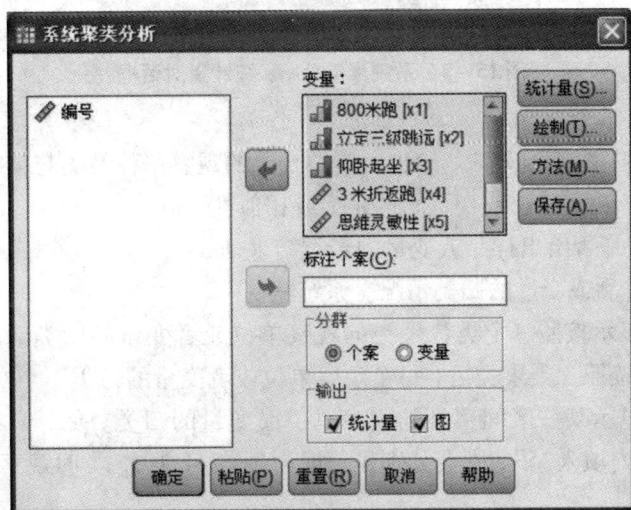

图 15 – 2　系统聚类分析主对话框

（2）将用于聚类的变量从左边的原始变量框选入右边的"变量"下框内，本例为变量
"X_1"、"X_2"、"X_3"，"X_4"，"X_5"，"X_6"，"X_7"。

（3）"标注个案"框是设定对观察单位进行标记的变量。该变量的取值在分析结果中代替
记录号出现。仅在样品聚类中使用。（这里不用）

（4）分群：聚类类型。

⊙ 个案：样品聚类。系统默认。本例选择此项。

○ 变量：变量聚类。

（5）输出：输出选项。

☑　统计量：输出统计量。系统默认。

☑　图：输出聚类图。

（6）点击"统计量…"按钮，弹出"系统聚类分析：统计量"对话框，如图 15 - 3 所示。

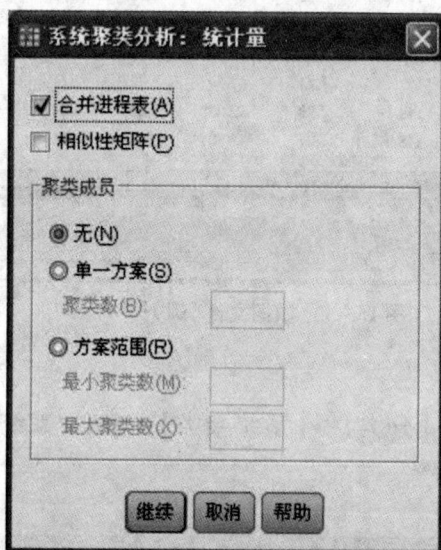

图 15 - 3　系统聚类分析：统计量对话框

☑　合并进程表：凝聚过程表，给出每步中合并的观察单位及类与类之间的距离。

□　相似性矩阵：观察单位或变量间的距离或相似性矩阵。

聚类成员：显示是否给出样品或变量的聚类结果列表。

⊙无　不显示样品或变量的归类情况。系统默认。

○ 单一方案：显示按照一定类数聚类的观察单位或者变量的归类情况。例如聚类数框
内填"3"，就会显示按照 3 类聚类后，每个观察单位或者变量的归类。

○ 方案范围：显示某一区间聚类的观察单位或变量的归类。如，最小聚类数框内填入
"3"；最大聚类数框内填入"5"，则会分别显示聚为 3 类、4 类、5 类时观察单位或者变量的归
类。

点击"继续"按钮，回到主对话框界面

（7）点击"绘制…"按钮，弹出"系统聚类分析：图"对话框，如图 15 - 4 所示。

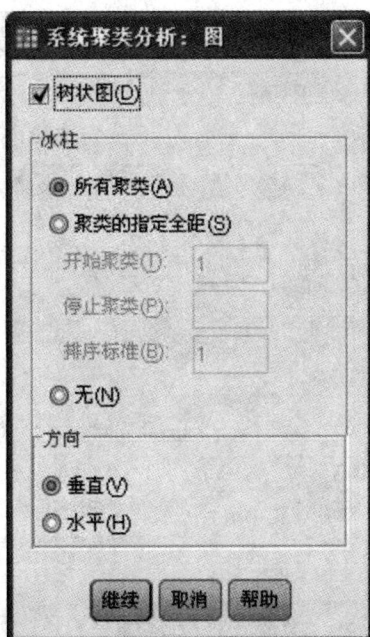

图 15 – 4 系统聚类分析：图对话框

☑ 树状图：输出每一步的聚类情况。

冰柱：冰柱图。

⊙ 所有聚类：显示所有聚类过程的冰柱图。系统默认。

○ 聚类的指定全距：显示某一范围聚类过程的冰柱图。

○ 无：不显示冰柱图。

方向：确定冰柱图的方位。

⊙ 垂直：垂直冰柱图。系统默认。

○ 水平：水平冰柱图。

点击"继续"按钮，回到主对话框。

(8)点击"方法…"按钮，可见"系统聚类分析：方法"对话框，如图 15 –5 所示。

聚类方法：聚类分析时不同类间的距离测量方法。这里提供了 7 种方法，系统默认为组间联接法。

度量标准：用于选择所使用的距离种类。不同的数据类型使用的测距方法不同。

⊙ 区间：计量资料可以使用的一些距离指标。其中系统默认平方 Euclidean 距离（欧式平方距离）。

○ 计数：计数资料可用的一些距离指标。

○ 二分类：二分类变量可以应用的距离指标。

转换值：当用于聚类分析的变量方差相差很大时，也就是变异度很大时，常常会影响结果的正确性，这时应当进行变量的标准化。

□ 标准化：标准化的方法很多可以进行选择，系统默认为不进行标准化。

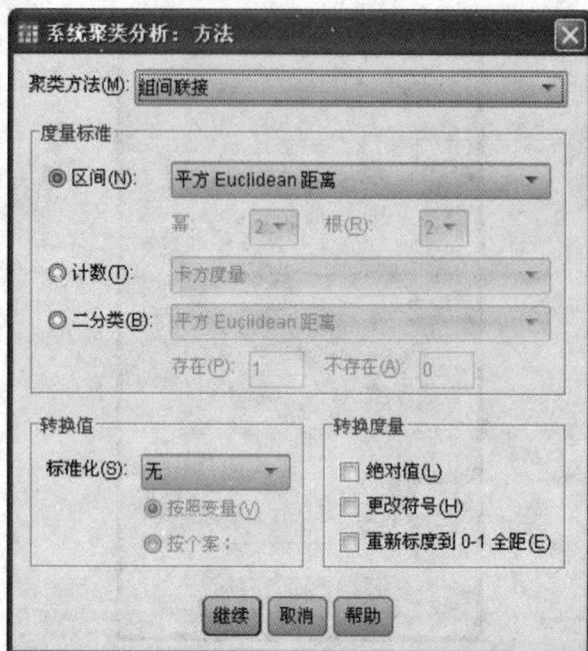

图 15-5　系统聚类分析：方法对话框

转换度量：对已经计算出的距离测量指标进一步的变换。一般不使用本项。

点击"继续"按钮，回到主对话框。

(9)点击"保存"按钮，弹出"系统聚类分析：保存"对话框，如图 15-6 所示。

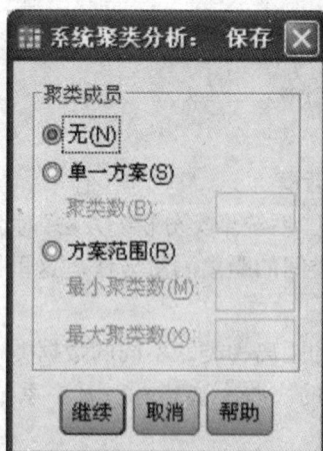

图 15-6　系统聚类分析：保存对话框

点击"继续"按钮，回到主对话框。

(10)单击"确定"按钮，即可输出结果。

3. 本例题的完整操作过程：

【分析】→【分类】→【 系统聚类…】

变量：X1/X2/X3/X4/X5/X6/X7/

分群：⊙ 个案

输出：☑ 统计量   ☑ 图

【统计量…】 ☑ 合并进程表

【绘制…】 ☑ 树状图 ⊙所有聚类 ⊙垂直

【方法…】聚类方法：组间联接 度量标准：⊙ 区间：平方 Euclidean 距离

三、主要结果及解释

表 15 – 2   安全处理汇总[a,b]

有效		缺失		总计	
N	百分比	N	百分比	N	百分比
10	100.0	0	0.0	10	100.0

a. 平方 Euclidean 距离已使用

b. 平均联结（组之间）

解释：表 15 – 2 是缺失值的报告。本例中有效例数 10 例，没有缺失。

表 15 – 3   聚类表

阶	群集组合		系数	首次出现阶群集		下一阶
	群集 1	群集 2		群集 1	群集 2	
1	2	3	0.398	0	0	6
2	9	10	0.404	0	0	5
3	6	7	0.505	0	0	5
4	4	5	1.590	0	0	6
5	6	9	2.186	3	2	7
6	2	4	3.680	1	4	8
7	6	8	5.995	5	0	9
8	1	2	7.614	0	6	9
9	1	6	12.729	8	7	0

解释：表 15 – 3 表示的是聚类的详细过程，从表中可知第一步是样品 2 和 3 聚成一类，第二步是 9 和 10 聚成一类，依次类推，直到聚成一类。

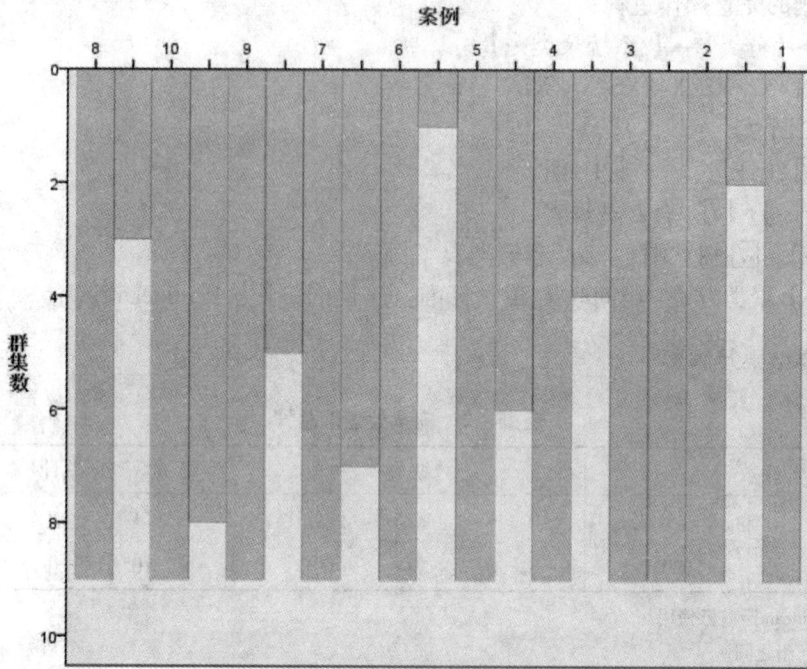

图 15 – 7　垂直冰柱图

解释：图 15 – 7 为垂直冰柱图，给出了各类之间的距离，图的水平轴表示个案号，垂直轴表示聚类数，从最后一行向前。我们可以依次看出不同的聚类数量下的分类方式。

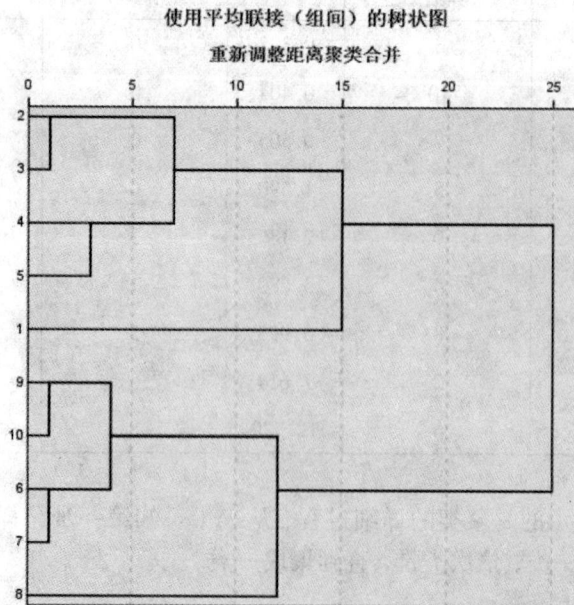

图 15 – 8　聚类树状图

解释：图 15 - 8 为树状图，从中可以看到该例题样品聚类分析，分为 2 类较好，分类结果是 1 - 5 号运动员为一类，6 - 10 号运动员为另一类。

变量聚类与样品聚类有很多相似之处，不同之处主要在于系统聚类分析主对话框中分群：○个案：样品聚类。⊙变量：变量聚类。选择变量聚类而不是选择样品聚类。其它方面与样品聚类的操作过程一样。

第二节 动态样品聚类(K - Means 聚类)

一、基本概念

当待分类的样品较多时，如海量数据挖掘，系统聚类分析将耗费较多的计算资源来储存相似系数矩阵，计算速度缓慢。另外，用系统聚类方法聚类，样品一旦归类后就不再变动了，这就要求分类十分准确。针对系统聚类方法的这些缺陷，统计学者提出所谓动态聚类分析方法，这种分类方法既解决了计算速度问题，又能随着聚类的进展对样品的归类进行调整。动态样品聚类的原理是：首先确定几个有代表性的样品，称之为凝聚点，作为各类的重心，然后将其他样品逐一归类，归类的同时按某种规则修改各类重心直至分类合理为止。动态样品聚类方法中最常用的一种是 k - means 法。

二、例题及统计分析

(一)例题

例 15 - 2 将例 15 - 1 的数据用 k - means 法分类，指定分类数目 k = 2。(孙振球、徐勇勇主编.医学统计学(第 4 版).北京：人民卫生出版社，2014：P320.)

(二)分析步骤

1.建立数据文件

建立数据文件"例 15 - 1.sav"，共有 10 行 8 列。见图 15 - 1。

2.统计分析

(1)从菜单选择【分析】→【分类】→【K - 均值聚类】，弹出 K 均值聚类分析主对话框，如图 15 - 9 所示。

(2)把左边原变量框中用于聚类的变量选入右边的变量框中。该步骤是选入用于快速聚类的变量。本例为变量"X_1"、"X_2"、"X_3"，"X_4"，"X_5"，"X_6"，"X_7"。

(3)在聚类数框中输入希望将样品聚的类别数 K，K 需是整数，不能小于 2，但不能大于观察单位的例数 n，系统默认为 2，本例分类数为 2。

(4)在方法框中选择聚类方法。

⊙迭代与分类：是在初始类中心的基础上，不断迭代更换类中心，把观察单位分配到与之最近的类别中去，为系统默认方法。

○仅分类：只使用初始类中心对观察单位进行分类。

(5)聚类中心：选择类中心(这里不用)

(6)单击"迭代…"按钮，弹出 K 均值聚类分析：迭代对话框，如图 15 - 10 所示。

最大迭代次数框：设定最大迭代次数，默认值为 10。

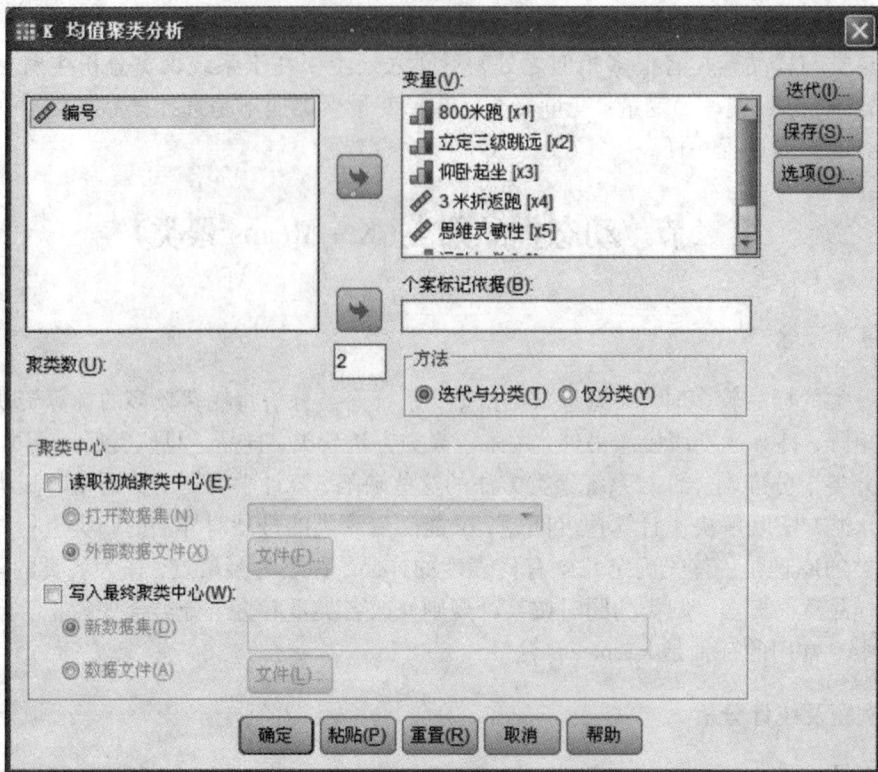

图 15 – 9　K 均值聚类分析主对话框

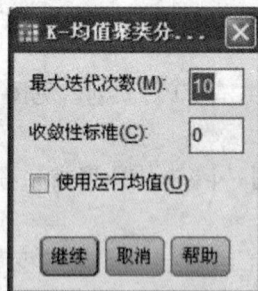

图 15 – 10　K 均值聚类分析：迭代对话框

　　收敛性标准框：设定收敛标准，此处显示为 0，实际上系统默认值为 0.02，当类中心距离变化的最大值小于最小初始类中心坐标值的 2% 时，迭代即停止。

　　使用运行均值：若选中此项程序在前面的方格中打√号。系统会在每确定一个样本的分类后，立刻计算新的类中心。若不选此项，则仅在所有样品都有了分类结果后才重新计算新的类中心。

　　(7)点击"继续"按钮，回到主对话框。

　　(8)在主对话框中单击"保存…"按钮，弹出 K – Means 群…对话框，如图 15 – 11 所示。

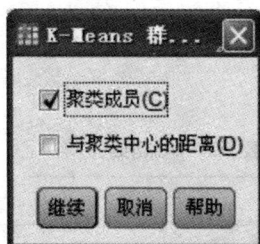

图 15 – 11　K – Means 群…对话框

聚类成员：输出聚类后每一个观察单位所属的类别，系统默认变量为"QCL_1"，本例选择。

与聚类中心的距离：每个观察单位与所在类的类中心的距离。

（9）单击"继续"按钮，回到主对话框。

（10）点击主对话框中的"选项"按钮，弹出 K 均值聚类分析：选项对话框，如图 15 – 12 所示。

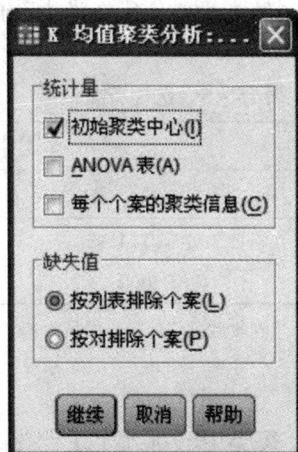

图 15 – 12　K 均值聚类分析：选项对话框

统计量：

☑ 初始聚类中心：若选中此项会在结果中显示初始类中心的位置，系统默认。本例选择。

□ ANOVA 表：方差分析表

□ 每个个案的聚类信息：每个观察单位的聚类信息，包括每个观察单位聚类后所属的类别和与所在类的类中心的距离。

缺失值：

⊙ 按列表排除个案：剔除所有分析变量中含缺失值的所有观察单位。系统默认。

○ 按对排除个案：分别剔除单一分析变量中含缺失值的观察单位。

单击"继续"按钮，回到主对话框。

(11)单击"确定"按钮,即可得输出结果。

三、主要结果及解释

(1)初始类中心

表 15 - 4　初始聚类中心

	聚类	
	1	2
800 m 跑	145.03	150.76
立定三级跳远	8.30	7.14
仰卧起坐	60.00	61.00
3 m 折返跑	9.35	9.80
思维灵敏性	0.58	0.77
运动知觉	0.04	0.07
适竞感	5.60	7.42

解释:表 15 - 4 显示:有两个初始类中心,每个类中心的 7 个变量值列为一列。

(2)迭代过程

表 15 - 5　迭代历史记录[a]

迭代	聚类中心内的更改	
	1	2
1	1.714	1.935
2	0.000	0.000

a. 出于聚类中心内没有改动或改动较小而达到收敛。任何中心的最大绝对坐标更改为 0.000。当前迭代为 2,初始中心间的最小距离为 6.223

解释:表 15 - 5 显示:迭代后,每类中心都发生了变化,迭代两次后收敛。

(3)最终的类中心位置

表 15 - 6　迭代历史记录[a]

	聚类	
	1	2
800 m 跑	146.14	149.16
立定三级跳远	7.90	7.94
仰卧起坐	61.13	61.72
3 m 折返跑	9.58	9.72
思维灵敏性	0.64	0.75
运动知觉	0.05	0.06
适竞感	6.08	7.28

（4）每类的例数

表 15 – 7　每个聚类中的案例数

聚类	1	4.000
	2	6.000
有效		10.000
缺失		0.000

解释：表 15 – 6 和表 15 – 7 显示：聚成两类，两类的例数分别为 4 例和 6 例。

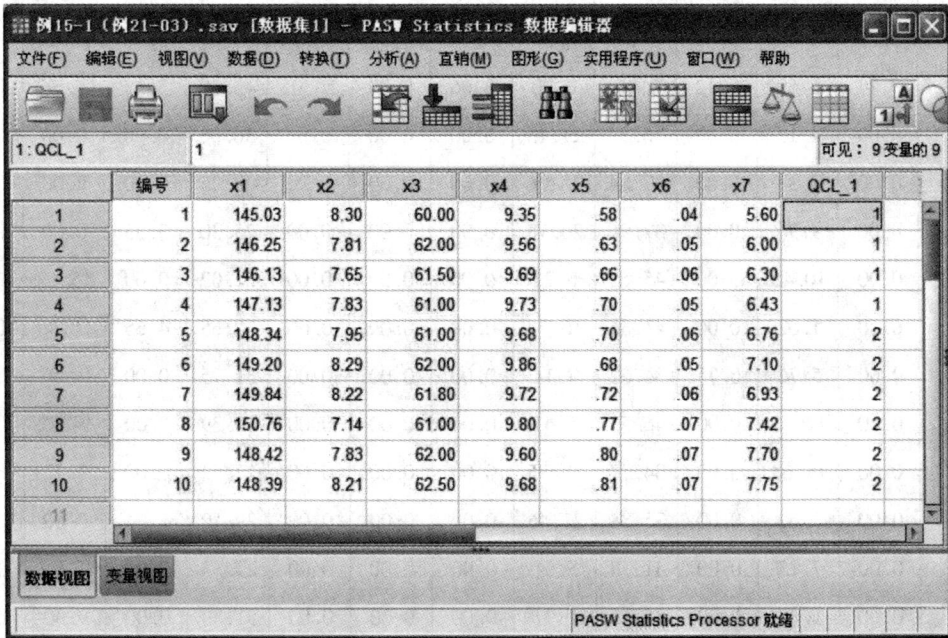

图 15 – 13　例 15 – 2 聚类结果

图 15 – 13 中 QCL_1 显示最终将 1 – 4 号 4 名运动员分为一类，其他 6 名运动员组成另一类

［练习题］

1. 下表是对 24 个菌株用气相色谱法测得的 12 种脂肪酸的百分含量（$X_1 – X_{12}$），试用系统聚类中的最大相似系数法将下表中的变量聚类；用系统聚类和 k – means 法分别将表中的样品分成 3 类，绘制系统聚类图。

24 个菌株气相色谱法测得的 12 种脂肪酸的百分含量

编号	X_1	X_2	X_3	X_4	X_5	X_6	X_7	X_8	X_9	X_{10}	X_{11}	X_{12}
1	0.12	25.42	0.00	7.72	0.00	0.00	0.00	29.06	25.92	0.00	11.76	0.00
2	0.09	7.30	0.00	5.04	0.00	0.00	0.00	24.65	22.54	0.00	39.58	0.00
3	0.02	4.94	0.00	4.02	0.00	0.00	0.00	27.12	23.38	1.82	38.52	0.00
4	0.02	7.52	0.03	3.76	0.00	0.03	0.00	15.02	19.20	2.54	51.97	0.00
5	0.03	29.13	0.00	9.06	0.00	0.00	0.00	14.31	10.99	3.19	34.02	0.00
6	1.19	23.79	0.00	8.16	0.00	0.00	0.00	21.03	37.64	0.00	8.26	0.00
7	0.03	12.39	1.66	4.17	0.00	0.02	0.00	20.70	19.11	1.34	41.05	0.00
8	0.21	12.58	0.02	5.37	0.00	0.00	0.00	20.34	30.11	3.00	28.29	0.00
9	0.14	5.59	0.12	3.17	0.00	0.06	0.00	20.05	42.30	5.43	22.97	0.00
10	0.00	4.15	0.00	36.32	21.15	0.00	0.00	0.00	36.06	0.00	0.00	0.00
11	0.00	5.33	0.00	37.84	8.59	0.00	0.00	0.00	48.25	0.00	0.00	0.00
12	0.00	9.96	0.00	37.96	20.18	0.00	0.00	0.00	25.30	3.35	0.00	0.00
13	0.00	10.45	0.00	45.65	6.21	0.00	0.00	0.00	22.02	0.00	15.67	0.00
14	0.00	1.62	0.00	41.36	16.27	0.00	0.00	0.00	30.65	4.65	15.45	0.00
15	0.00	5.76	0.75	34.52	7.14	0.00	0.00	0.00	31.75	0.00	19.93	0.00
16	0.00	12.93	0.00	46.53	5.41	0.00	0.00	0.00	20.39	0.00	14.72	0.00
17	0.00	15.68	0.00	34.77	19.85	0.00	0.00	0.00	17.52	0.00	7.72	0.00
18	0.00	7.60	0.00	35.88	21.46	0.00	0.00	0.00	29.70	5.34	0.00	0.00
19	0.00	7.23	0.00	41.78	5.51	0.00	0.00	0.00	27.83	0.00	17.67	0.00
20	0.00	1.87	0.00	35.13	1.91	0.00	0.00	0.00	51.89	0.00	9.30	0.00
21	0.41	3.34	0.21	33.59	11.45	0.00	14.79	0.23	26.31	0.00	9.35	0.30
22	2.26	2.23	1.66	27.81	15.64	0.00	11.71	1.77	17.69	0.00	17.92	1.31
23	4.49	4.50	0.20	31.62	15.44	0.00	12.44	5.89	17.96	0.00	6.64	0.83
24	3.85	6.76	0.19	38.95	10.10	0.00	12.24	2.47	18.95	0.00	6.40	0.10

（虞仁和　袁秀琴　曾小敏）

第十六章 主成分分析与因子分析

主成分分析与因子分析都是将多个实测原始变量转换为少数几个不相关的综合指标的多元统计分析方法，这些综合指标不能直接观测到，但更能反映事物的本质，在医学、心理学等科学领域得到了广泛应用。主成分分析与因子分析二者之间的关系：①两者的分析重点不一致。从数学模型上看，主成分(Z)为原始变量(X)的线性组合($Z = AX$)；而因子分析的是原始变量(X)为公因子(F)与特殊因子(e)的线性组合($X = AF + e$)。主成分分析重点在综合原始变量的信息，而因子分析则重在解释原始变量之间的关系。此外，主成分分析中各主成分的得分是可以准确计算的，而因子分析中各公因子得分只能进行估计；②两者之间具有密切的联系。两种分析方法的结果经过一定的方式计算后，可以得到另一种方法的分析结果。

第一节 主成分分析

一、基本概念

主成分分析(principal components analysis)也称主分量分析，主成分分析是从多个数值变量(指标)之间的相互关系入手，利用降维的思想，将多个变量(指标)化为少数几个互不相关的综合变量(指标)的统计方法，主要应用于：

(1)对原始指标进行综合，即以较少个数的主成分来反映原始指标的主要信息。

(2)探索多个原始指标对个体特征的影响作用，主成分分析可以视为一种探索性方法，对于多个原始指标，求出主成分后，可以进一步探索各主成分与多个原始指标之间的相互关系，弄清原始指标对各主成分的影响作用。

(3)对样品进行综合评价，求出主成分后，选择前 p 个主成分 Z_1, Z_2, $\cdots$, Z_p，构造综合评价函数对样品进行综合评价。

假设收集到的原始数据共有 n 例，每例测得 m 个指标的数值，记录如表 16-1 的形式：

表 16-1 主成分分析的原始数据

样品号	观测指标			
	X_1	X_2	$\cdots$	X_m
1	X_{11}	X_{12}	$\cdots$	X_{1m}
2	X_{21}	X_{22}	$\cdots$	X_{2m}
$\vdots$	$\vdots$	$\vdots$	$\vdots$	$\vdots$
n	X_{n1}	X_{n2}	$\cdots$	X_{nm}

对此数据进行主成分分析，得到的主成分性质有：

（1）理论上可以得到 m 个主成分 Z_1，Z_2，…，Z_m，且各主成分互不相关。

（2）各主成分的贡献率大小反映其综合原始指标 X_1，X_2，…，X_m 的能力。主成分分析是把 m 个原始指标 X_1，X_2，…，X_m 的总方差分解为 m 个互不相关的综合指标 Z_1，Z_2，…，Z_m 的方差之和，使第一主成分的方差达到最大（即变化最大的方向向量所相应的线性函数），最大方差为 λ_1。$\lambda_1 / \sum_{i=1}^{m} \lambda_i$ 表明了第一主成分 Z_1 的方差在全部方差中所占的比值，称为第一主成分的贡献率，这个值越大，表明 Z_1 这个指标综合原始指标 X_1，X_2，…，X_m 的能力越强。也可以说，由 Z_1 的差异来解释 X_1，X_2，…，X_m 的差异的能力越强。

（3）主成分个数的选取按以下原则来确定：①以累积贡献率来确定：当前 k 个主成分的累积贡献率达到某一特定的值时（一般以 >70% 为宜），则保留前 k 个主成分。②以特征值大小来确定：即若主成分 Z_i 的特征值 $\lambda_i \geq 1$，则保留 Z_i，否则就去掉该主成分。在实际工作中，除了考虑以上两个原则之外，还要结合各主成分的实际含义来定。一般说来，保留的主成分个数要小于原始指标的个数。

（4）因子载荷反映主成分 Z_i 与原始指标 X_j 之间联系的密切程度与作用的方向。因子载荷是第 i 主成分 Z_i 与第 j 原始指标 X_j 之间的相关系数，

二、例题及统计分析

（一）例题

例 16 - 1　某研究者测得 84 名 10 岁男孩的身高（cm）、坐高（cm）、体重（kg）、胸围（cm）、肩宽（cm）、肺活量（1）等 6 项生长发育指标（数据见表 16 - 2），试利用主成分分析找出少数几个相互独立的主成分，以便进一步对这批儿童的生长发育情况进行综合评价。（孙振球、徐勇勇主编. 医学统计学/第 4 版. 北京：人民卫生出版社，2014：P330.）

表 16 - 2　84 名 10 岁男孩的 6 项生长发育指标观测值

编号	身高（cm）X_1	坐高（cm）X_2	体重（kg）X_3	胸围（cm）X_4	肩宽（cm）X_5	肺活量（1）X_6
1	120.1	66.3	23.8	61.0	27.3	1210
2	120.7	67.6	23.4	59.8	27.1	1210
⋮	⋮	⋮	⋮	⋮	⋮	⋮
84	147.4	78.7	38.8	73.0	33.8	2370

（二）分析步骤

1. 建立数据文件

建立数据文件时，取 6 个变量：身高、坐高、体重、胸围、肩宽、肺活量，数据文件有 84 行 6 列，如图 16 - 1 所示。

2. 统计分析

（1）菜单选择【分析】→【降维】→【因子分析…】，弹出因子分析主对话框，如图 16 - 2 所示。

图 16 - 1　数据文件"例 16 - 1.sav"

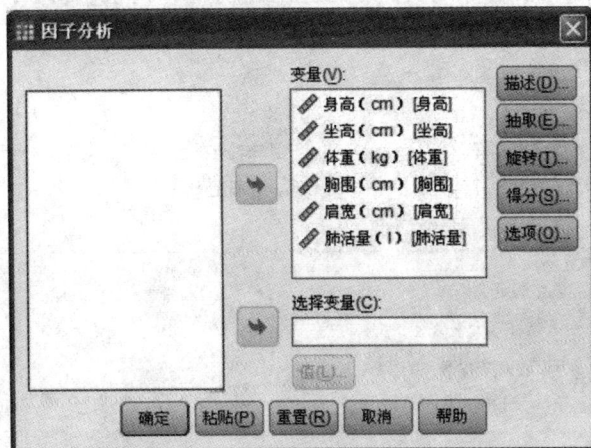

图 16 - 2　因子分析主对话框

（2）从左边原始变量框中选择用于主成分分析的变量身高、坐高、体重、胸围、肩宽、肺活量调入右边变量框中。

（3）单击右上部"描述…"按钮，弹出"因子分析：描述统计"子对话框，如图 16 - 3 所示。统计量选择"单变量描述性"，输出参与分析的各原始变量的均值、标准差等。选择"原始分析结果"，给出因子提取前分析变量的公因子方差。对于主成分来说这些值是要进行分析变量的相关或协方差矩阵的对角元素（对因子分析来说，是每个变量用其他变量作预测因子的载荷平方和）。相关矩阵选择"系数"输出相关系数。选择"逆模型"输出相关系数矩阵的逆矩阵。单击"继续"回到主对话框。

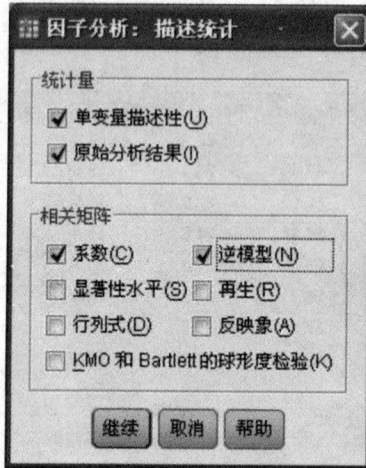

图 16 - 3　因子分析: 描述统计对话框

（4）单击右上部"抽取…"按钮，弹出"因子分析: 抽取"子对话框，如图 16 - 4 所示。

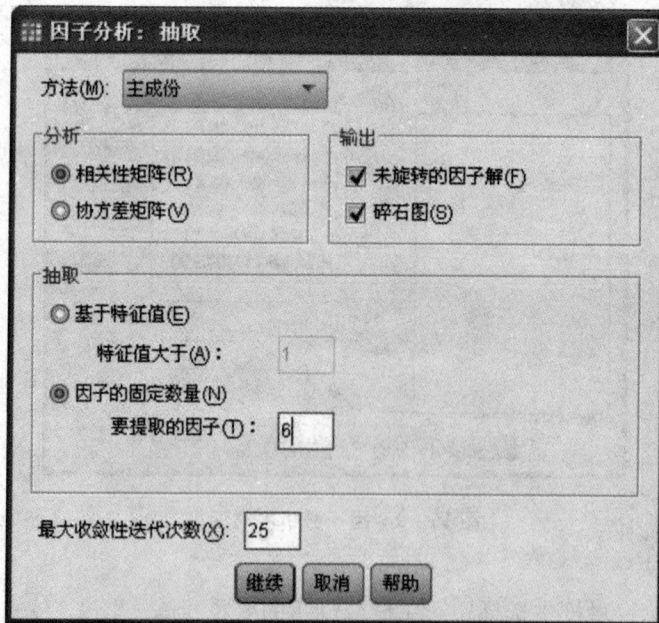

图 16 - 4　因子分析: 抽取对话框

　　方法: 指定提取方法的选择项，共有 7 种: 主成分、未加权的最小平方法、综合最小平方法、最大似然、主轴因子分解、α 因子分解、映象因子分解，本例选择主成分。

分析：指定分析矩阵的选择项，相关性矩阵：指定以分析变量的相关矩阵为提取因子的依据；协方差矩阵：指定以分析变量的协方差矩阵为提取因子的依据，本例选择相关性矩阵。

输出：指定与因子提取有关的输出项，未旋转的因子解：显示未经旋转的因子提取结果；碎石图：显示按特征值大小排列的因子序号，本例都选择。

抽取：选择提取的因子数，基于特征值：指定提取的因子的特征值；因子的固定数量：指定提取的因子的数目，本例选择因子的固定数量，要提取的因子：数值为6。

最大收敛性迭代次数，本例选择系统默认值为25。单击"继续"回到主对话框。

（5）单击右上部"旋转…"按钮，弹出"因子分析：旋转"子对话框，如图16-5所示。方法：选择旋转方法，本例选择系统默认无。输出都不选择，最大收敛性迭代次数，本例选择系统默认值为25。单击"继续"回到主对话框。

（6）单击右上部"得分…"按钮，弹出"因子分析：得分"子对话框，如图16-6所示。保存为变量：将因子得分作为新变量保存在数据文件中。方法：指定计算因子得分的方法，共有三种方法：回归（回归法）、Bartlett（因子得分均值为0，超出变量范围的各因子平方和被最小化）、Anderson-Rubin（因子得分均值为0，标准差为1，且彼此不相关）。本例都不选择。单击"继续"回到主对话框。

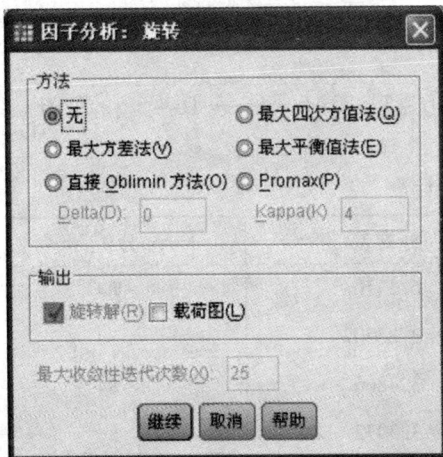

图16-5 因子分析：旋转对话框

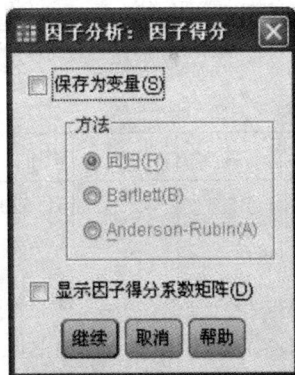

图16-6 因子分析：得分对话框

（7）单击右上部"选项…"按钮，弹出"因子分析：选项"子对话框，如图16-7所示。缺失值：指定缺失值处理方法。按列表排除个案：剔除分析变量中有缺失值的观测量；按对成排除个案：成对剔除带有缺失值的观测量；使用均值替换：用该变量的均值代替工作变量的所有缺失值，本例选择系统默认方法。系数显示格式：指定载荷系数的显示格式。按大小排序：载荷系数按其数值的大小排列并构成矩阵；取消小系数：不显示绝对值小于指定值的载荷系数，本例都不选择。单击"继续"回到主对话框。再单击"确定"按钮，输出结果。

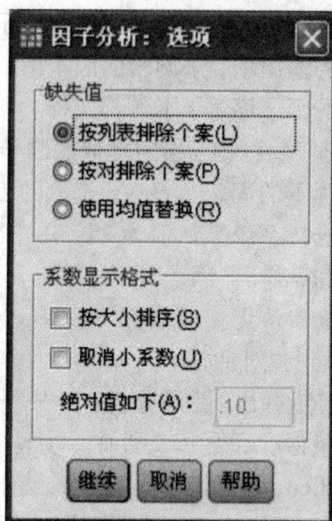

图 16 – 7　因子分析：选项对话框

三、主要结果及解释

例 16 – 1　进行主成分分析主要输出结果见表 16 – 3，表 16 – 4，表 16 – 5 和图 16 – 8。

表 16 – 3　描述统计量

	均值	标准差	分析 N
身高(cm)	131.520	6.1710	84
坐高(cm)	71.389	3.8830	84
体重(kg)	26.444	3.4866	84
胸围(cm)	61.512	3.3972	84
肩宽(cm)	28.408	1.4671	84
肺活量(1)	1490.48	275.353	84

表 16 – 3 为参与分析的变量的描述性结果。

表 16 – 4 为主成分个数的选取，虽然只有第一个特征值 $\lambda_1 = 4.239$ 大于 1，但从各主成分的实际意义来看，取前三个主成分较为适宜。此时累积贡献率为 88.923%，接近 90%。

表 16 – 5 为因子载荷阵，由此可知，第一主成分 Z_1 在各原始指标上的因子载荷较为均匀，故可认为该主成分反映的是各原始指标的综合信息；第二主成分 Z_2 在身高、坐高及胸围上的因子载荷较大，故可认为该主成分反映的是体形方面的信息；而第三主成分 Z_3 则主要反映了来自原始指标肺活量的信息。

表 16 - 4 相关矩阵的特征值(解释的总方差)

成分	初始特征值			提取平方和载入		
	合计	方差的%	累积%	合计	方差的%	累积%
1	4.239	70.646	70.646	4.239	70.646	70.646
2	0.629	10.491	81.137	0.629	10.491	81.137
3	0.467	7.786	88.923	0.467	7.786	88.923
4	0.313	5.224	94.147	0.313	5.224	94.147
5	0.211	3.518	97.665	0.211	3.518	97.665
6	0.140	2.335	100.000	0.140	2.335	100.000

提取方法：主成分分析。

表 16 - 5 因子载荷矩阵(成分矩阵)

	成分					
	1	2	3	4	5	6
身高(cm)	0.865	0.331	0.023	-0.302	0.008	-0.224
坐高(cm)	0.767	0.562	-0.107	0.259	0.046	0.125
体重(kg)	0.889	-0.182	-0.165	0.043	-0.383	0.013
胸围(cm)	0.840	-0.347	-0.248	0.221	0.210	-0.143
肩宽(cm)	0.896	-0.188	-0.058	-0.295	0.134	0.232
肺活量(1)	0.777	-0.123	0.603	0.132	0.002	-0.002

从因子载荷阵可知,第一主成分 Z_1 与各原始变量之间的关系均较为密切,第二主成分 Z_2 与原始变量身高、坐高及胸围之间的关系较为密切;而第三主成分 Z_3 与原始变量肺活量之间的关系较为密切。

图 16-8 给出的是公共因子(主成分)的碎石图,实际上就是按特征值从小到大排列的主成分散点图。它的横坐标为主成分数,纵坐标为主成分特征根,可见前 2 到 3 个主成分特征根变化非常明显,后面几个特征根变化趋于平稳,因此提取 3 个主成分是合适的。

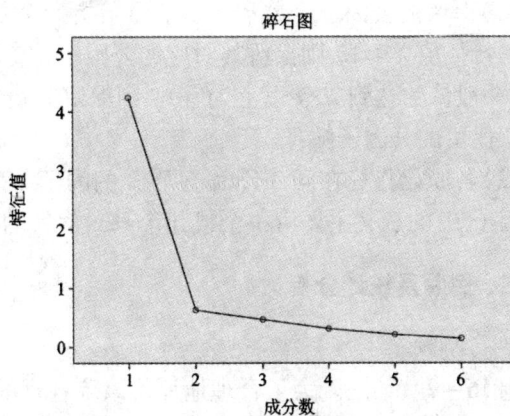

图 16 - 8 碎石图

第二节　因子分析

一、基本概念

在医学研究中有一些现象是难以直接观测的，通常称为不可测现象，它们只能通过其他多个可观测的指标来间接地反映。因子分析(factor analysis)就是一种从分析多个原始指标的相关关系入手，找到支配这种相关关系的有限个不可观测的潜在变量，并用这些潜在变量来解释原始指标之间的相关性或协方差关系的多元统计分析方法。

例如，观察 5 个生理指标：X_1：收缩压、X_2：舒张压、X_3：心跳间隔、X_4：呼吸间隔、X_5：舌下温度。从生理知识知道，这 5 个指标是受自主神经的交感神经和副交感神经支配的，而交感神经和副交感神经状态又不能直接测定。若用 F_1、F_2 分别表示交感神经和副交感神经这 2 个因子，则可以设想，可测指标 X_i 是不可测因子 F_j 的线性函数，即 F_j 对各 X_i 的影响是线性的，再加上其他对这些 X_i 有影响的因子 e_i，则各 X_i 与 F_1、F_2 的关系可表示为：

$$\begin{cases} X_1 = a_{11}F_1 + a_{12}F_2 + e_1 \\ X_2 = a_{21}F_1 + a_{22}F_2 + e_2 \\ X_3 = a_{31}F_1 + a_{32}F_2 + e_3 \\ X_4 = a_{41}F_1 + a_{42}F_2 + e_4 \\ X_5 = a_{51}F_1 + a_{52}F_2 + e_5 \end{cases}$$

由于 F_1、F_2 与每一个 X_i 都有关，故称 F_1、F_2 为各 X_i 的公因子或共性因子(common factor)，而各 e_i 只与相应的一个 X_i 有关，故 e_i 称为 X_i 的特殊因子或个性因子(specific factor)。在这里，感兴趣的是如何从一组观测数据出发，找出起支配作用的较少个数的公因子，并希望找到的较少个数的公因子有以下特性：

(1)保留的公因子个数 q 远小于原始指标个数 m，一般按以下原则来确定：①若某一主成分的特征值 $\lambda_j \geqslant 1$，则保留其对应的公因子；②若前 k 个公因子的累积贡献率达到一特定的数量(一般认为达到 70% 以上为宜)，则保留前 k 个公因子，使 m 个原始指标的总方差基本上能被所保留的公因子解释。

(2)各原始指标在同一公因子 F_j 上的因子载荷的绝对值 $|a_{ij}|$ 之间的差别应尽可能大，使得公因子 F_j 的意义主要由一个或几个 $|a_{ij}|$ 值大的原始指标所表达。

二、例题及统计分析

(一)例题

例 16 - 2 某医院为了合理地评价该院各月的医疗工作质量，收集了三年有关门诊就诊人次、出院人数、病床利用率、病床周转次数、平均住院天数、治愈好转率、病死率、诊断符合率、抢救成功率等 9 个指标数据，如表 16 - 6。现采用因子分析方法，探讨其综合评价指标体系(孙振球、徐勇勇主编. 医学统计学(第 4 版). 北京：人民卫生出版社，2014；P338.)。

表 16 - 6　某医院三年的医疗工作质量有关指标实测值

年月	门诊人次	出院人数	病床利用率（%）	病床周转次数	平均住院天数	治愈好转率（%）	病死率（%）	诊断符合率（%）	抢救成功率（%）
	X_1	X_2	X_3	X_4	X_5	X_6	X_7	X_8	X_9
91.01	4.34	389	99.06	1.23	25.46	93.15	3.56	97.51	61.66
91.02	3.45	271	88.28	0.85	23.55	94.31	2.44	97.94	73.33
91.03	4.38	385	103.97	1.21	26.54	92.53	4.02	98.48	76.79
91.04	4.18	377	99.48	1.19	26.89	93.86	2.92	99.41	63.16
91.05	4.32	378	102.01	1.19	27.63	93.18	1.99	99.71	80.00
91.06	4.13	349	97.55	1.10	27.34	90.63	4.38	99.03	63.16
91.07	4.57	361	91.66	1.14	24.89	90.60	2.73	99.69	73.53
91.08	4.31	209	62.18	0.52	31.74	91.67	3.65	99.48	61.11
91.09	4.06	425	83.27	0.93	26.56	93.81	3.09	99.48	70.73
91.10	4.43	458	92.39	0.95	24.26	91.12	4.21	99.76	79.07
91.11	4.13	496	95.43	1.03	28.75	93.43	3.50	99.10	80.49
91.12	4.10	514	92.99	1.07	26.31	93.24	4.22	100.00	78.95
92.01	4.11	490	80.90	0.97	26.90	93.68	4.97	99.77	80.53
92.02	3.53	344	79.66	0.68	31.87	94.77	3.59	100.00	81.97
92.03	4.16	508	90.98	1.01	29.43	95.75	2.77	98.72	62.86
92.04	4.17	545	92.98	1.08	26.92	94.89	3.14	99.41	82.35
92.05	4.16	507	95.10	1.01	25.82	94.41	2.80	99.35	60.61
92.06	4.86	540	93.17	1.07	27.59	93.47	2.77	99.80	70.21
92.07	5.06	552	84.38	1.10	27.56	95.15	3.10	98.63	69.23
92.08	4.03	453	72.69	0.90	26.03	91.94	4.50	99.05	60.42
92.09	4.15	529	86.53	1.05	22.40	91.52	3.84	98.58	68.42
92.10	3.94	515	91.01	1.02	25.44	94.88	2.56	99.36	73.91
92.11	4.12	552	89.14	1.10	25.70	92.65	3.87	95.52	66.67
92.12	4.42	597	90.18	1.18	26.94	93.03	3.76	99.28	73.81
93.01	3.05	437	78.81	0.87	23.05	94.46	4.03	96.22	87.10
93.02	3.94	477	87.34	0.95	26.78	91.78	4.57	94.28	87.34
93.03	4.14	638	88.57	1.27	26.53	95.16	1.67	94.50	91.67
93.04	3.87	583	89.82	1.16	22.66	93.43	3.55	94.49	89.07
93.05	4.08	552	90.19	1.10	22.53	90.36	3.47	97.88	87.14
93.06	4.14	551	90.81	1.09	23.06	91.65	2.47	97.72	87.13
93.07	4.04	574	81.36	1.14	26.65	93.74	1.61	98.20	93.02
93.08	3.93	515	76.87	1.02	23.88	93.82	3.09	95.46	88.37
93.09	3.90	555	80.58	1.10	23.08	94.38	2.06	96.82	91.79
93.10	3.62	554	87.21	1.10	22.50	92.43	3.22	97.16	87.77
93.11	3.75	586	90.31	1.12	23.73	92.47	2.07	97.74	93.89
93.12	3.77	627	86.47	1.24	23.22	91.17	3.40	98.98	89.80

（二）分析步骤

1.建立数据文件

建立数据文件时，取 10 个变量：X0（年月）、X1～X9，数据文件有 36 行 10 列，如图 16-9 所示。

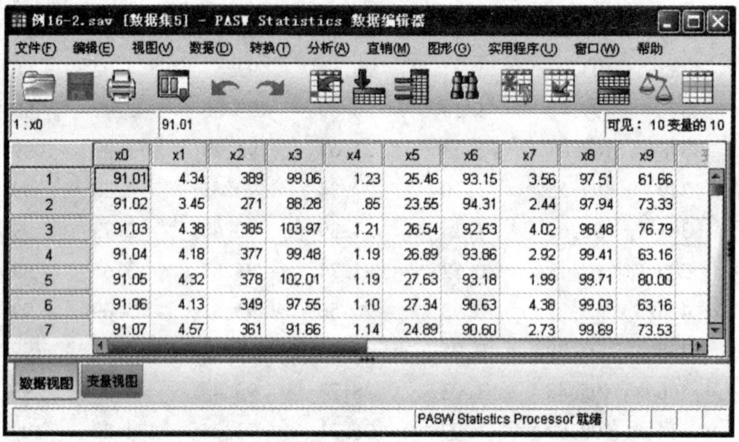

图 16-9　数据文件"例 16-2.sav"

2.统计分析

（1）菜单选择【分析】→【降维】→【因子分析…】，弹出因子分析对话框，如图 16-2 所示。

（2）从左边原始变量框中选择用于因子分析的变量 $X1$、$X2$、…、$X9$ 调入右边变量框中。其后主对话框和其中子对话框操作以及它们的说明同主成分分析。

（3）例 16-1 的完整操作过程：

菜单选择【分析】→【降维】→【因子分析…】

"因子分析：描述统计"子对话框：统计量栏：选中"单变量描述性"、"原始分析结果"。相关矩阵栏：选中"系数"、"显著性水平"。

"因子分析：抽取"子对话框：方法参数框：选中"主成分"。分析栏：选中"相关性矩阵"。输出栏：选中"未旋转的因子解"、"碎石图"。抽取栏：选中"因子的固定数量"，数值为 9。最大收敛性迭代次数参数框：是系统默认值 25。

"因子分析：旋转"子对话框：方法栏：选中"最大方差法"。输出栏：选中"旋转解"。最大收敛性迭代次数参数框：是系统默认值 25。

"因子分析：得分"子对话框：保存为变量：选中。方法栏：选中"回归"。显示因子得分系数矩阵：选中。

"因子分析：选项"子对话框：缺失值栏：选中"按列表排除个案"。

单击"确定"按钮，输出结果。

三、主要结果及解释

例 16-2 进行因子分析主要输出结果见表 16-7～表 16-12 和图 16-10。

表 16 - 7　描述统计量(descriptive statistics)

	Mean	Std. Deviation	Analysis N
x1	4.092 8	0.365 66	36
x2	483.14	99.905	36
x3	88.425 8	8.315 41	36
x4	1.048 3	0.152 02	36
x5	25.838 6	2.409 50	36
x6	93.125 6	1.440 41	36
x7	3.266 4	0.838 05	36
x8	98.236 4	1.668 56	36
x9	77.418 3	10.716 52	36

表 16 - 7 为参与分析的变量的描述性结果。

表 16 - 8　相关矩阵的特征值(total variance explained)

Component	Initial Eigenvalues			Extraction Sums of Squared Loadings			Rotation Sums of Squared Loadings		
	Total	% of Variance	Cumulative %	Total	% of Variance	Cumulative %	Total	% of Variance	Cumulative %
1	2.807	31.194	31.194	2.807	31.194	31.194	1.504	16.715	16.715
2	1.991	22.124	53.317	1.991	22.124	53.317	1.188	13.201	23.316
3	1.448	16.092	69.410	1.448	16.092	69.410	1.051	11.674	41.590
4	0.785	8.723	78.133	0.785	8.723	78.133	1.038	11.528	53.118
5	0.881	7.533	85.696	0.681	7.583	85.696	1.037	11.518	64.636
6	0.541	6.014	91.710	0.541	6.014	91.710	1.022	11.352	75.888
7	0.453	5.034	96.744	0.453	5.034	96.744	0.987	10.969	86.957
8	0.175	1.939	98.683	0.175	1.939	98.683	0.957	10.635	97.592
9	0.119	1.317	100.000	0.119	1.314	100.000	0.217	2.408	100.000

由表 16 - 8 可知,前三个特征值大于 1,但其累积贡献率仅为 69.41%,不足 70%,故考虑取前 4 个公因子,这时累积贡献率为 78.133%。

竖读表 16 - 9 所提供的因子载荷阵,发现因子 1 在多数原始指标上都有较大的载荷;因子 2 在门诊人次 X_1、病床利用率 X_3、病床周转次数 X_4、诊断符合率 X_8、抢救成功率 X_9 等指标上有较大的载荷;因子 3 在治愈好转率 X_6、病死率 X_7、平均住院天数 X_5 等指标上有较大的载荷;因子 4 在出院人数 X_2、门诊人次 X_1、病床利用率 X_3 等指标上有较大的载荷。由此可知,除因子 1 可初步认定为综合因子外,其余 3 个因子的意义不明显。

表 16 – 9　旋转前的因子载荷矩阵（component matrix[a]）

	Component								
	1	2	3	4	5	6	7	8	9
x1	– 0.255	0.770	0.008	0.470	– 0.122	– 0.238	0.064	0.211	– 0.025
x2	0.766	0.128	0.091	0.508	0.003	0.257	– 0.160	– 0.146	– 0.132
x3	0.244	0.776	– 0.086	– 0.443	0.249	0.142	0.151	0.031	– 0.168
x4	0.689	0.661	– 0.071	– 0.020	0.098	– 0.004	0.023	– 0.094	0.253
x5	– 0.724	0.125	0.440	0.189	0.095	0.091	0.421	– 0.189	0.012
x6	0.039	– 0.071	0.888	– 0.009	0.357	0.141	– 0.172	0.158	0.047
x7	– 0.405	– 0.164	– 0.663	0.243	0.447	0.314	0.029	0.091	0.053
x8	– 0.623	0.402	0.041	– 0.116	– 0.433	0.458	– 0.190	0.015	0.048
x9	0.737	– 0.366	0.059	0.021	– 0.265	0.249	0.395	0.171	0.026

表 16 – 10　旋转后的因子载荷矩阵（rotated component matrix[a]）

	Component								
	1	2	3	4	5	6	7	8	9
x1	0.175	0.077	0.157	0.929	– 0.030	– 0.083	0.164	– 0.201	0.032
x2	0.090	0.927	– 0.150	0.067	– 0.074	0.090	– 0.188	0.234	0.042
x3	0.988	0.003	0.078	0.101	– 0.041	– 0.008	– 0.036	– 0.045	– 0.040
x4	0.681	0.414	– 0.139	0.204	– 0.180	– 0.055	– 0.224	0.095	0.457
x5	– 0.117	– 0.219	0.201	0.189	0.052	0.204	0.892	– 0.147	– 0.041
x6	– 0.024	0.073	– 0.037	– 0.076	– 0.203	0.959	0.161	– 0.021	– 0.009
x7	– 0.090	– 0.075	0.019	– 0.027	0.962	– 0.201	0.044	– 0.127	– 0.028
x8	0.039	– 0.147	0.945	0.149	0.020	– 0.039	0.170	– 0.172	– 0.025
x9	– 0.021	0.266	– 0.205	– 0.232	– 0.161	– 0.029	– 0.148	0.885	0.021

a. Rotation converged in 7 iterations.

表 16 – 11　因子旋转的转换阵（component transformation matrix）

Component	1	2	3	4	5	6	7	8	9
1	0.291	0.519	– 0.401	– 0.147	– 0.267	0.009	– 0.435	0.428	0.143
2	0.698	0.139	0.276	0.560	– 0.127	– 0.055	0.071	– 0.244	0.142
3	– 0.094	0.057	0.042	0.011	– 0.549	0.748	0.351	0.043	– 0.022
4	– 0.474	0.586	– 0.134	0.547	0.266	– 0.004	0.201	0.029	0.044
5	0.323	– 0.001	– 0.520	– 0.136	0.547	0.440	0.111	– 0.316	0.024
6	0.166	0.341	0.622	– 0.336	0.426	0.198	0.124	0.345	– 0.045
7	0.216	– 0.237	– 0.279	0.089	0.037	– 0.246	0.636	0.587	– 0.007
8	– 0.014	– 0.392	0.045	0.475	0.223	0.365	– 0.456	0.427	– 0.210
9	– 0.129	– 0.195	0.076	0.006	0.090	0.101	– 0.039	0.095	0.954

表 16 –12　有关因子得分的信息(component score coefficient matrix)

	Component								
	1	2	3	4	5	6	7	8	9
x1	– 0.130	– 0.259	– 0.118	1.317	0.102	0.199	– 0.341	0.370	– 0.375
x2	– 0.029	1.325	0.093	– 0.245	– 0.038	– 0.192	0.297	– 0.386	– 0.832
x3	0.984	– 0.019	– 0.073	– 0.136	0.046	– 0.009	0.114	0.037	– 1.347
x4	0.106	– 0.065	0.040	– 0.120	0.061	0.016	0.105	– 0.025	2.238
x5	0.100	0.275	– 0.166	– 0.299	– 0.091	– 0.299	1.390	0.001	0.292
x6	– 0.006	– 0.225	0.077	0.220	0.283	1.209	– 0.377	0.167	0.176
x7	0.055	– 0.042	0.033	0.113	1.149	0.284	– 0.112	0.243	0.298
x8	– 0.065	0.104	1.174	– 0.126	0.031	0.072	– 0.196	0.174	0.305
x9	0.028	– 0.349	0.148	0.317	0.191	0.128	0.006	1.393	– 0.019

　　因子旋转：建立因子分析模型的目的不仅是找出公因子，更重要的是弄清各公因子的专业意义，以便对实际问题进行分析。然而在很多情况下，因子分析的主成分解、主因子解及极大似然解中的各公因子的典型代表变量并不是很突出，容易使各公因子的专业意义难于解释，从而达不到因子分析的主要目的。对于这个问题，需要通过因子旋转来解决。

　　旋转前后的因子载荷矩阵结果的比较(表 16 – 9 和表 16 – 10)可以看出：最大方差法旋转后因子的载荷更明显地集中于少数几个指标上。这说明该旋转对因子载荷起到了明显的分离作用，从而使各因子具有了较为清醒的专业意义。

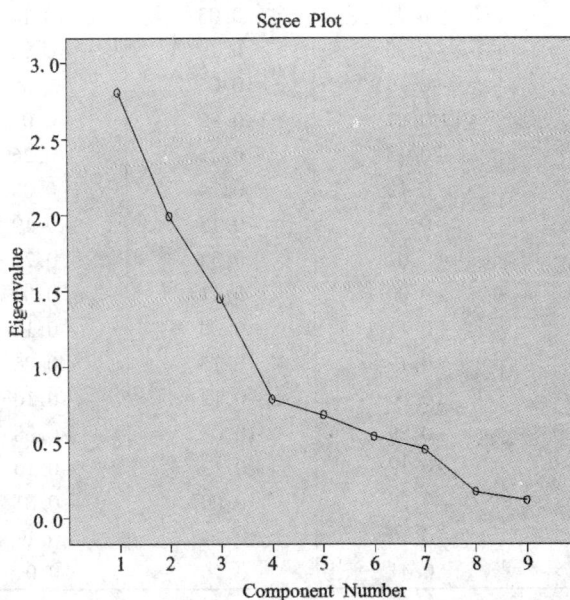

图 16 – 10　碎石图

图 16 - 10 给出的是公共因子的碎石图, 实际上就是按特征值从大到小排列的主因子散点图。横坐标为公共因子数, 纵坐标为公共因子特征根, 可见前 4 个公共因子特征根变化非常明显, 后几个特征根变化趋于平稳, 因此提取 4 个公共因子比较合适。

[练习题]

现测得某医院 30 例脑出血患者治疗前后 5 项指标的相对改变值, 数据如下表。
1. 试作主成分分析;
2. 试作因子分析。

某医院脑出血患者治疗前后 5 项指标的相对改变值

编号	Cpp	icp	map	sbp	dbp
1	0.13	0.41	0.16	0.04	0.28
2	- 0.02	- 0.19	- 0.05	- 0.06	- 0.04
3	0.01	- 0.21	- 0.02	0.00	- 0.04
4	0.25	- 0.08	0.21	0.16	0.24
5	- 0.09	0.68	- 0.02	- 0.06	0.01
6	0.09	- 0.07	0.07	0.07	0.07
7	0.07	- 0.53	- 0.03	- 0.16	0.09
8	- 0.01	0.18	0.01	- 0.05	0.06
9	- 0.07	- 0.18	- 0.10	- 0.13	- 0.08
10	- 0.09	- 0.06	- 0.09	- 0.07	- 0.11
11	0.24	0.00	0.22	0.15	0.28
12	- 0.15	- 0.04	- 0.13	0.07	- 0.28
13	0.26	- 0.23	0.14	0.05	0.22
14	- 0.07	0.22	- 0.03	- 0.11	0.06
15	0.34	- 0.12	0.29	0.22	0.35
16	0.10	- 0.19	0.06	- 0.08	0.22
17	0.05	- 0.07	- 0.89	- 0.01	0.07
18	- 0.27	- 0.15	- 0.25	- 0.26	- 0.24
19	0.14	0.15	0.14	0.03	0.27
20	- 0.15	- 0.20	- 0.15	- 0.19	- 0.12
21	0.44	- 0.01	0.32	0.29	0.35
22	0.12	0.00	0.11	0.08	0.13
23	0.02	- 0.11	0.00	- 0.10	0.11
24	0.14	0.19	0.15	0.06	0.25
25	- 0.13	0.00	- 0.12	- 0.10	- 0.13
26	0.00	- 0.09	- 0.02	- 0.08	0.04
27	- 0.13	- 0.17	- 0.13	- 0.10	- 0.17
28	0.03	- 0.26	0.00	- 0.01	0.01
29	0.17	- 0.10	0.14	0.13	0.14
30	0.13	0.41	0.16	0.04	0.28

注: 相对改变值 = $\dfrac{治疗后测量值 - 治疗前测量值}{治疗前测量值}$

（虞仁和　曾小敏）

第十七章　多变量方差分析

在前面的章节中，我们学习了一个因变量的方差分析，即单变量方差分析。在医学研究中，研究对象的观察结果往往有多个因变量，例如，血压记录有收缩压、舒张压、脉压等，血脂记录有胆固醇脂、甘油三脂、磷脂、未脂化脂肪酸，心功能、肺功能、微循环的检测记录项目则可多达十几个乃至几十个，这种有多个因变量的数据称为多变量数据（multivariate data），相应的方差分析则为多变量方差分析（multivariate analysis of variance，MANOVA）。它可以将多个因变量同时纳入分析，以完整、全面地回答研究问题。多变量方差分析除了各组间要满足方差分析的基本条件（独立、正态、方差齐），还需要满足：各因变量之间具有相关性，每一组都有相同的方差——协方差矩阵，各因变量为多元正态分布。本章我们从单组资料、两组比较、多组比较三方面来介绍多变量方差分析。

第一节　单组资料

一、基本概念

单组资料的多变量方差分析是根据一个样本均数向量 $\bar{X}$，推断其总体均数向量是否等于 μ_0 的一种假设检验方法。

二、例题及统计分析

（一）例题

例 17 - 1　随机抽取某单位 5 名怀疑有冠心病的成年男性，测量其甘油三酯（TG）、总胆固醇（TC）和高密度脂蛋白胆固醇（HDL - C）含量（表 17 - 1）。已知该单位正常成年男性的甘油三酯、总胆固醇和高密度脂蛋白胆固醇均数分别是 1.02 mmol/L、2.73 mmol/L 和 2.04 mmol/L，问该单位怀疑冠心病成年男性的血脂与正常成年男性的血脂有无差别？（孙振球 徐勇勇主编. 医学统计学（第 4 版）. 北京：人民卫生出版社，2014：P214.）

表 17 - 1　怀疑冠心病成年男性与正常成年男性的血脂差别（mmol/L）

观察对象序号	甘油三脂（$X_1 - 1.02$）	总胆固醇（$X_2 - 2.73$）	高密度脂蛋白胆固醇（$X_3 - 2.04$）
1	1.78	0.83	− 1.01
2	0.67	0.96	− 0.84
3	0.56	0.83	− 0.39
4	0.66	1.12	− 1.03
5	0.21	0.16	0.40

(二)分析步骤

1. 建立数据文件

本例需建立四个变量，序号、$Y1$(甘油三酯($X_1 - 1.02$))、$Y2$(总胆固醇($X_2 - 2.73$))和 $Y3$(高密度脂蛋白胆固醇($X_3 - 2.04$))；变量类型均为数值型，直接输入序号或测量数值即可。建立数据文件"例 17 – 1. sav"，见图 17 – 1。

图 17 – 1　数据文件"例 17 – 1. sav"

2. 统计分析

(1)单击【分析】→【一般线性模型】→【多变量】命令，弹出"多变量"对话框；如图 17 – 2 所示。

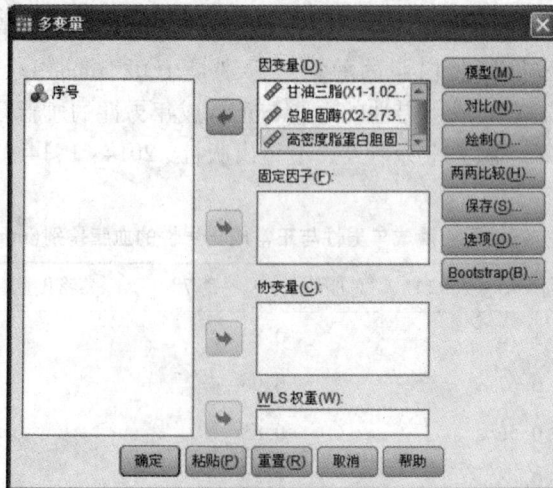

图 17 – 2　多变量对话框

◆ "因变量"即反应变量,可以输入多个,本例输入"甘油三酯(X_1 - 1.02)[Y1]"、"总胆固醇(X_2 - 2.73)[Y2]"和"高密度脂蛋白胆固醇(X_3 - 2.04)[Y3]";

◆ 固定因子即固定因素,适用于固定效应模型;

◆ 协变量是指与因变量有关的定量变量,协方差分析时选用;

◆ WLS 权重即对变量进行加权;

◆ 对比:用于对需要进行精细趋势检验的因素和方法进行定义;

◆ 绘制:用于对模型的某些参数进行作图,主要绘制交互效应轮廓;

◆ 两两比较:用于对需要进行两两比较的因素和方法进行定义;

◆ 保存:保存新变量,可将残差、预测值等保存为数据文件的新变量。

(2)单击"模型",弹出如图 17 - 3 所示的"多变量:模型"对话框;

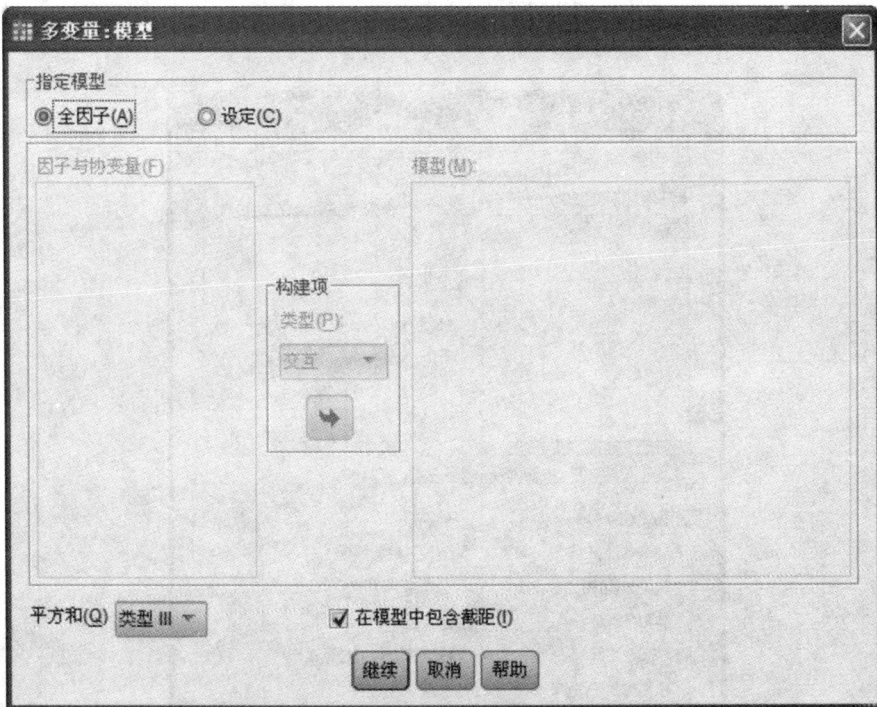

图 17 - 3　"多变量:模型"对话框

◆ 指定模型:

➢ 全因子:全因素模型,系统默认。即包括所有因素的主效应分析和所有因素不同水平各种组合的交互效应分析,但是不包括协变量的交互效应分析;本例选择。

➢ 设定:自定义模型。

◆ 因子与协变量:即所选入的分析因素与协变量,括号内的字母表示不同的因素模型,(F)为固定模型,(R)表示随机因素模型,(C)表示协变量模型;

◆ 模型:模型的方式,当指定模型选"设定"时,此处被激活;

◆ 构建项:分析效应的选项,此处只有在"因子与协变量"中选入变量后才生效,其中,

下拉对话框中包含 6 个选项, 分别是:

> 交互: 考虑所有因素不同水平各种组合的交互效应;

> 主效应: 只考虑主效应;

> 所有二阶: 考虑两个因素的交互效应;

> 所有三阶: 考虑三个因素的交互效应;

> 所有四阶: 考虑四个因素的交互效应;

> 所有五阶: 考虑五个因素的交互效应。

◆ 平方和: 只计算平方和的方法, 有类型Ⅰ, 类型Ⅱ, 类型Ⅲ, 类型Ⅳ四种, 系统默认"类型Ⅲ";

◆ 在模型中含有截距: 系统默认。

单击"继续", 返回主对话框。

(3)单击"选项", 弹出如图 17 – 4 所示的"多变量: 选项"对话框;

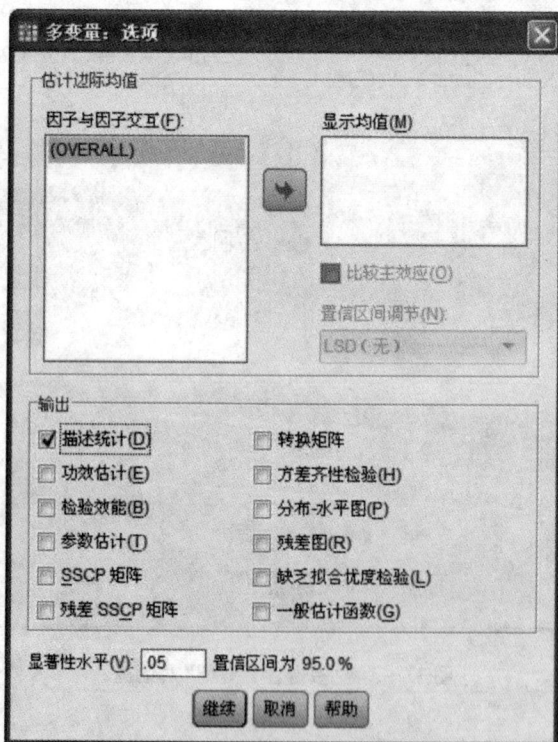

图 17 – 4   "多变量: 选项"对话框

◆ 估计边际均值:

> 因子与因子交互: 选入模型的主效应和交互效应的因素, 默认"OVERALL";

> 显示均值: 显示均数、标准误和可信区间。

◆ 输出:

> 描述统计: 输出描述性的统计量, 包括均数、标准差和样本量, 本例选择;

> 功效估计: 进行效应度估计;

➤ 检验效能：为模型和所有因素/交互项的检验计算检验效能；

➤ 参数估计：为所有因素各水平进行参数估计，将各因素转换为哑变量后，使用多元线性回归拟合计算系数值；

➤ SSCP 矩阵：指误差离差阵，是离均差平方和与离均差积和矩阵的缩写；

➤ 残差 SSCP 矩阵：残差离差阵；

➤ 转换矩阵：残差协方差矩阵的 Bartlett 球形检验；

➤ 方差齐性检验：检验方差是否齐同；

➤ 分布水平图：制作不同因素组合的均数与标准差的散点图；

➤ 残差图：制作残差、观测值及预测值 3 个变量的相关散点图；

➤ 缺乏拟合优度检验：又称为失拟检验，检验模型中因变量和自变量的关系是否合理；

➤ 一般估计函数：又称为广义线性估计，列出模型的设计矩阵。

◆ 显著性水平：系统默认显著性水平为"0.05"，置信区间为95%；

单击"继续"，返回主对话框。

(4)单击"确定"按钮，即可输出结果。

三、主要结果及解释

1. 表 17 – 2 为统计描述的结果，给出了该单位 5 名怀疑冠心病成年男性甘油三酯(mmol/L)、总胆固醇(mmol/L)和高密度脂蛋白胆固醇(mmol/L)与该单位正常成年男性的甘油三酯(1.02 mmol/L)、总胆固醇(2.73 mmol/L)和高密度脂蛋白胆固醇(2.04 mmol/L)差值的均数与标准差。

表 17 – 2　描述性统计量

	均值	标准偏差	N
甘油三脂($X1 - 1.02$)	0.7760	0.59155	5
总胆固醇($X2 - 2.73$)	0.7800	0.36654	5
高密度脂蛋白胆固醇($X3 - 2.04$)	– 0.5740	0.60235	5

2. 表 17 – 3 给出了四种方法所计算出来的多变量方差分析检验统计量的值(F 值)和 P 值，从表中可以看出，$F = 49.291$，$P = 0.02 < 0.05$，拒绝 H_0，接受 H_1，说明该单位怀疑冠心病成年男性的血脂综合水平与正常成年男性血脂水平的差异是有统计学意义的。

表 17 – 3　多变量检验[b]

效应		值	F	假设 df	误差 df	Sig.
截距	Pillai 的跟踪	0.987	49.291[a]	3.000	2.000	0.020
	Wilks 的 Lambda	0.013	49.291[a]	3.000	2.000	0.020
	Hotelling 的跟踪	73.936	49.291[a]	3.000	2.000	0.020
	Roy 的最大根	73.936	49.291[a]	3.000	2.000	0.020

a. 精确统计量

b. 设计：截距

3. 表 17 - 4 分别给出了甘油三酯、总胆固醇和高密度脂蛋白胆固醇这三个指标在该单位怀疑冠心病成年男性与正常成年男性中是否具有差别，从 P 值可以看出，甘油三酯($P = 0.043 < 0.05$)和总胆固醇($P = 0.009 < 0.05$)在该单位怀疑冠心病成年男性与正常成年男性中的差异具有统计学意义，但是高密度脂蛋白胆固醇的值在该单位怀疑冠心病成年男性与正常成年男性中的差异不具有统计学意义($P = 0.100 > 0.05$)。

表 17 - 4   主体间效应的检验

源	因变量	Ⅲ型平方和	df	均方	F	$Sig.$
校正模型	($X1 - 1.02$)	0.000^a	0			
	($X2 - 2.73$)	0.000^b	0			
	($X3 - 2.04$)	0.000^c	0			
截距	($X1 - 1.02$)	3.011	0	3.011	8.604	0.043
	($X2 - 2.73$)	3.042	1	3.042	22.642	0.009
	($X3 - 2.04$)	1.647	1	1.647	4.540	0.100
总计	($X1 - 1.02$)	4.411	5			
	($X2 - 2.73$)	3.579	5			
	($X3 - 2.04$)	3.099	5			
校正的总计	($X1 - 1.02$)	1.400	4			
	($X2 - 2.73$)	0.537	4			
	($X3 - 2.04$)	1.451	4			

a. R 方 = 0.000(调整 R 方 = 0.000)

b. R 方 = 0.000(调整 R 方 = 0.000)

c. R 方 = 0.000(调整 R 方 = 0.000)

从上面可以看出，单变量方差分析的结果不能简单地叠加进行多变量方差分析，很多时候，单变量方差分析中不同指标检验的结果有矛盾，这时采用多变量方差分析，能将多个变量综合纳入分析，以完整、全面地回答所研究的问题。

第二节   两组比较

一、基本概念

两组资料比较的多变量方差分析是根据两个样本均数向量 $\overline{X}_1$ 与 $\overline{X}_2$ 的差别，推断其总体均数向量是否相等的一种假设检验方法。

二、例题及统计分析

(一)例题

例 17 - 2   某妇幼保健院将孕妇随机分为两组，一组接受孕期保健教育，另一组作为对照，表 17 - 5 是同一日出生的 13 名顺产婴儿的体重和身长，问孕期保健教育对婴儿生长发育有无促进作用?（孙振球 徐勇勇主编. 医学统计学（第 4 版）. 北京：人民卫生出版社，2014：P215.）

表 17 - 5　13 名婴儿出生时的生长发育状况

婴儿编号	保健教育组		婴儿编号	对照组	
	体重（kg）	身长（cm）		体重（kg）	身长（cm）
1	3.05	50	7	3.20	50
2	4.10	50	8	3.00	46
3	3.50	53	9	3.00	45
4	3.64	50	10	3.35	47
5	3.60	52	11	2.60	50
6	4.00	55	12	3.55	52
			13	3.34	50

（二）分析步骤

1. 建立数据文件

本例需建立三个变量，分组变量 Group 和结果变量 Y1（体重）、Y2（身长）；Group 变量类型为数值型，变量值定义（保健教育组 =1；对照组 =2）；Y1（体重）、Y2（身长）变量类型为数值型，直接输入测量数值即可。建立数据文件"例 17 - 2. sav"，见图 17 - 5。

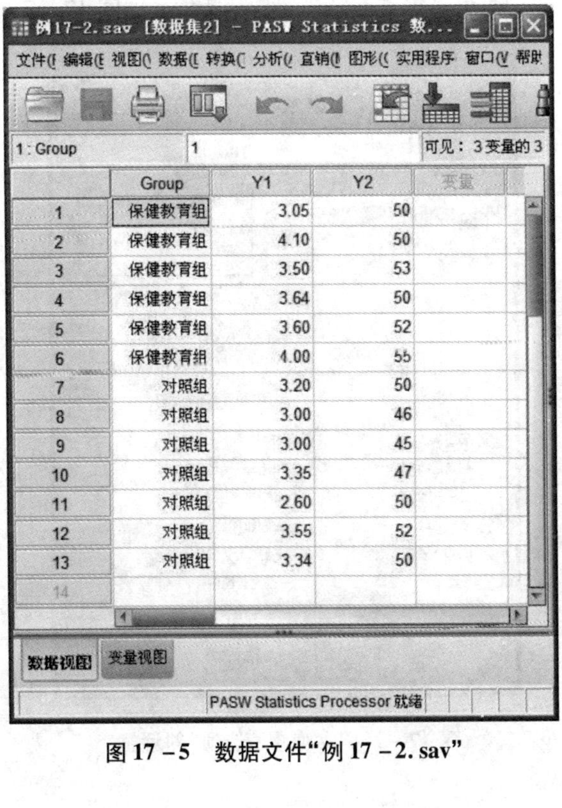

图 17 - 5　数据文件"例 17 - 2. sav"

2. 统计分析

(1)单击【分析】→【一般线性模型】→【多变量】命令，弹出"多变量"对话框，如图 17 - 6 所示。

➢ 因变量：体重(kg)[Y1]/ 身长(cm)[Y2]；

➢ 固定因子：Group

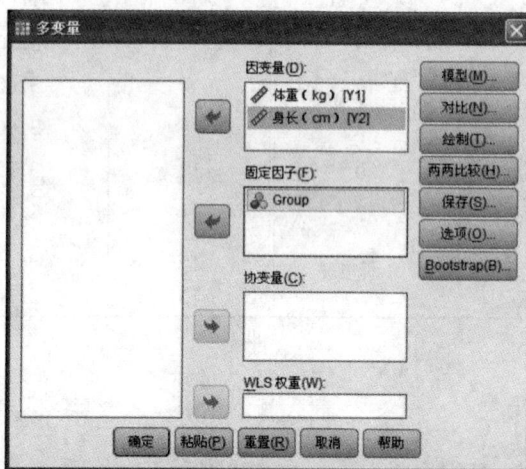

图 17 - 6 多变量对话框

(3)单击"选项"按钮，弹出"多变量：选项"对话框，如图 17 - 7 所示：

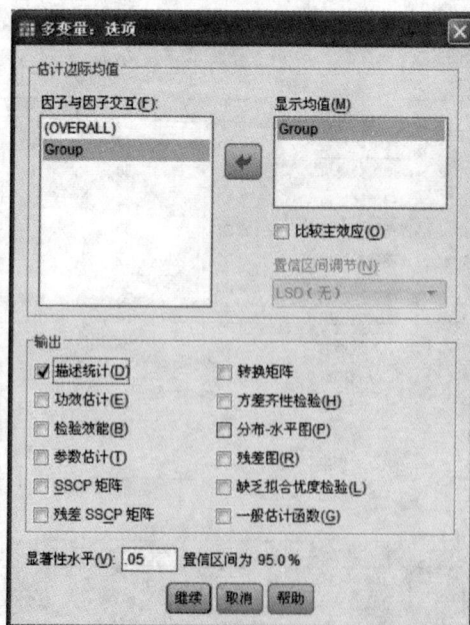

图 17 - 7 "多变量：选项"对话框

➤ 显示均值：调入 Group；

➤ 输出：选择描述统计

单击"继续"，返回主对话框。

(4)单击"确定"按钮，即可输出结果。

三、主要结果及解释

1. 表 17 - 6 为统计描述的结果，给出了某妇幼保健院保健教育组和对照组 13 名顺产婴儿体重和身长的均数与标准差。

表 17 - 6 描述性统计量

	Group	均值	标准偏差	N
体重(kg)	保健教育组	3.6483	0.37685	6
	对照组	3.1486	0.31254	7
	总计	3.3792	0.41864	13
身长(cm)	保健教育组	51.67	2.066	6
	对照组	48.57	2.573	7
	总计	50.00	2.769	13

据表 17 - 6 所示，样本向量可表达为：

$$\overline{X}_1 = \begin{bmatrix} 3.65 \\ 51.67 \end{bmatrix}, \overline{X}_2 = \begin{bmatrix} 3.15 \\ 48.57 \end{bmatrix}$$

2. 表 17 - 7 给出了四种方法所计算出来的多变量方差分析检验统计量的值(F 值)和 P 值，从表 17 - 7 中可以看出，$F = 4.323$，$P = 0.044 < 0.05$，拒绝 H_0，接受 H_1，说明保健教育组和对照组婴儿生长发育的差异是有统计学意义的，即可认为孕期保健教育对婴儿生长发育具有促进作用。

表 17 - 7 多变量检验[b]

效应		值	F	假设 df	误差 df	Sig.
截距	Pillai 的跟踪	0.998	2730.216[a]	2.000	10.000	0.000
	Wilks 的 Lambda	0.002	2730.216[a]	2.000	10.000	0.000
	Hotelling 的跟踪	546.043	2730.216[a]	2.000	10.000	0.000
	Roy 的最大根	546.043	2730.216[a]	2.000	10.000	0.000
Group	Pillai 的跟踪	0.464	4.323[a]	2.000	10.000	0.044
	Wilks 的 Lambda	0.536	4.323[a]	2.000	10.000	0.044
	Hotelling 的跟踪	0.865	4.323[a]	2.000	10.000	0.044
	Roy 的最大根	0.865	4.323[a]	2.000	10.000	0.044

a. 精确统计量

b. 设计：截距 * Group

3. 表 17 -8 分别给出了体重和身长这两个指标在婴儿保健教育组和对照组中是否具有差别，从 P 值可以看出，保健教育组和对照组婴儿身长($P = 0.024 < 0.05$)和体重($P = 0.038 < 0.05$)的差异均具有统计学意义。

表 17 -8   主体间效应的检验

源	因变量	III型平方和	df	均方	F	Sig.
校正模型	体重(kg)	0.807[a]	1	0.807	6.848	0.024
	身长(cm)	30.952[b]	1	30.652	5.577	0.038
截距	体重(kg)	149.255	1	149.255	1266.658	0.000
	身长(cm)	32461.722	1	32461.722	5849.187	0.000
Group	体重(kg)	0.807	1	0.807	6.848	0.024
	身长(cm)	30.952	1	30.952	5.577	0.038
误差	体重(kg)	1.296	11	0.118		
	身长(cm)	61.048	11	5.550		
总计	体重(kg)	150.553	13			
	身长(cm)	32592.000	13			
校正的总计	体重(kg)	2.103	12			
	身长(cm)	92.000	12			

第三节　多组比较

一、基本概念

多组资料比较的多变量方差分析是根据多个样本均数向量 $\bar{X}_1$, $\bar{X}_2$, $\cdots$, $\bar{X}_g$ 的差别，推断其总体均数向量是否相等的一种假设检验方法。

二、例题及统计分析

(一)例题

例 17 -3   将患慢性胃炎的儿童随机分为 3 组，其中 I 组、II 组为治疗组，另一组作为对照，试比较治疗药物对 T 细胞免疫功能(外周血 T_3 , T_4 , T_8 细胞百分比)的影响。表 17 -9 是其中部分儿童的 T 细胞免疫功能的测量结果，问 3 组慢性胃炎儿童经药物治疗后，T 细胞免疫功能是否有差别？(孙振球 徐勇勇主编. 医学统计学/第 4 版. 北京：人民卫生出版社，2014：P216.)

表 17 - 9　三组慢性胃炎儿童的 T 细胞免疫功能(%)

编号	治疗 I 组			编号	治疗 II 组			编号	对照组		
	T_3	T_4	T_8		T_3	T_4	T_8		T_3	T_4	T_8
1	63.6	30.2	31.2	1	53.4	22.5	25.0	1	72.4	42.5	29.9
2	60.0	30.0	33.4	2	46.5	20.0	14.6	2	75.0	49.5	29.3
3	63.2	35.3	27.9	3	38.1	25.9	18.1	3	75.9	30.0	40.0
				4	32.1	12.1	11.8	4	70.0	32.0	36.4
								5	72.8	36.7	33.1

(二)分析步骤

1.建立数据文件

本例需建立四个变量，分组变量 Group 和结果变量 T_3、T_4、T_8；Group 变量类型为数值型，变量值定义(治疗 I 组 =1；治疗 II 组 =2；对照组 =3)T_3、T_4、T_8变量类型为数值型，直接输入测量数值即可。建立数据文件"例 17 - 3. sav"，见图 17 - 8。

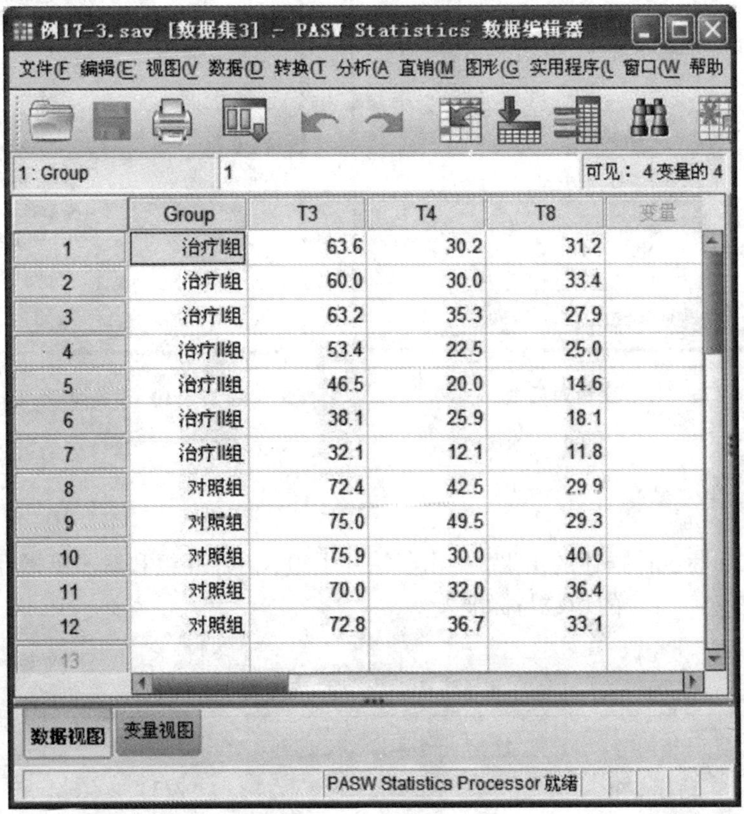

图 17 - 8　数据文件"例 17 - 3. sav"

2. 统计分析

(1)单击【分析】→【一般线性模型】→【多变量】命令,弹出"多变量"对话框,如图 17 – 9 所示。

➤ 因变量:T3/T4/T8;

➤ 固定因子:Group

(3)单击"选项"按钮,弹出"多变量:选项"对话框,如图 17 – 10 所示:

➤ 显示均值:调入 Group;

➤ 输出:选择描述统计

单击"继续",返回主对话框。

(4)单击"确定"按钮,即可输出结果。

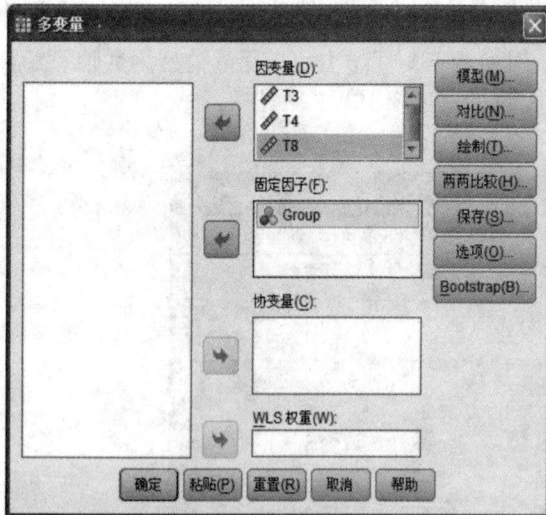

图 17 – 9 多变量对话框

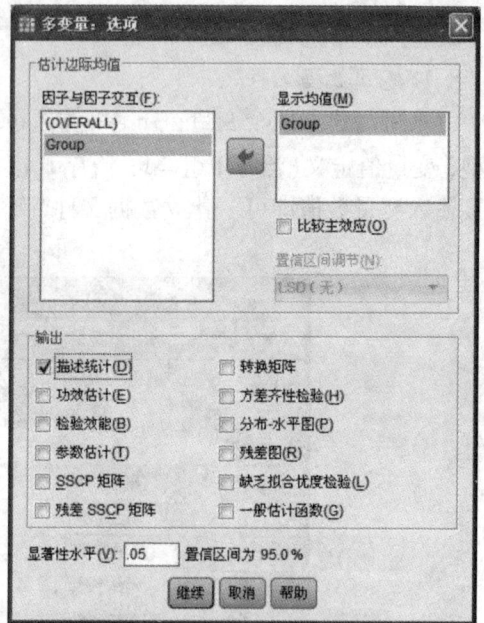

图 17 – 10 "多变量:选项"对话框

三、主要结果及解释

1. 表 17 – 10 为统计描述的结果,给出了治疗 I 组、治疗 II 组和对照组慢性胃炎儿童外周血 T_3,T_4,T_8 细胞百分比的均数与标准差。

表 17 – 10 描述性统计量

	Group	均值	标准偏差	N
T_3	治疗 I 组	62.267	1.9732	3
	治疗 II 组	42.525	9.3511	4
	对照组	73.220	2.3221	5

	Group	均值	标准偏差	N
	总计	60.250	14.7762	12
T_4	治疗 I 组	31.833	3.0039	3
	治疗 II 组	20.125	5.8710	4
	对照组	38.140	7.9701	5
	总计	30.558	10.0148	12
T_8	治疗 I 组	30.833	2.7683	3
	治疗 II 组	17.375	5.6993	4
	对照组	33.740	4.5037	5
	总计	27.558	8.6967	12

据上表,样本向量可表达为:

$$\bar{X}_1 = \begin{bmatrix} 62.267 \\ 31.833 \\ 30.833 \end{bmatrix}, \ \bar{X}_2 = \begin{bmatrix} 42.525 \\ 20.125 \\ 17.375 \end{bmatrix}, \ \bar{X}_3 = \begin{bmatrix} 73.220 \\ 38.140 \\ 33.740 \end{bmatrix}$$

2. 表 17 − 11 给出了四种方法所计算出来的多变量方差分析检验统计量的值(F 值)和 P 值,四个统计量的值是不相等的,一般情况下,可选择相对保守的 Wilks Lambda 和 Hotelling Trance 的结果。从 Wilks Lambda 的结果可以看出, $F = 5.500$, $P = 0.004 < 0.05$, 拒绝 H_0, 接受 H_1, 说明不同组别慢性胃炎儿童 T 细胞免疫功能的差异是有统计学意义的,即可认为治疗药物对慢性胃炎儿童 T 细胞免疫功能是有影响的。

表 17 − 11　多变量检验[c]

效应		值	F	假设 df	误差 df	Sig.
截距	Pillai 的跟踪	0.993	338.936[a]	3.000	7.000	0.000
	Wilks 的 Lambda	0.007	338.936[a]	3.000	7.000	0.000
	Hotelling 的跟踪	145.258	338.936[a]	3.000	7.000	0.000
	Roy 的最大根	145.258	338.936[a]	3.000	7.000	0.000
Group	Pillai 的跟踪	1.049	2.942	6.000	16.000	0.039
	Wilks 的 Lambda	0.089	5.500[a]	6.000	14.000	0.004
	Hotelling 的跟踪	8.715	8.715	6.000	12.000	0.001
	Roy 的最大根	8.533	22.755[b]	3.000	8.000	0.000

a. 精确统计量

b. 该统计量是 F 的上限,它产生了一个关于显著性级别的下限

c. 设计: 截距 + Group

3. 表 17 – 12 分别给出了 T_3，T_4，T_8 这三个指标在治疗 I 组、治疗 II 组和和对照组中是否具有差别，从 P 值可以看出，不同组别慢性胃炎儿童 T_3($P = 0.000 < 0.05$)，T_4($P = 0.008 < 0.05$)，T_8($P = 0.001 < 0.05$)的差异均具有统计学意义。

表 17 – 12　主体间效应的检验

源	因变量	III 型平方和	df	均方	F	Sig.
校正模型	T3	2110.008[a]	2	1055.004	32.553	0.000
	T4	727.703[b]	2	363.852	8.720	0.008
	T8	638.043[c]	2	319.021	14.807	0.001
截距	T3	40452.962	1	40452.962	1248.196	0.000
	T4	10363.034	1	10363.034	248.351	0.000
	T8	8573.016	1	8573.016	397.910	0.000
Group	T3	2110.008	2	1055.004	32.553	0.000
	T4	727.703	2	363.851	8.720	0.008
	T8	638.043	2	319.022	14.807	0.001
误差	T3	291.682	9	32.409		
	T4	375.546	9	41.727		
	T8	193.906	9	21.545		
总计	T3	45962.440	12			
	T4	12308.990	12			
	T8	9945.490	12			
校正的总计	T3	2401.690	11			
	T4	1103.249	11			
	T8	831.949	11			

a. R 方 = 0.879(调整 R 方 = 0.852)
b. R 方 = 0.660(调整 R 方 = 0.584)
c. R 方 = 0.767(调整 R 方 = 0.715)

[**练习题**]

1. 根据下表 15 名患者胸腺素治疗后免疫球蛋白的改善情况，用 Hotelling T 2 检验推论胸腺素的治疗对降低免疫球蛋白是否有效。

15 名患者胸腺素治疗后免疫球蛋白(g/L)的改善情况

患者编号	Ig G	Ig A	Ig M
1	− 1.56	− 500	− 490
2	− 1.76	− 50	− 140
3	− 0.63	− 120	− 210
4	− 1.28	− 700	90
5	0.07	150	− 180
6	− 1.42	− 620	190
7	− 1.04	740	− 240
8	− 1.95	110	− 40
9	− 4.20	− 540	160
10	− 2.36	− 600	− 380
11	− 2.14	− 880	− 220
12	− 1.39	110	− 220
13	− 0.71	90	110
14	− 1.56	− 310	− 40
15	− 0.49	− 50	− 200

2. 根据下表数据计算三组患者的多元统计量，用 MANOVA 推论组间差别。

贫血病患者的血红蛋白浓度及红细胞计数

A 组		B 组		C 组	
血红蛋白 (g/L)	红细胞计数 (10^{12}/L)	血红蛋白 (g/L)	红细胞计数 (10^{12}/L)	血红蛋白 (g/L)	红细胞计数 (10^{12}/L)
39	2.1	48	2.7	44	2.5
42	1.9	47	1.8	37	3.0
37	2.4	54	2.3	29	2.4
40	1.7	45	2.4	45	3.3
44	2.2	46	2.7	33	2.3
52	2.3	44	2.2	45	1.9
27	1.6	59	2.9	38	2.7
24	2.6	55	2.2	37	3.1
36	2.4	43	2.9		
55	1.8	51	3.1		
29	2.0				
33	3.0				

(查文婷　袁秀琴　虞仁和)

第十八章　诊断试验评价

　　诊断试验是临床科研工作中非常重要的一类研究，它是临床医生制定和评价特定疾病诊断标准优劣的主要手段。诊断试验的主要目的是依据金标准制定一种新的诊断标准或从多个诊断标准中选择成本效果最佳的诊断标准。诊断试验中的金标准，是指当前临床医学界公认的诊断某种病最为可靠的方法。临床诊断中常用的金标准包括病理学诊断（组织活检和尸检）、外科手术探查、特殊的影像学诊断（如用冠状动脉造影术诊断冠心病等）以及目前尚无特异诊断方法而采用的国际公认的综合诊断标准（如诊断风湿热的 Johes 标准等）。与金标准相比，新提出的诊断标准往往成本相对低廉或操作简便，而且它们的诊断准确性要接近金标准给出的诊断结果。

　　诊断试验设计的关键是选择合适的金标准，它是诊断试验存在的基础。如果金标准选择不当，就会造成错误分类，从而影响诊断试验的效果。常用的诊断试验评价指标包括灵敏度、特异度、误诊率、漏诊率、阳性预测值、阴性预测值、正确率和 Youden 指数。

　　诊断试验另一个作用通过绘制 ROC（receiver operator characteristic）曲线制定连续变量的诊断标准，即截断点的选择。

第一节　诊断试验常用评价指标

一、基本概念

　　常用的诊断试验评价指标包括灵敏度、特异度、误诊率、漏诊率、阳性预测值、阴性预测值、正确率和 Youden 指数。

　　灵敏度(sensitivity)：又称真阳性率，是实际患病且被试验诊断为患者的概率，即患者被诊断为阳性的概率。它是反映患者检出能力的指标。指标取值介于 0 ~ 1 之间，取值越大，效果越好。

　　特异度(specificity)：又称真阴性率，是实际未患病而被试验诊断为非患者的概率，即非患者被诊断为阴性的概率。它是反映鉴别非患者能力的指标，两个指标都是越大越好。指标取值介于 0 ~ 1 之间，取值越大，效果越好。

　　误诊率(mistake diagnostic rate)：又称假阳性率，表示实际未患病但被试验诊断为患者的概率，即非患者被诊断为阳性。它反映非患者被错误诊断的可能性，误诊率 = 1 - 灵敏度。

　　漏诊率(omission diagnostic rate)：又称假阴性率，表示实际患病但被试验诊断为非患病的概率，即患者被诊断为阴性。它反映患者被遗漏诊断的可能性，漏诊率 = 1 - 特异度。

　　阳性预测值(positive predict value)：试验诊断为阳性者，确为患者的概率。

　　阴性预测值(negative predict value)：试验诊断为阴性者，确为非患者的概率。

　　正确率：又称总符合率，表示观察结果与实际结果的符合程度，反映正确诊断患者与非患者的能力。

　　Youden 指数：反映诊断试验真实性的综合指标，Youden 指数(YI) = 灵敏度 + 特异度 -

1。其取值界于 -1 ~ 1 之间，其值越大，说明诊断试验的真实性越好，当 YI≤0 时，该诊断试验无任何临床应用价值。

二、例题及统计分析

(一)例题

例 18 - 1　Steinberg WN 评价血清总淀粉酶(backman 法)诊断急性胰腺炎的价值，以 B 型超声图像、CT 或剖腹探查等综合指标作为诊断胰腺炎的金标准，由金标准确定的各种急性胰腺炎 39 例，另选了急性阑尾炎、胆道疾病、妇科疾病、胃肠疾病引起的非胰腺炎性腹痛患者 127 例作为对照。以超过血清总淀粉酶(backman 法)正常值上限为阳性。结果见表 18 - 1 (孙振球、徐勇勇主编. 医学统计学(第 4 版). 北京：人民卫生出版社，2014：P599.)。

表 18 - 1　血清总淀粉酶诊断急性胰腺炎的评价

血清总淀粉酶 (Backman 法)	金标准		合　计
	急性胰腺炎	非胰腺炎性腹痛	
>正常值上限	37	14	51
<正常值上限	2	113	115
合　计	39	127	166

(二)分析步骤

1. 建立数据文件

建立数据文件时，例 18 - 1 需建立 3 个变量：①血清总淀粉酶(backman)：数值型，变量值定义：>正常值上限 = 1；<正常值上限 = 2；②金标准：数值型，变量值定义：急性胰腺炎 = 1；非胰腺炎性腹痛 = 2；③频数：数值型，直接输入四格表中的数据。建立数据文件"例 18 - 1. sav"，如图 18 - 1 所示。

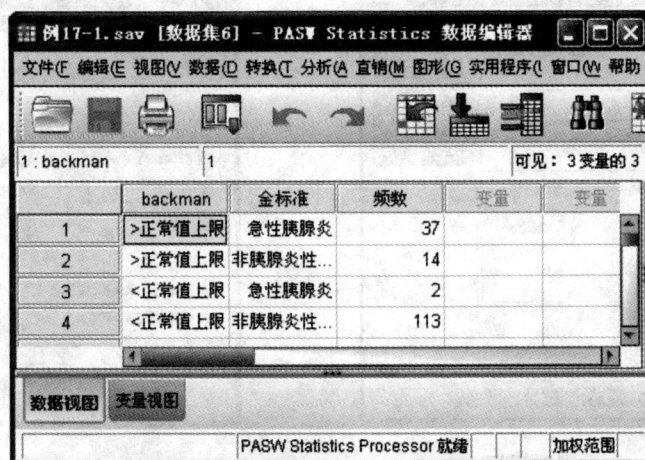

图 18 - 1　数据文件"例 18 - 1. sav"

2. 统计分析

(1)菜单选择【数据】→【加权个案】，打开"加权个案"对话框，激活"加权个案"选项；从左边源变量名称框中选择频数变量"频数"作为权变量，将其选入"频率变量："框中；单击"确定"按钮，执行加权命令，见图 18 – 2。

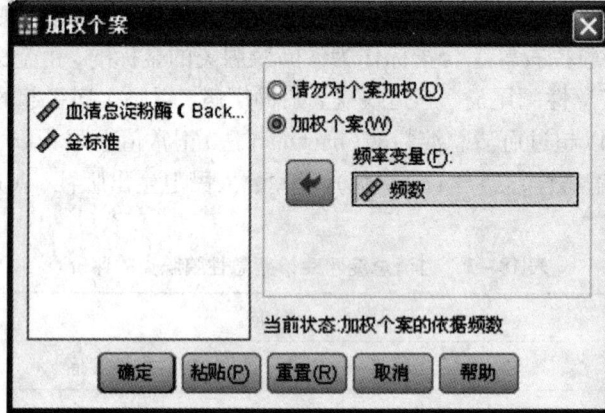

图 18 – 2   加权个案对话框

(2)菜单选择【分析】→【描述统计】→【交叉表】，打开"交叉表"对话框；将左边源变量名称框中"血清总淀粉酶(Backman 法)"作为行变量调入"行："下的矩形框；"金标准"作为列变量调入"列："下的矩形框。如图 18 – 3 所示。

(3)选择"交叉表"对话框中的"单元格"选项，在"交叉表：单元显示"对话框中，分别选择"计数"下面的"观察值"选项和"百分比"下面的"行"、"列"选项，如图 18 – 4 所示。单击"继续"按钮，回到"交叉表"对话框。单击"确定"按钮，输出结果

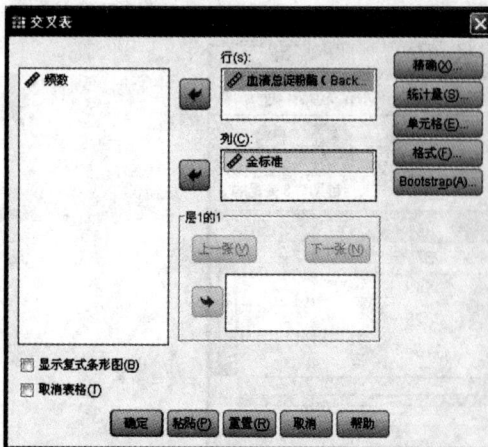

图 18 –3   交叉表对话框

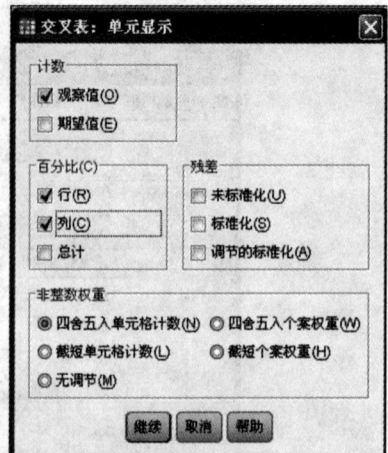

图 18 – 4   交叉表：单元显示对话框

三、主要结果及解释

例 18 - 1 中血清总淀粉酶(Backman 法)试验诊断效果评价指标见表 18 - 2。

表 18 - 2　采用交叉表计算灵敏度和特异度

			金标准		Total
			急性胰腺炎	非胰腺炎性腹痛	
血清总淀粉酶(Backman 法)	>正常值上限	Count	37	14	51
		% with in 血清总淀粉酶(Backman 法)	72.5%	27.5%	100.0%
		% with in 金标准	94.9%	11.0%	30.7%
	<正常值上限	Count	2	113	115
		% with in 血清总淀粉酶(Backman 法)	1.7%	98.3%	100.0%
		% with in 金标准	5.1%	89.0%	69.3%
Total		Count	39	127	166
		% with in 血清总淀粉酶(Backman 法)	23.5%	76.5%	100.0%
		% with in 金标准	100.0%	100.0%	100.0%

表 18 - 2 分别给出了血清总淀粉酶(backman 法)试验诊断效果的评价指标:

灵敏度 = 37 ÷ 39 × 100% = 94.9%

特异度 = 113 ÷ 127 × 100% = 89.0%

阳性预测值 = 37 ÷ 51 × 100% = 72.5%

阴性预测值 = 113 ÷ 115 × 100% = 98.3%

此外,还可按照公式计算正确率和 Youden 指数如下:

正确率 = (37 + 113) ÷ 166 × 100% = 90.4%

Youden 指数 = 灵敏度 + 特异度 - 1 = 83.9%。

第二节　ROC 曲线分析

一、基本概念

ROC 曲线的绘制是以不同截断点时的 1 - 特异度为横轴,灵敏度为纵轴,作真阳性率与假阳性率曲线。ROC 曲线下面积可以用来评价诊断试验的效果。其值越大,说明试验的诊断价值越大。当面积接近 0.5 时,即 ROC 曲线接近对角线,则该诊断试验就失去临床意义;ROC 曲线下面积小于 0.70,表示诊断准确度较低;在 0.70 ~ 0.90 之间表示诊断准确度为中等;0.90 以上表示诊断准确度较高。

　　与单个诊断指标相比，ROC 曲线综合了灵敏度与特异度的特点。研究人员可以通过比较不同截断点对应的灵敏度和特异度，选择 ROC 曲线上诊断效果最好的那个截断点作为诊断标准。对于存在多个诊断标准的情况，研究人员可以首先比较不同诊断标准对应的 ROC 曲线下的面积(ROC 曲线与 X 轴之间的区域)，选择面积最大的指标作为最优的诊断指标。然后，再在该指标对应的 ROC 曲线上选择诊断效果最佳的截断值作为诊断标准。在同一个诊断试验中不可能同时保证灵敏度和特异度均最佳。研究人员只能根据临床工作需要确定相应的标准，有时可能对灵敏度要求高些，另外一些时候则对特异度要求高些。如果临床上对灵敏度和特异度指标没有特殊要求，则可以选择二者之和最大的截断点对应的界值作为诊断标准。SPSS 软件中 ROC 曲线模块适合于诊断指标为计量资料或等级资料的情况。当资料为合计后的等级资料时，需要先对其进行加权，然后再做 ROC 分析。此外，研究人员可以通过并联(多个平行试验)或串联试验(多个系列试验)提高灵敏度和特异度。

二、例题及统计分析

(一)例题

　　例 18 - 2　为评价红细胞平均容积(MCV)对缺铁性贫血患者的诊断价值，以 100 例可疑为缺铁性贫血患者作诊断，并以骨髓诊断作为金标准。将金标准确诊为缺铁性贫血的 34 例作为病例组，其余 66 例作为对照组。然后对每组的每一例测量红细胞平均容积，其测量值列于表 18 - 3。请采用 ROC 曲线分析对此资料进行分析(孙振球、徐勇勇主编.医学统计学(第 4 版).北京:人民卫生出版社，2014:P599.)。

表 18 - 3　红细胞平均容积

骨髓诊断 (金标准)	MCV 结果															
正常组	60	66	68	69	71	71	73	74	74	74	76	77	77	77	77	78	78
	79	79	80	80	81	81	81	82	82	83	83	83	83	83	83	83	84
	84	84	84	85	85	86	86	86	87	88	88	88	89	89	89	90	90
	91	91	92	93	93	93	94	94	94	94	96	97	98	100	103		
异常组	52	58	62	65	67	68	69	71	72	72	73	74	75	76	77	77	
	78	79	80	80	81	81	81	82	83	84	85	85	86	88	88	90	92

(二)分析步骤

1.建立数据文件

　　例 18 - 2 需建立 2 个变量:①MVC 结果:数值型，录入原始数据;②骨髓诊断:数值型，变量值定义:正常组 = 0;异常组 = 1;建立数据文件"例 18 - 2.sav"，如图 18 - 5 所示。

2.统计分析

　　单击主菜单"分析"，出现下拉菜单;在下拉菜单中点击"ROC 曲线图…"，出现"ROC 曲线"对话框。在该对话框中将变量"MCV 结果"选入"检验变量"方框，将"骨髓诊断"选入"状态变量"方框，并在"状态变量的值"(即选择金标准变量的阳性结果取值)方框中输入"0"。选中"输出"下方的"ROC 曲线"、"带对角参考线"和"标准误和置信区间"(曲线面积的标准

图 18 – 5 数据文件"例 18 – 2. sav"

误及其置信区间)以及"ROC 曲线的坐标点",如图 18 – 6 所示。单击"确定"按钮,输出分析结果。

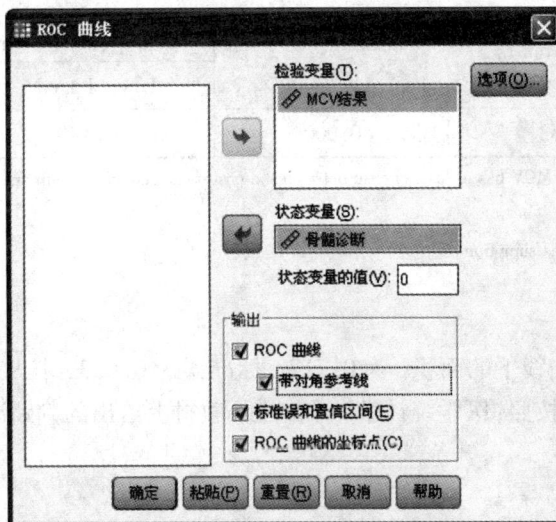

图 18 – 6 ROC 曲线对话框

三、主要结果及解释

例 18 – 2 进行 ROC 曲线分析主要结果见图 18 – 7,表 18 – 4 和表 18 – 5。

图 18 – 7 为例 18 – 1 诊断指标"MCV 结果"的 ROC 曲线,即参考线之上的折线。

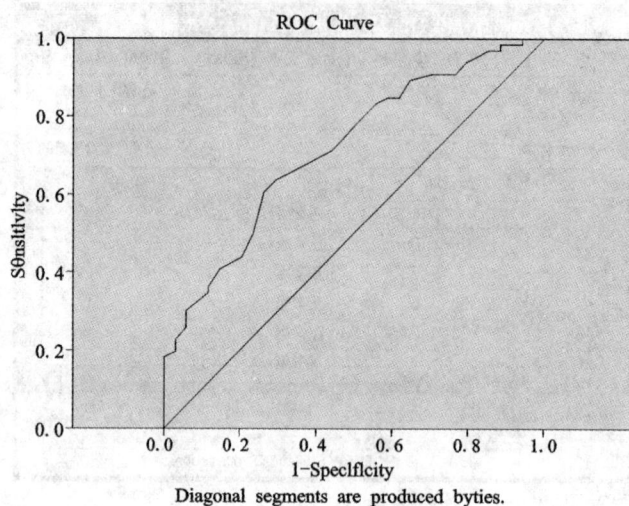

图 18 - 7　ROC 曲线

表 18 - 4　ROC 曲线面积结果(area under the curve)

Test Result Variable(s)：MCV 结果

Area	Std. Error[a]	Asymptotic Sig. [b]	Asymptiotic 95% Confidence Interval	
			Lower Bound	Upper Bound
0.717	0.053	0.000	0.614	0.820

The test result variable(s)：MCV has at loast one tie hotwoon the positive actual state group and the negative actual state gmup. Statistics may be biased.

a. Under the nonparametric as sumption

b. Null hypothesic：true area = 0.5

表 18 - 4 为 ROC 曲线下的面积,为 0.717,标准误为 0.053,其 95% 的近似参考置信区间为(0.614,0.820)。按照《医学统计学》(第 4 版)教材上给出的判断准则,其诊断的正确度为中等偏低。

表 18 - 5　确定 ROC 曲线临界点结果(coordinates of the curve)

Test Result Variable(s)：MCV 结果

Positive if Greater Than or Equal To[a]	Sensitivity	1 - Specificity	Positive if Greater Than or Equal To[a]	Sensitivity	1 - Specificity
51.00	1.000	1.000	81.50	0.636	0.294
55.00	1.000	0.971	82.50	0.606	0.235
59.00	1.000	0.841	83.50	0.500	0.235
61.00	0.985	0.941	84.50	0.439	0.206
63.50	0.985	0.912	85.50	0.409	0.147
65.50	0.985	0.882	86.50	0.364	0.118

续表 18 – 5

Positive if Greater Than or Equal To[a]	Sensitivity	1 – Specificity	Positive if Greater Than or Equal To[a]	Sensitivity	1 – Specificity
66.50	0.970	0.882	87.50	0.348	0.118
67.50	0.970	0.853	88.50	0.303	0.059
68.50	0.955	0.824	89.50	0.258	0.059
70.00	0.939	0.794	90.50	0.227	0.029
71.50	0.909	0.765	91.50	0.197	0.029
72.50	0.909	0.706	92.50	0.182	0.000
73.50	0.894	0.647	93.50	0.136	0.000
74.50	0.848	0.618	95.00	0.076	0.000
75.50	0.848	0.588	96.50	0.061	0.000
76.50	0.833	0.559	97.50	0.045	0.000
77.50	0.773	0.500	99.00	0.030	0.000
78.50	0.742	0.471	101.50	0.015	0.000
79.50	0.712	0.441	104.00	0.000	0.000
80.50	0.682	0.382			

The test result variable(s): MCV has at least one tie hetween the positive actual state group and the negative actual state group.

a. The smallest cutoff value is the minimum observed test value minus 1 and the largest cutoff value is the maximum observed test value plus 1. All the other cutoff values are the averages of two consecutive ordered observed test values.

表 18 – 5 为 MCV 结果取不同截断值时的灵敏度和 1 – 特异度。

特别注意：由于 SPSS 软件通常将拟分析指标的较大值作为阳性类，取值偏小的值作为阴性类。然而，结合实际情况本例刚好与之相反。MCV 结果取值较大的组被定义为正常组，MCV 取值较小的组则被定义为异常组。因此，在确定状态变量取值时选择"0"，而不是选择"1"。在 SPSS 结果中，应根据实际情况将这种关系转换过来。如例 18 – 2 中，由于"阳性组"被定义成"取值较大的组"，然而结合实际情况该组却要被诊断为"正常组"。在这种情况下，表 18 – 5 中的"灵敏度"实际上是"特异度"，而表 18 – 5 中"特异度"则对应于实际的"灵敏度"。因此，表 18 – 5 中的灵敏度和特异度刚好与《医学统计学》教材 600 页的表 37 – 8 相反。综合灵敏度和特异度，选择两者之和最大的截断点作为界值（注：转换后的灵敏度 = 0.706，特异度 = 0.636），即 MCV 结果为 81.5。最终，获得例 18 – 2MCV 结果的诊断标准如下：当 MCV 结果≥81.5 时被诊断为阴性，即正常；当 MCV 结果 <81.5 被诊断阳性，即异常。

[练习题]

对糖尿病患者和非糖尿病患者各 100 名检测糖化血红蛋白(HbA1c)含量，频数分布结果列在下表中，请采用 ROC 曲线分析对此资料进行分析。

糖尿病患者和非糖尿病患者 HbA1c 含量的频数分布

组段	糖尿病患者	非糖尿病患者
4.0 ~	20	1
5.2 ~	28	2
5.6 ~	27	3
6.0 ~	13	3
6.4 ~	6	7
6.8 ~	2	7
7.2 ~	2	16
7.6 ~	1	12
8.0 ~	1	10
8.4 ~	0	3
8.8 ~	0	4
9.2 ~	0	8
9.6 ~	0	5
10.0 ~ 12.6	0	19

（虞仁和　胡国清）

第十九章　信度与效度分析

量表的评价通常包括定性评价和定量评价。定性评价常用专家咨询法和 Delphi 法。专家咨询一般采用座谈会形式，邀请有关专家对每项条目的重要性、关联性、可行性等进行讨论，寻求一个共同的意见。Delphi 法一般采用向专家发信，由专家单独对各条目的重要性进行评价。信中可要求专家对每项条目的重要性、必要性和可行性进行定量评分，并可以对个别条目提出具体的修改意见。根据 Delphi 法调查的结果，可对各条目进行排序，淘汰排列在后面的条目，修改条目的措词，并帮助拟定各条目的权重。定量评价是当形成初步量表后，可以进行小样本测量对象的预调查，对量表的可理解性，使用语言的流畅性，以及量表的信度、效度和反应度进行定量评价。根据预调查和量表定量考评的结果，进一步对量表进行修订完善，形成最终量表。

第一节　信度分析

一、基本概念

信度主要评价量表的精确性、稳定性和一致性，即测量过程中随机误差造成的测定值的变异程度的大小。常用的信度指标有以下四种：

1)内部一致性信度(internal consistency)：评价多个调查项目的和谐水平，即各变量间的平均相关性，最常用的指标为克朗巴赫α系数(Cronbach's alpha)。

2)分半信度(split - half reliability)：将同一量表的调查项目分成两半，如分前后两个部分、按条目编号的奇数和偶数分两个部分，评价两个部分得分的相关情况，常用的指标为 Spearman - Brown 系数。

3)重测信度(test - retest reliability)：相同量表前后两次测量同一批被访者的量表得分的简单相关系数 r，一般要求达到 0.7 以上。

4)调查员信度(inter - rater reliability)：两个或多个调查员采用相同的条目或量表对调查对象进行测量，得分的相关情况，常用的评价指标为组内相关系数(interclass correlation coefficient)。

值得注意的是，虽然上述四种信度评估方法对信度评价的涵义各不相同，但在对一份测量工具进行评价时，不一定要同时用到他们，即使同时采用，他们的结果也未必完全一致。

二、例题及统计分析

(一)例题

例 19 – 1　某医生用 WHOQOL – 100 量表调查了 50 例正常人的生存质量，一周后重复调查一次，结果见表 19 – 1。表中 F1 – F24 是第 1 次调查 24 个方面的得分，T1 是第 1 次调查的总分，T2 是第 2 次调查的总分。Q1 是第 1 次调查，被访者对自己生存质量的总评分，满分是

100 分。试用此资料对该量表的信度进行评估。（孙振球 徐勇勇主编. 医学统计学/第 4 版. 北京：人民卫生出版社，2014：P490.）

表 19 - 1   50 名正常人生存质量调查得分

Q1	F1	F2	F3	F4	F5	F6	F7	F8	F9	F10	F11	F12	F13	F14	F15	F16	F17	F18	F19	F20	F21	F22	F23	F24	T1	T2
80	10	11	9	14	12	14	9	6	13	10	4	16	12	13	13	14	10	14	14	13	11	10	13		278	296
80	7	12	11	11	15	15	13	9	18	12	4	17	13	13	10	10	9	9	11	9	12	11	8	13	272	257
90	6	12	10	13	15	16	9	8	18	14	4	18	11	14	8	17	12	13	12	13	12	15	11	13	283	270
98	8	11	10	17	18	19	12	8	17	11	5	20	13	18	12	12	8	11	12	11	12	11	19		306	317
60	12	13	13	11	13	16	9	10	14	9	8	15	10	7	13	11	10	8	11	13	14	10	14	11	275	281
75	14	11	11	8	13	7	12	14	13	13	7	14	8	10	7	9	12	8	10	9	6	11	4		241	257
90	8	12	11	15	16	16	12	9	19	11	4	17	13	14	12	13	9	7	11	15	15	5	5	8	280	259
80	9	11	12	10	16	14	11	8	12	9	4	17	13	14	12	13	9	7	17	13	10	6	7		271	290
80	10	15	8	15	11	11	13	11	14	13	6	15	15	15	10	10	9	11	9	10	16	11	5	19	282	294
70	10	11	5	11	12	14	8	8	10	4	12	9	8	8	8	4	9	4	10	9	8	12		217	227
80	9	13	12	15	15	13	11	7	10	14	8	18	14	16	13	8	8	8	11	6	8	6	7	12	262	282
80	7	7	9	9	5	6	8	12	11	7	9	7	9	9	7	9	9	8	8	10	9	10	11	200	195
80	8	13	10	12	15	16	12	10	12	4	18	13	16	13	12	11	11	11	11	8	14	279	267
80	5	10	9	13	14	16	12	14	12	14	8	12	13	14	9	11	13	13	11	15	279	289
98	7	11	9	16	16	17	11	5	15	13	6	14	19	13	16	12	11	13	16	13	11	15	309	280
70	17	9	13	6	7	9	11	8	8	11	16	8	10	8	4	13	7	10	5	8	13	8	8	228	208
65	12	9	10	10	13	16	5	9	9	9	7	8	12	7	8	10	8	12	11	13	241	241
100	11	9	9	20	15	18	13	8	7	5	8	14	14	14	16	14	16	11	11	10	13	9	8	284	298
80	9	10	10	9	11	10	7	8	10	9	4	11	10	11	12	9	9	12	9	8	222	227
60	10	6	10	14	11	12	8	8	10	8	11	6	13	17	12	13	11	12	9	10	6	9	243	242
82	8	12	13	14	14	14	11	8	13	12	4	17	14	16	10	13	13	9	12	14	13	11	7	15	287	265
70	7	14	10	11	12	13	10	10	15	11	8	16	16	14	13	13	11	13	10	9	10	8	12	279	279
90	9	9	9	13	16	15	10	7	8	10	14	16	14	6	9	12	9	10	10	12	8	16	253	276
95	12	12	10	13	14	11	12	17	12	17	6	11	10	11	12	10	14	13	16	299	289
80	6	11	8	13	12	14	9	12	10	4	17	14	11	8	10	7	11	10	12	7	12	8	12	247	244
90	7	10	9	11	15	15	13	11	17	13	12	12	15	14	15	13	11	16	13	11	16	307	299
80	6	12	9	10	13	16	9	11	9	9	4	14	14	11	8	10	7	12	9	8	9	5	11	252	290
85	8	10	11	15	15	10	8	12	11	4	18	14	16	12	12	10	12	12	13	14	11	9	16	288	299
90	14	12	11	16	15	9	8	13	12	4	16	14	16	11	15	11	16	11	9	14	294	317
80	8	13	12	16	16	16	12	8	14	14	13	14	13	14	12	11	13	12	11	11	16	301	305
70	7	8	12	15	9	10	15	12	13	6	6	11	10	11	12	9	8	10	11	12	8	13	12	7	247	257
80	6	11	10	12	12	15	11	7	10	11	4	17	14	13	4	10	15	11	12	10	9	7	257	200
70	7	13	11	12	13	13	11	8	10	14	14	13	11	7	9	11	13	14	8	11	262	237
90	10	13	10	11	16	14	11	8	10	9	4	18	15	14	14	14	12	11	11	9	10	271	265
75	9	11	11	14	14	9	10	17	14	4	15	14	15	11	13	11	8	13	11	243	254
92	12	14	12	14	16	16	10	8	15	10	4	19	12	13	6	5	4	11	8	9	10	7	7	13	255	271
95	10	13	11	14	18	16	13	9	19	14	4	20	13	12	14	10	9	13	16	15	10	10	16	315	326
90	6	12	10	13	16	16	11	4	14	14	20	16	14	9	13	10	14	15	14	11	10	16	294	311
80	9	12	12	12	17	17	8	12	12	14	13	13	9	14	12	5	8	11	273	292
96	5	10	10	12	16	16	10	9	17	13	16	4	12	6	8	9	15	15	9	6	16	256	298
80	11	12	10	12	14	14	8	8	11	6	12	12	8	10	7	8	12	13	12	10	8	9	246	245
75	7	14	9	14	14	15	12	12	12	14	14	12	16	13	10	14	12	13	10	11	8	290	284
60	6	12	9	12	13	12	9	11	18	12	5	16	12	13	17	11	15	11	14	12	8	9	6	275	278
96	5	10	9	12	14	14	7	12	12	14	6	11	11	12	12	13	12	9	8	263	264
70	9	12	10	14	12	12	9	4	18	14	11	11	4	9	15	16	14	9	9	267	284
50	9	12	10	7	9	9	10	3	16	10	5	12	12	10	10	5	8	11	11	10	10	6	232	243
75	10	13	11	13	12	16	13	9	18	12	5	17	13	14	13	4	10	11	12	11	9	16	284	304
60	7	9	11	10	13	14	11	9	13	12	6	14	10	4	11	9	10	13	9	18	257	264
70	8	10	9	11	12	12	6	10	14	11	10	7	9	9	8	8	10	11	11	242	238
80	8	13	12	16	16	16	12	8	14	12	4	16	14	13	13	14	12	11	13	12	11	11	16	301	328

（二）分析步骤

1. 建立数据文件

建立数据文件时，取 27 个变量：q1 为第 1 次调查被访者对自己生存质量的总评分，f1 – f24 是第 1 次调查 24 个方面的得分，t1 和 t2 分别是第 1 次调查和第 2 次调查的总分，所有变量均为数值型，直接输入测量数值即可。建立数据文件"例 19 – 1. sav"，如图 19 – 1 所示。

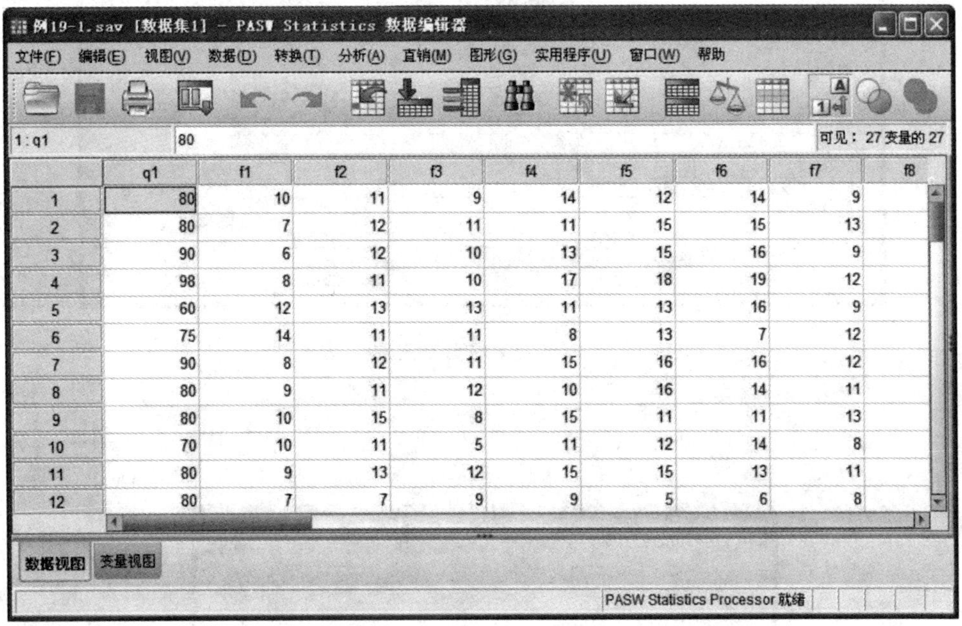

图 19 – 1 数据文件"例 19 – 1. sav"

2. 统计分析

（1）单击主菜单"分析"，出现下拉菜单；

（2）在下拉菜单中点击"度量"，弹出小菜单；

（3）在小菜单中寻找"可靠性分析"并单击之，进入"可靠性分析"对话框，如图 19 – 2 所示。

（4）将变量 f1 – f24 调入对话框右侧的"项目"框，如图 19 – 2。

（5）单击对话框右上侧的"统计量"按钮，勾选可靠性分析的相应选项，如图 19 – 3 所示。点击"继续"按钮，回到可靠性分析主对话框。

（6）在可靠性分析主对话框中，在"模型"下拉列表里的五种信度系数可选择分别为：①α：即为最常用的克朗巴赫α系数，是基于变量间平均相关的内部一致性。②半分：分半信度。③Guttman：计算真实信度的 Guttman's 下界，结果包含 6 个系数，分别记为 Lambda1 – Lambda6，其中 Lambda3 实际上就是克朗巴赫α系数，Lambda4 为 Guttman 分半信度系数。④平行：该模型采用最大似然估计方法计算信度系数，要求所有变量的方差齐，并且所有重测间的变异相等。⑤严格平行：该模型也采用最大似然估计方法计算信度系数，在 Parallel 模型的基础上还要求各变量的总体均数相等。本例"模型"分别选择"α"和"半分"，进行两次分析。

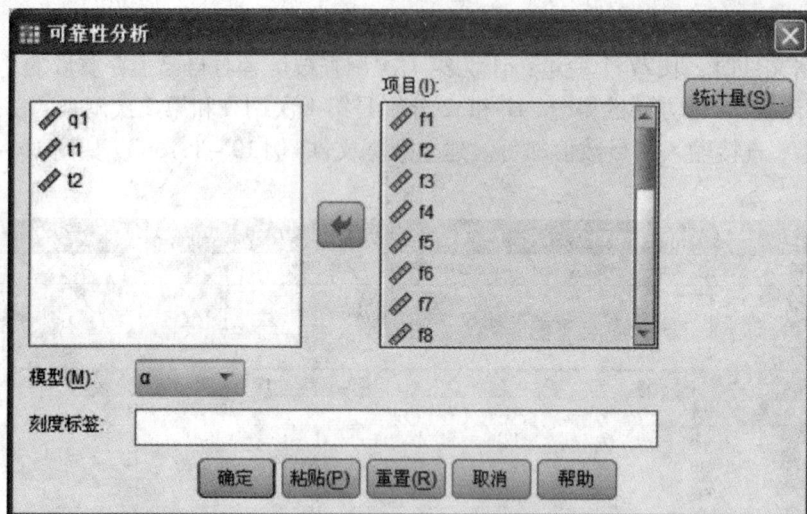

图 19 - 2　可靠性分析主对话框

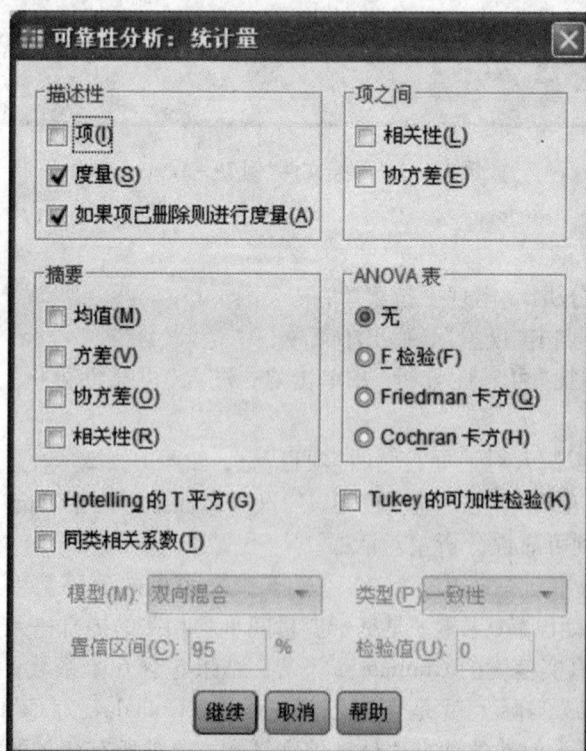

图 19 - 3　可靠性分析：统计量对话框

（7）单击主对话框中的"确定"按钮，即可输出结果。

3. 计算出重测信度系数的统计分析步骤：

单击菜单【分析】→【相关】弹出小菜单，在下拉菜单中寻找"双变量…"单击之，得"双变量相关"对话框，如图 19 – 4 所示。把 t1 和 t2 两变量调入"变量："下矩形框内，单击"确定"，即可得输出结果，计算出重测信度系数，详见第十章第二节。

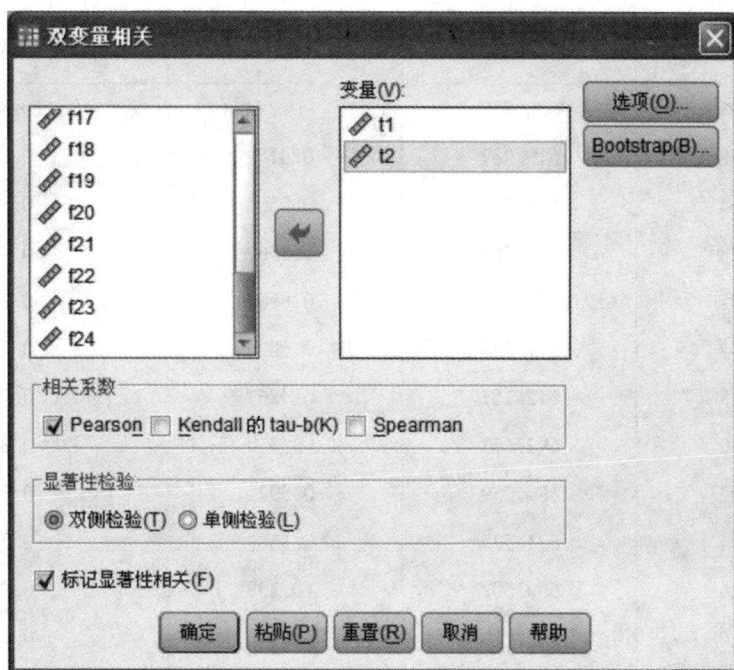

图 19 – 4 双变量相关对话框

三、主要结果及解释

表 19 – 2 标度统计量

均值	方差	标准偏差	项数
267.78	661.359	25.717	24

表 19 – 2 结果是量表的基本统计量，WHOQOL – 100 量表的 24 个方面的得分相加得到量表总分，对总分进行的统计描述，包括量表总分的均数、方差和标准差。

表 19 – 3 可靠性统计量

Cronbach's	项数
0.805	24

表 19-3 是 α 模型的信度系数，即克朗巴赫 α 系数，为 0.805。同时显示组成量表的变量共有 24 个，即已知中给出的 24 个方面的得分。通常在探索性研究中要求克朗巴赫 α 系数至少达到 0.6，量表克朗巴赫 α 系数达到 0.7 或更高即认为一致性信度可，达到 0.8 或更高即认为一致性信度很好。因此，可认为本例一致性信度很好。

表 19-4 项总计统计量

	项已删除的刻度均值	项已删除的刻度方差值	校正的项总计相关性	项已删除的 Cronbach's Alpha 值
f1	259.08	686.810	-0.242	0.825
f2	256.48	619.887	0.418	0.796
f3	257.64	654.725	0.056	0.807
f4	255.28	585.267	0.536	0.788
f5	254.22	572.910	0.660	0.781
f6	253.72	577.838	0.602	0.784
f7	257.18	612.151	0.486	0.793
f8	259.10	692.663	-0.330	0.823
f9	254.92	589.259	0.392	0.796
f10	256.84	621.525	0.368	0.797
f11	262.26	699.502	-0.338	0.828
f12	252.10	570.214	0.296	0.789
f13	255.20	608.735	0.542	0.791
f14	254.40	583.918	0.513	0.789
f15	256.84	590.668	0.467	0.791
f16	256.46	596.662	0.541	0.789
f17	258.30	582.541	0.412	0.794
f18	258.38	640.240	0.255	0.802
f19	256.76	598.758	0.473	0.792
f20	256.06	594.670	0.474	0.791
f21	255.64	579.215	0.604	0.784
f22	257.84	623.729	0.330	0.799
f23	258.60	647.143	0.100	0.807
f24	255.64	572.235	0.423	0.794

表 19-4 是条目得分与量表得分关系的统计量，有四列输出，其中第一、二、四列显示的是如果将相应的变量(条目或方面)删除，则量表的信度会有多大程度的改变，从左向右依

次为总分均数的改变、方差改变和克朗巴赫 α 系数的改变情况。第三列显示的是每一变量与量表总分的相关系数。本图显示的结果，尤其是后面两列的结果可以对量表的修订与改良提供非常有用的信息。例如：如果某变量与量表总分的相关系数很低，提示其与量表其他部分的关系不大，可考虑将其删除，本例提示可考虑对 f1、f3、f8、f11、f23 进行调整；如果将某变量删除后克朗巴赫 α 系数相对较大，提示问卷的信度提高，则该变量也可考虑删除。

表 19 – 5　标度统计量

	均值	方差	标准偏差	项数
部分 1	134.54	148.294	12.178	12[a]
部分 2	133.24	283.860	16.848	12[b]
两部分	267.78	661.359	25.717	24

a. 这些项为：f1，f2，f3，f4，f5，f6，f7，f8，f9，f10，f11，f12。
b. 这些项为：f13，f14，f15，f16，f17，f18，f19，f20，f21，f22，f23，f24。

表 19 – 5　输出了两个分半子量表及总量表的总分的均数、方差和标准差。

表 19 – 6　可靠性统计量

Cronbach's Alpha	部分 1	值	0.559
		项数	12[a]
	部分 2	值	0.787
		项数	12[b]
	总项数	24	
表格之间的相关性			0.559
Spearman – Brown 系数	等长		0.717
	不等长		0.717
Guttman Split – Half 系数			0.693

a. 这些项为：f1，f2，f3，f4，f5，f6，f7，f8，f9，f10，f11，f12。
b. 这些项为：f13，f14，f15，f16，f17，f18，f19，f20，f21，f22，f23，f24。

表 19 – 6 显示了如果选择"半分"模型会的四个信度系数：两个子量表的克朗巴赫 α 系数（Chronbach's Alpha，本例分别为 0.559 和 0.787）、两分半子量表得分的 pearson 相关系数（表格之间的相关性，本例为 0.559）、Spearman – brown 分半信度系数（Spearman – brown 系数，分别按两分半子量表变量数相等和不相等两种情况给出结果，本例为 0.717）和 Guttman 分半信度系数（Guttman split – half 系数，本例为 0.693）。

表 19 – 7 相关性

		t1	t2
t1	Pearson 相关性	1	0.820**
	显著性(双侧)		0.000
	N	50	50
t2	Pearson 相关性	0.820**	1
	显著性(双侧)	0.000	
	N	50	50

表 19 – 7 结果显示两次测量的总分 pearson 相关系数(即重测信度)为 0.820,提示重测信度较好。

第二节   验证性因子分析

一、效度分析概述

效度主要评价量表的准确度、有效性和正确性,即测定值与目标真实值的偏差大小。效度意在反映某测量工具是否有效地测定到了它所打算测定的内容,即实际测定结果与预想结果的符合程度。常用的效度指标有以下三种:

1)内容效度(content validity):指量表的各条目是否测定其希望测量的内容,即测定对象对问题的理解和回答是否与条目设计者希望询问的内容一致。内容效度一般通过专家评议打分。

2)标准关联效度(criterion – related validity):以一个公认有效的量表作为标准,检验新量表与标准量表测定结果的相关性,以两种量表测定得分的相关系数表示标准效度。

3)结构效度(contract validity):说明量表的结构是否与制表的理论设想相符,测量结果的各内在成分是否与设计者打算测量的领域一致,结构效度主要用验证性因子分析(confirmatory factor analysis, CFA)评价。

Amos(analysis of moment structures)软件是近年来非常流行和易用的结构方程式模型分析软件。它是由 SamllWaters 公司开发的结构方程式模型(Structural Equation Modeling,简称 SEM)独立分析软件,并且 SPSS 公司也将 AMOS 捆绑作为 SEM 独立模块嵌入在 SPSS 软件,可以用来进行验证性因子分析,评估量表的结构效度。

二、结构方程模型与 Amos 简介

结构方程模型(structural equation modeling,简称 SEM)是一种建立、估计和检验因果关系模型的多元统计分析技术,是一般线性模型的进一步推广,使研究者可以同时拟合一系列的回归方程。它包含了回归分析、因子分析、通径分析和多元方差分析、时间序列分析等一系列方法,是一种非常通用的、线性的、借助于理论进行假设检验的统计建模技术。

Amos 是当前常用的一种 SEM 分析工具，目前的最新版本是 Amos24.0。该软件使用通径图来定制模型，图形操作界面清晰易懂，便于研究者，尤其是非统计专业人员，方便快捷地理解 SEM 的原理。本软件支持中文输入，Amos24.0 支持包括 8 个模块：

（1）Amos Basic：是 Amos24.0 的程序设定模型窗口。

（2）Amos Graphics：是 Amos24.0 的通径图设定模型窗口。

（3）File Manger：是主要 Amos 相关文件管理子系统 。

（4）Graphics Automaton Demo：是图形自动演示模块 。

（5）Seed Manager：是随机种子生成工具 。

（6）Text Output：是 Amos 结果的 Matrix View 浏览系统 。

（7）View Data：是嵌入式数据察看系统 。

（8）View Path Diagrams：是 Amos 通径图察看系统 。

Amos 的模型拟合主要包括 Amos Graph 和 Amos Basic 两个部分，Amos Graph 是通过点击菜单的方式完成模型设定，而 Amos Basic 是通过书写类似 Visual Basic 的简单程序语句来设定模型。本节主要通过 Amos Graphics 图形界面分析模块，介绍应用 Amos24.0 进行实证性因子分析的基本方法。

Amos 中的常用术语：

在 Amos 中，两变量间的相关关系或协方差常用双向箭头表示，而明确的因果关系用单向箭头表示，由原因变量指向结果变量。

外源变量（exogenous variable）：只有单向指出箭头，而没有单向指进箭头的变量（可以有双向表示相关的箭头）。

内源变量（endogenous variable）：必须有单向指进箭头的变量，可以有或无单向指出箭头，但是需有误差项。

观察变量（observed variable）：指能直接被测量的变量，在通径图中常用正方形或长方形表示。

潜变量（latent variable）：指未被直接测量，但可以通过观察变量之间的关系被推断的变量，在通径图中常用圆或椭圆表示。在通径分析中残差也属潜变量。

三、例题及统计分析

（一）例题

例 19 - 2　对某特定人群，随机抽取 239 名个体，问卷调查相关社会心理因素，采用社会支持评定量表（social support scale, SSS）进行调查，SSS 量表包含 3 个维度，10 个条目，量表结构与变量命名见表 19 - 8，列举前 10 个个体调查数据见表 19 - 9。试采用验证性因子分析评价社会支持评定量表的结构效度。（孙振球 徐勇勇主编. 医学统计学（第 4 版）. 北京：人民卫生出版社，2014：P377. ）

表 19 – 8   社会支持量表结构

量表	维度	变量名	条目数	条目
社会支持 评定量表	主观支持	SU	4	SSS1，SSS3，SSS4，SSS5
	客观支持	OB	3	SSS2，SSS6，SSS7
	支持的利用度	USE	3	SSS8，SSS9，SSS10

表 19 – 9   SSS 量表前 10 个个体的观察值

No	SSS1	SSS2	SSS3	SSS4	SSS5	SSS6	SSS7	SSS8	SSS9	SSS10
1	3	4	1	3	4	3	3	3	3	2
2	2	3	4	3	3	1	1	4	4	4
3	3	3	1	2	2	1	2	2	4	2
4	3	4	2	1	4	2	1	2	2	2
5	3	4	2	2	4	3	3	3	3	2
6	2	1	2	1	2	2	2	1	1	2
7	3	4	1	4	2	1	1	2	4	2
8	4	3	4	4	3	4	4	2	4	3
9	2	3	2	2	3	1	3	3	2	3
10	4	3	4	4	3	3	3	2	2	2

（二）分析步骤

1. 建立数据文件

建立数据文件时，取"SSS1"、"SSS2"、…"SSS10"共 10 个变量，均为数值型，分别表示每位调查对象 10 个条目的得分，建立数据文件"例 19 – 2. sav"，如图 19 – 5 所示。

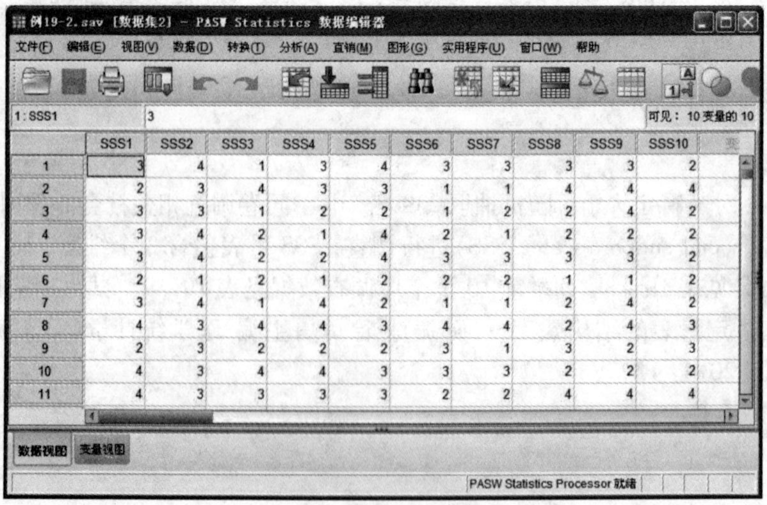

图 19 – 5   数据文件"例 19 – 2. sav"

2. 在 Amos 中绘制通径图：

在应用 Amos 进行分析之前，可以在脑海中设想一下，按例题要求，绘制出的通径图应该如图 19-6 所示，图中 SSS1-SSS10 为 10 个观察变量；SU、OB 和 USE 为三个潜变量，由于 SU、OB 和 USE 都是社会支持评定量表的三个方面，他们之间是相互影响的，以双箭头表示；e1-e10 分别为 SSS1-SSS10 的残差。Amos 要求在设定模型时，每一个潜变量指出的箭头中必须有一个要设定通径系数，这是保证模型能被识别的基本条件。因此图中有 13 条路径设置了通径系数 1。

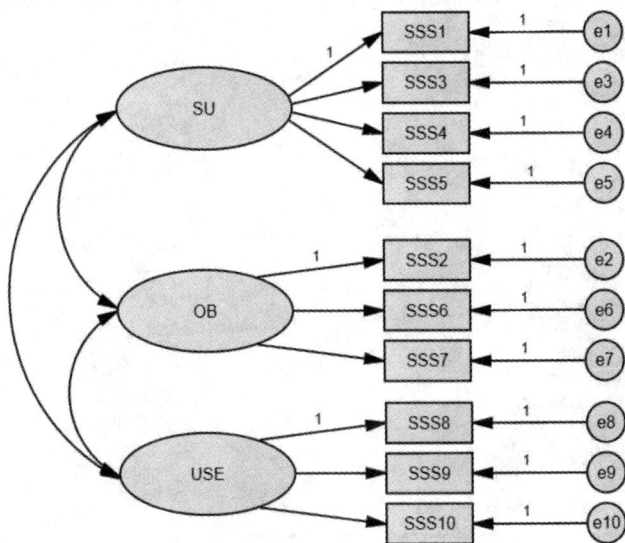

图 19-6　例 19-1 通径图设计

可以通过以下方式启动 Amos：①通过菜单操作【开始】→【程序】→【SPSS Inc】→【Amos 24.0】→【Amos Graphics】或双击在桌面上已创建的快捷方式 Amos Graphics；②双击任何一个 *.amw 文件。启动后的界面如图 19-7 所示。在该窗口右侧为空白的绘图区。左侧有一个浮动的工具栏，将鼠标移至各按钮上停留，则该按钮显示"凹入"，并且在下方出现一个对话框对该按钮的功能进行解释（图 19-8）。左键单击叮选择某按钮，开启其功能，再次单击则关闭。

左键单击激活 （潜变量和其指向的变量）按钮，在右侧绘图区拖放鼠标可绘出一椭圆，鼠标在椭圆内单击，每单击一次可派生出一个其指向的变量，本例单击三次，得到的图形如图 19-9 所示，再次单击 按钮，使其恢复未激活状态。实际上，也可通过 （观察变量）、 （潜变量）、 （单向箭头）这些工具绘制出如图 19-9 所示的画面。

左键单击激活 （旋转）按钮，在右侧绘图将鼠标在已绘制的椭圆内（此时椭圆已突出显示为红色）单击，每单击一次可使由该椭圆所代表的潜变量所指向的观察变量及其残差旋转 90 度，本例单击一次，得到的图形如图 19-10 所示，再次单击 按钮，使其恢复未激活状态。

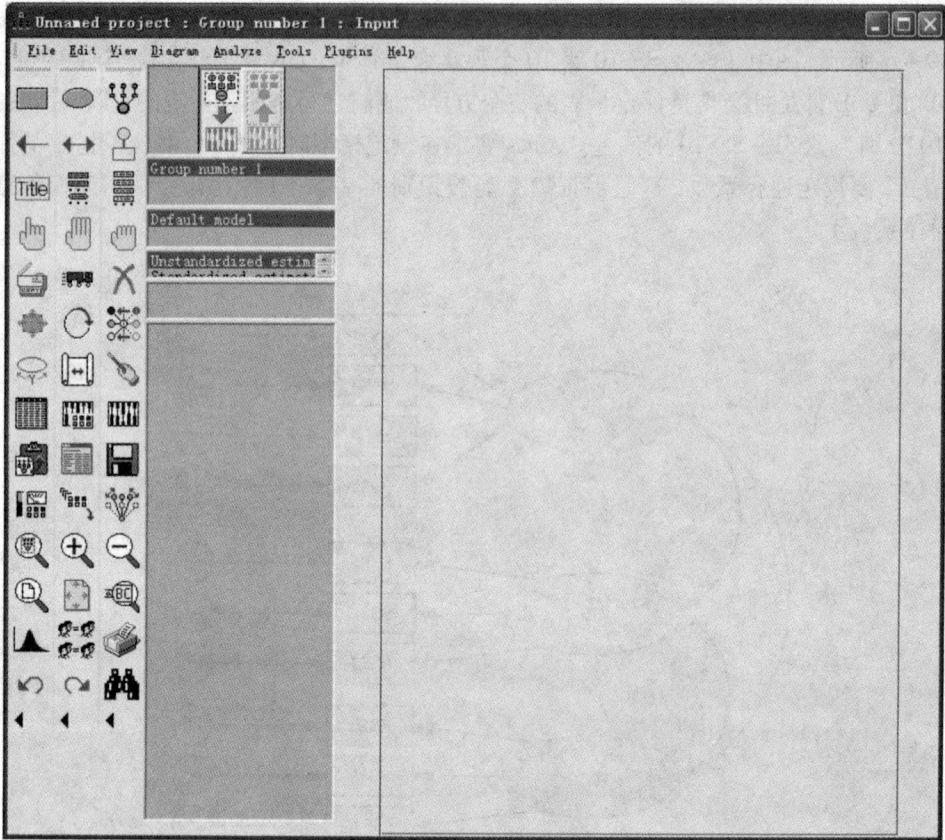

图 19 - 7   Amos24.0 通径图模型设定窗口

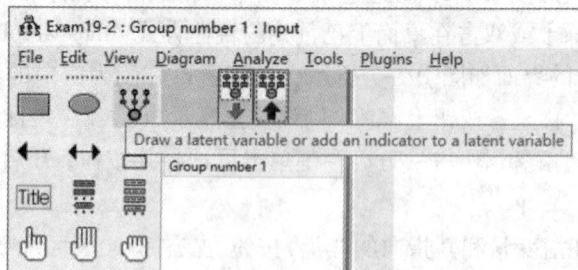

图 19 - 8   工具栏按钮功能注释示意图

　　左键单击▨(全选)按钮,可见在右侧绘图区所有图形均呈蓝色,表示被选中。再单击▨(复制)按钮,在绘图区中拖放原图形,可见已绘图案被复制,如图 19 - 11,再次单击▨按钮,使其恢复未激活状态。单击▨(全不选)按钮,绘图区所有图形均恢复黑色,表示未被选中。

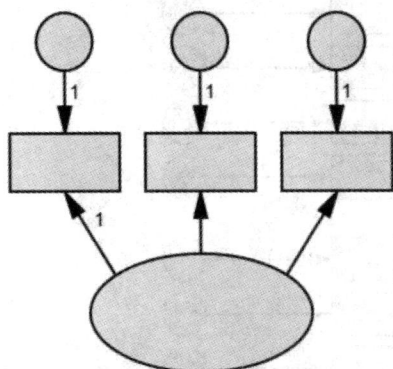

图 19 - 9　绘制潜变量及其指向的变量

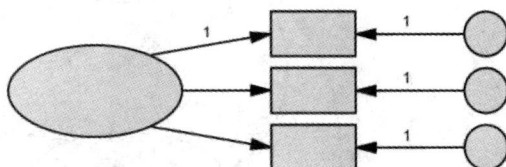

图 19 - 10　使绘制的图形旋转示意图

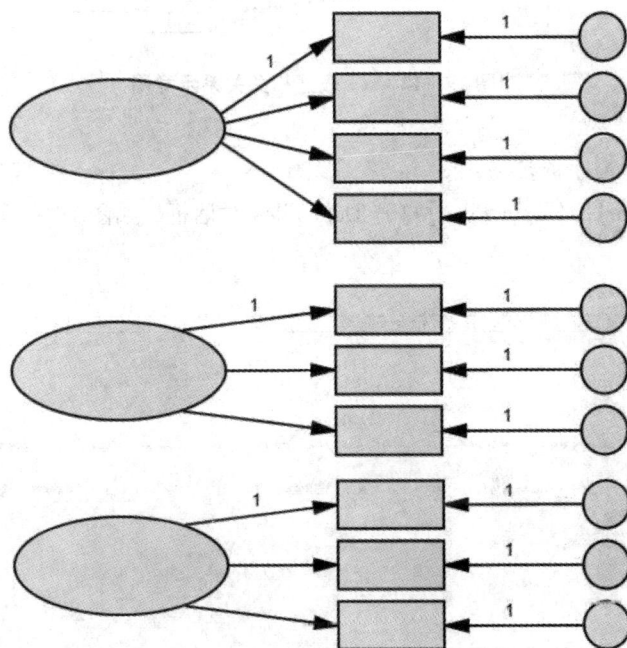

图 19 - 11　复制图形示意图

　　单击 🔱 按钮，在绘图区最上方的椭圆内单击一次，可见第一个潜变量下游的外源变量变为四个，再次单击 🔱 按钮，使其恢复未激活状态。左键单击激活 ↔（双向箭头）按钮，将鼠标由下方椭圆左侧拖放至中间椭圆左侧，下方的椭圆和中间的椭圆之间就会有一个双向箭头出现，再依次将中间的椭圆与上方的椭圆、下方的椭圆与上方的椭圆之间连上双箭头，得到的图形如图 19 - 12 所示，再次单击 ↔ 按钮，使其恢复未激活状态。至此，例 19 - 2 通径图的框架已经完成了。

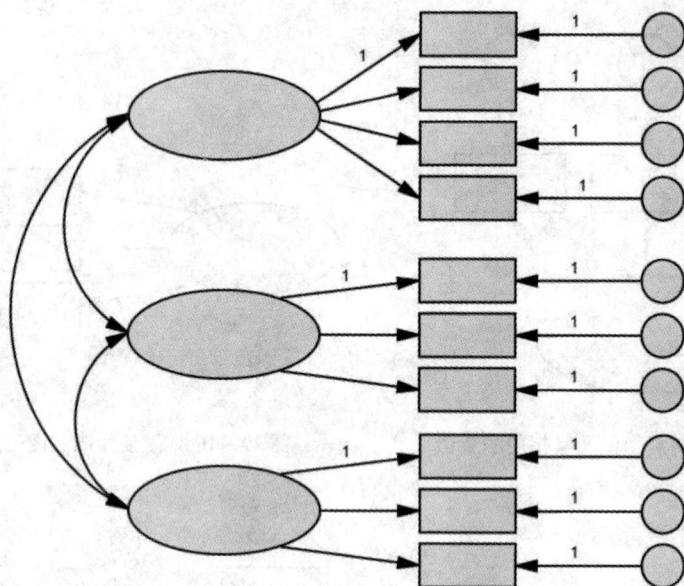

图 19 – 12　↔ 表达相关关系示意图

3. 向 Amos 中读入分析数据：

从菜单选择【File】→【Data Files】打开 Data Files 对话框，如图 19 – 13，单击 File Name 按

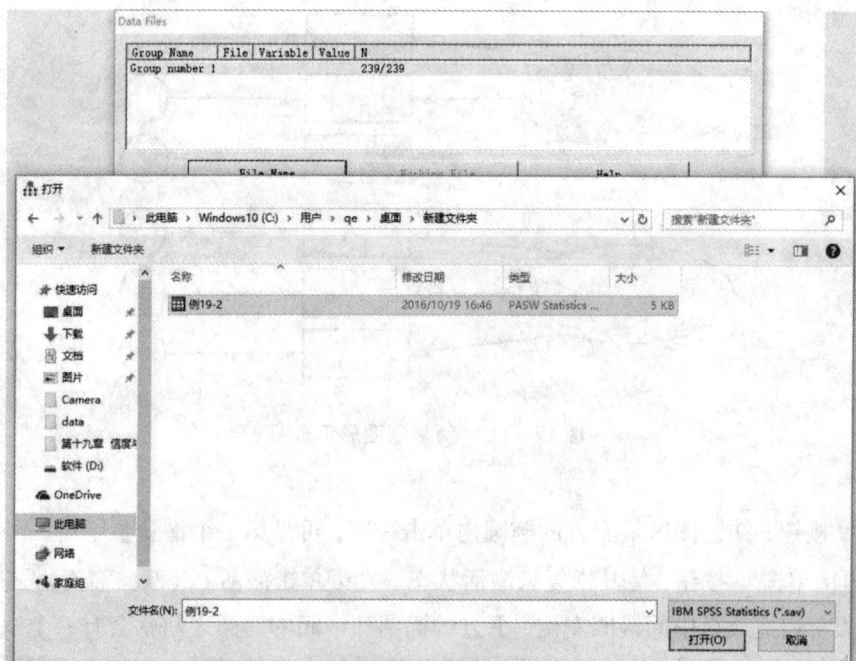

图 19 – 13　**Data Files** 对话框及 **File Name** 子对话框

钮，开启 File Name 子对话框，可以选择通径图所对应的数据文件。Amos24.0 可以直接读取下列数据集格式：ASCII 文本数据（ * . CSV， * . DAT， * . TXT）、SPSS 数据集（ * . SAV）、Dbase 数据库、Microsoft Excel 数据库、Microsoft FoxPro 数据库、Microsoft Access 数据库。本例选择 Data 文件夹下的例 19 - 2. sav 文件，并单击"打开"按钮。选好数据文件后可单击 View Data 按钮查看相应的文件。单击 OK 按钮，回到绘图区。

从菜单选择

（1）单击主菜单"View/Set"，出现下拉菜单；

（2）在下拉菜单中单击"Variables in Dataset"；

打开 Variables in Dataset 对话框，该框中显示了数据文件中已有各变量的名称。可将各个变量名称拖放至其在通径图中的相应位置，如图 19 - 14。如此，可完成通径图中 SSS1 - SSS10 十个观察变量的命名。双击图中第一个椭圆，开启目标属性对话框，在 Text 子对话框 Variable name 一栏中填入潜变量的名称"SU"，如图 19 - 15，关闭该对话框即完成对该潜变量的命名，以同样的方法可以命名其他潜变量。绘制完成的通径图如图 19 - 16 所示。单击 🖫（保存）按钮保存图形。

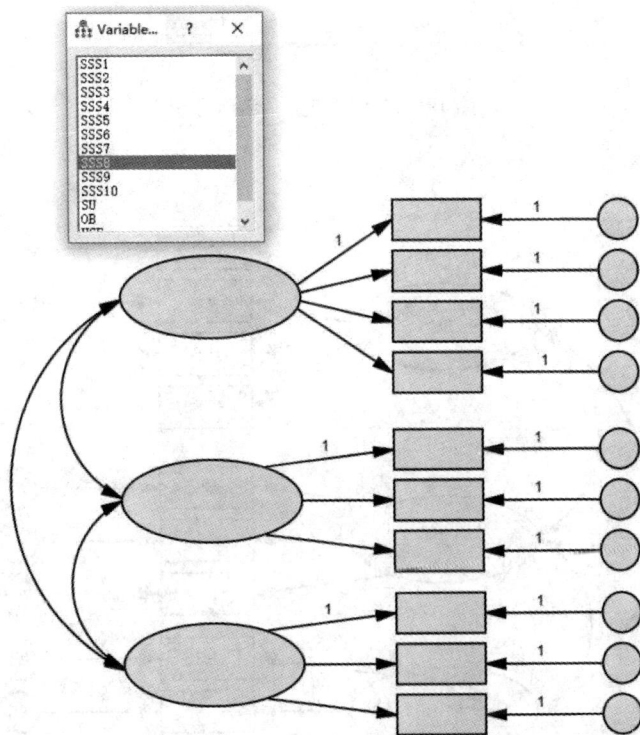

图 19 - 14　Variables in Dataset 对话框

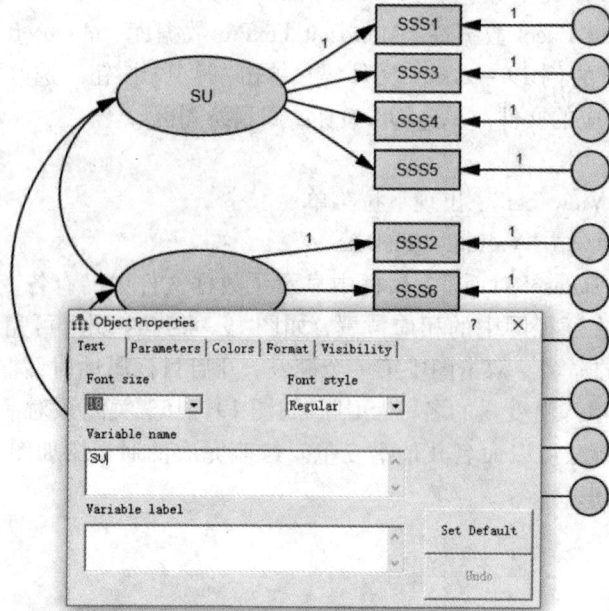

图 19 - 15　潜变量命名示意图

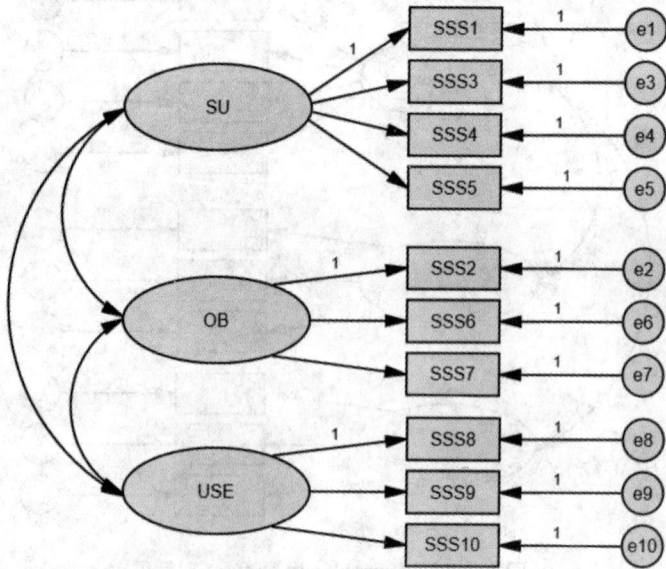

图 19 - 16　例 19 - 2 通径图

三、模型运行及结果分析

左键单击█(模型计算及参数估计)按钮运行模型，模型运行结束后，界面中间的模型运算综合报告区(图19-17)会提示运算结束，并显示模型拟合的卡方值及其自由度。查看详细的计算结果可单击█(查看文本报告)按钮，开启Amos结果输出窗口，如图19-18所示。窗口左侧为浏览树，罗列了运算结果的各个主要部分的名称，单击其中任一栏，可在右侧的区域中显示该部分结果的详细内容。

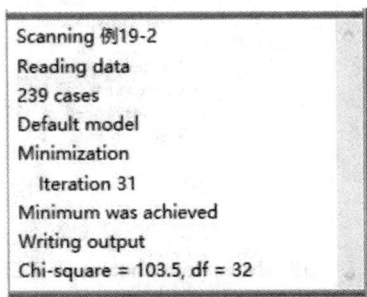

图 19-17 模型运算综合报告

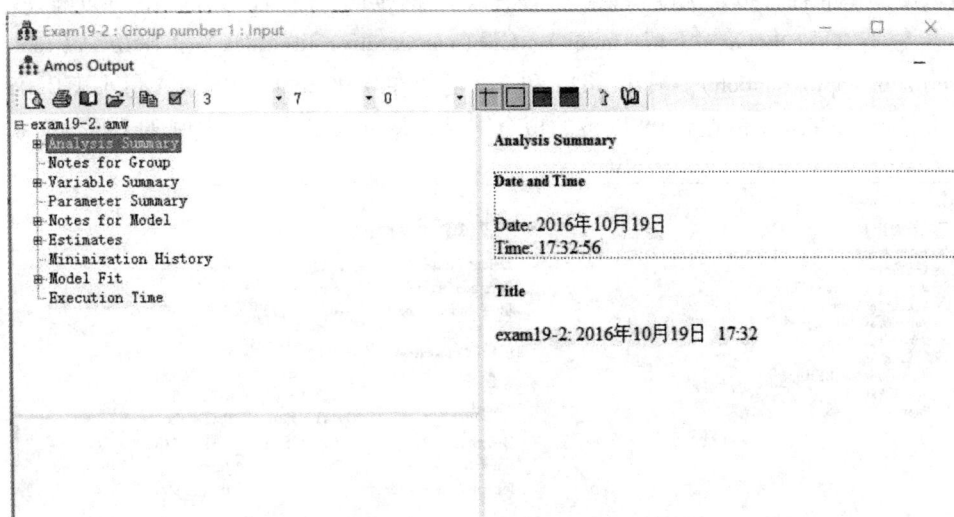

图 19-18 Amos 结果输出窗口

选择 Notes for Model 一栏，该窗口结果显示 $\chi^2 = 103.485$，df = 32，$P = 0.000$(图19-19)。该卡方统计量用于检验指定数据对整个模型的拟合情况，检验的无效假设 H_0 为：模型拟合测量数据，备择假设 H_1 为：模型不拟合测量数据。假定检验水准为 $\alpha = 0.05$，则当 $P \geq 0.05$ 时认为模型拟合测量数据，否则拒绝 H_0。本例 $P = 0.000$，拒绝 H_0，提示模型不拟合测量数据。值得注意的是，Amos 常常会把出错或警告等信息显示于此窗口，因此在查阅运行结果之前首先应检阅此窗口的信息。

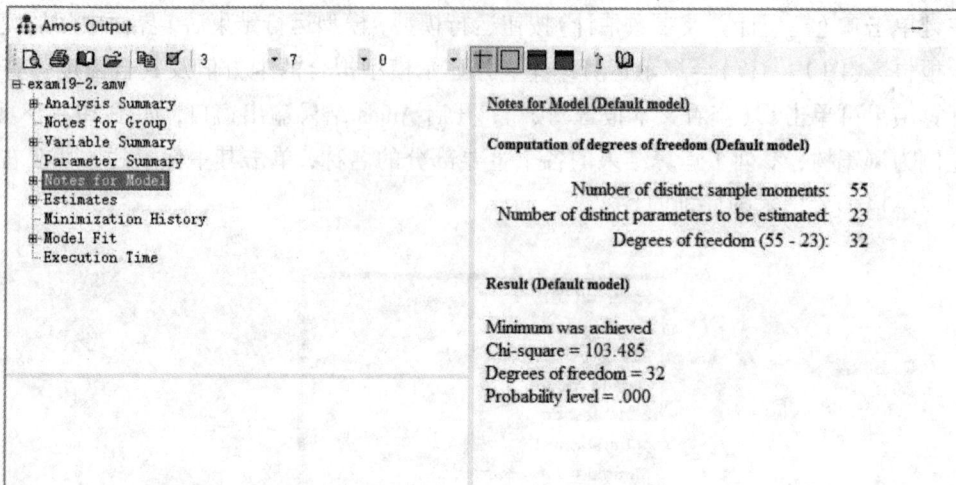

图 19 - 19　Notes for Model 结果窗口

选择 Model Fit 一栏,该窗口显示模型的 拟合情况。具体包括对系统默认模型(default model),(即所绘制的通径图模型)、饱和模型(saturated model)和独立模型(independence model)三类模型的各种拟合优度指数(图 19 - 20)。不同学者对各指数有不同的偏好,比较常用的指数有 TLI(tucker - lewis index)、CFI(comparative fit index)和 RMSEA(root mean square error of approximation)。其中,TLI 和 CFI 的值在 0.95 以上,RMSEA 值小于 0.06 提示模型拟合较好,RMSEA 值在 0.08 以下的拟合结果也是可以接受的。本例 TLI 的值为 0.648,

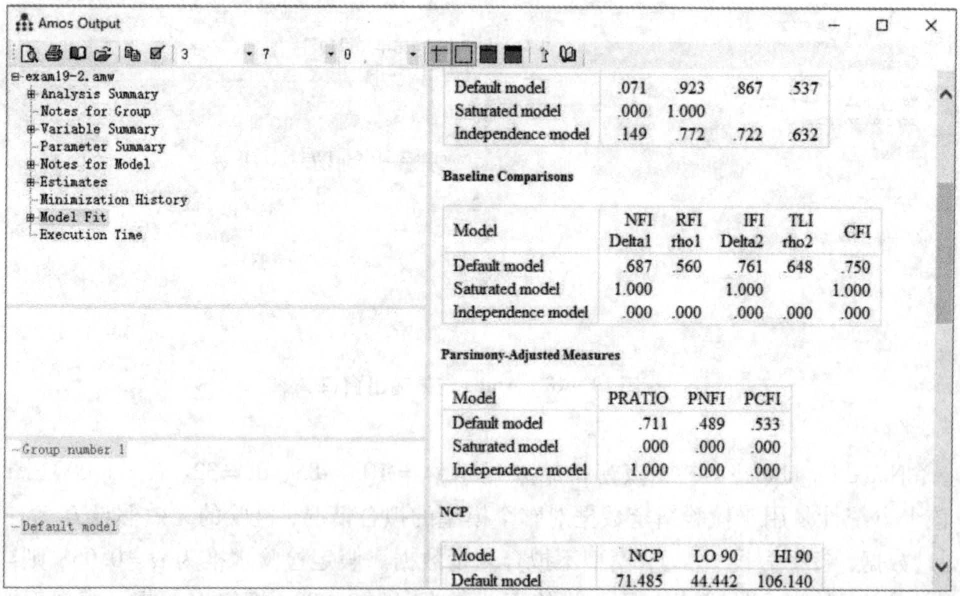

图 19 - 20　Model Fit 结果窗口

CFI 的值为 0.750，RMSEA 的值为 0.097，提示模型不够好。可参照 Modification Indecis 结果窗口中的有关参数对模型进行修订，本章不再详述，请参见有关书籍。

回到绘图窗口，点击中间上方的输出通径图按钮(图 19 – 21)，即可在已绘制的通径图上显示根据样本数据估计出的各个未知参数，可以单击其下方的 unstandardized estimates 和 standardized estimates 来选择在通径图上显示未标准化的数值还是标准化后的数值。本例对各参数的估计结果见图 19 – 22 和图 19 – 23。

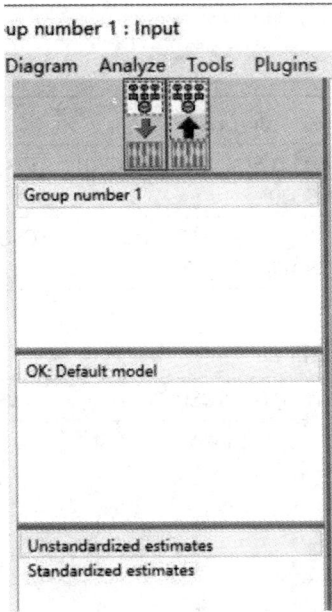

图 19 – 21　输出通径图按钮

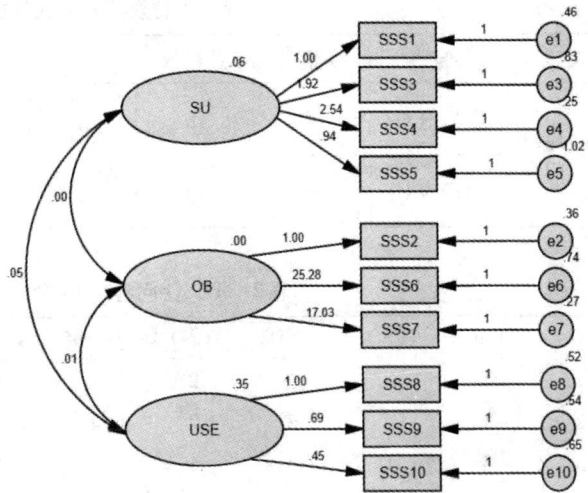

图 19 – 22　例 19 – 2 非标准化系数的估计结果

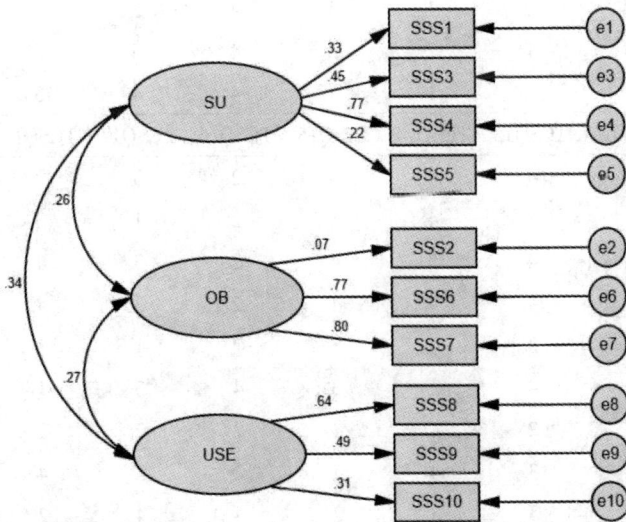

图 19 – 23　例 19 – 2 标准化系数的估计结果

[练习题]

对某特定人群，随机抽取 239 名个体，问卷调查相关社会心理因素，采用特质应对方式问卷(Trait Coping Style Questionnaire，TCSQ)进行调查，TCSQ 包含 2 个维度，20 个条目，问卷结构与变量命名见表 1，列举前 10 个个体的调查数据见表 2。试采用验证性因子分析评价特质应对方式问卷的结构效度。

表 1　特质应对方式问卷结构

量表	维度	变量名	条目数	条　目
特质应对方式问卷	积极应对	PC	10	TCSQ1、TCSQ3、TCSQ5、TCSQ8、TCSQ9、TCSQ11、TCSQ14、TCSQ15、TCSQ18、TCSQ20
	消极应对	NC	10	TCSQ2、TCSQ4、TCSQ6、TCSQ7、TCSQ10、TCSQ12、TCSQ13、TCSQ16、TCSQ17、TCSQ19

表 2　TCSQ 问卷前 10 个个体的观察值

No	TCSQ1	TCSQ2	TCSQ3	TCSQ4	TCSQ5	TCSQ6	TCSQ7	TCSQ8	TCSQ9	TCSQ10
1	1	2	2	2	4	5	2	4	4	5
2	1	2	3	2	4	2	1	3	2	1
3	5	1	4	1	4	2	2	4	4	2
4	4	2	4	2	4	2	2	4	4	1
5	2	1	3	2	4	2	2	5	2	2
6	2	2	3	2	4	2	1	4	2	1
7	5	2	2	2	5	4	2	5	2	4
8	1	4	2	1	3	4	3	5	4	1
9	4	4	1	2	2	4	5	2	2	1
10	4	1	2	2	4	4	4	5	4	2

No	TCSQ11	TCSQ12	TCSQ13	TCSQ14	TCSQ15	TCSQ16	TCSQ17	TCSQ18	TCSQ19	TCSQ20
1	3	2	4	4	4	2	3	2	4	3
2	5	1	3	4	5	2	1	3	1	3
3	3	1	4	5	4	2	3	4	2	3
4	3	1	4	4	4	2	3	4	2	4
5	4	1	3	4	5	2	4	4	2	4
6	4	1	4	1	3	4	5	1	2	3
7	2	1	2	4	2	2	2	2	4	4
8	4	1	3	4	2	2	3	4	1	3
9	1	4	3	2	4	4	2	2	4	2
10	3	5	1	5	5	1	4	3	5	5

（朱　旭　魏高文　史静琤　虞仁和）

第二十章 统计图形

　　作为统计描述的重要方法之一，统计图以其简单、直观、生动、形象的优点备受青睐。它通过点的位置、线段的升降、直条的长短或面积的大小等方法来表达事物的数量关系。使用统计图代替冗长的文字叙述，往往可以提升统计报告的可读性，达到事半功倍的效果。

　　SPSS 能绘制多种统计图形，由其生成方式大致可分为普通统计图和交互式统计图两类。交互式统计图是 SPSS9.0 版后新增的内容，提供了非常强大的图形生成和编辑功能，但操作比较特殊；普通统计图可以通过两条途径产生：第一，从图形菜单所包含的各子菜单产生；第二，由一些统计分析过程产生。本章主要介绍从图形菜单进行医学统计学中常用的直条图、圆图、线图、直方图、散点图和误差条图等普通统计图形绘制和编辑的方法。

第一节 直条图

一、基本概念

　　直条图(条形图)用相同宽度的直条长短表示相互独立的某统计指标值的大小，常用的有单式和复式两种。

二、例题及制图步骤

(一)例题

　　例 20 - 1　某地 2005 年和 2010 年小学生男女患龋率的资料如表 20 - 1，试将该资料绘制成统计图。(孙振球、徐勇勇主编. 医学统计学/第 4 版. 北京：人民卫生出版社，2014：P158.)

表 20 - 1　某地 2005 年和 2010 年小学生男女患龋率(%)

年份	男	女
2005	75.0	60.0
2010	56.0	53.0

(二)制图步骤

1. 建立数据文件

　　建立数据文件时，取三个变量：一个为分组变量"年份"，数值型；一个为分组变量"性别"，数值型，分别用 1 表示男、2 表示女；另一个为反应变量"患龋率"，数值型。建立数据文件"例 20 - 1. sav"，如图 20 - 1 所示。

2. 作图

　　(1)单击主菜单中的"图形"，展开下拉菜单选择"旧对话框"，再单击其中的"条形图"选项，打开"条形图"条图预定义对话框，如图 20-2 所示。

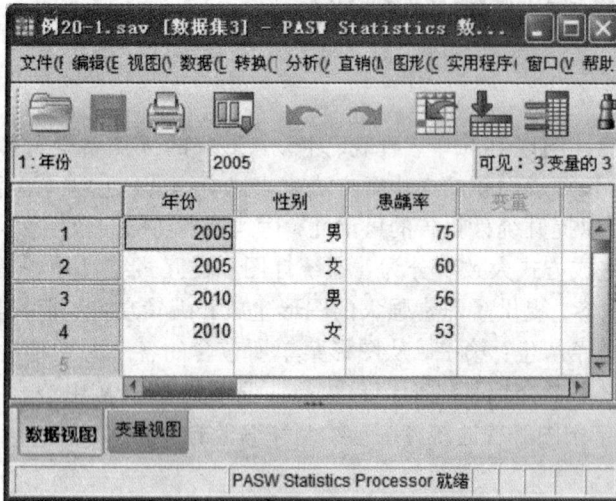

图 20-1 数据文件"例 20-1. sav"   图 20-2 条形图预定义对话框

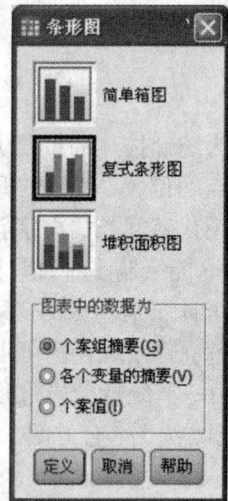

（2）图 20-2 对话框上半部分用于选择条图类型，下半部分的"图表中的数据为"单选框组用于定义图中的数据特征。

SPSS 提供三种可选的条形图类型：

简单箱图：单式条图（用于表现单个指标的大小）。

复式条形图：复式条图（用于表现两个或多个指标的大小）。

堆积面积图：分段条图（用于表现每个直条中某个因素各水平的构成情况）。

本例选择"复式条形图"，被选中的图形类型外框加黑。

"图表中的数据为"单选框组也有三种类型：

个案组摘要：按同一变量取值不同作分组汇总，对应分类变量中的每一种类观测量生成一个直条。

各个变量的摘要：按不同变量的汇总，对应每个变量生成一个直条。

个案值：按独立个体（如：病例）的数值作图，对应每一观测值生成一个直条。

本例选择"个案组摘要"。

（3）单击图 20-2 下部的"定义"按钮，开启正式的条形图主对话框"定义复式条形图：个案组摘要"，如图 20-3 所示。

（4）在图 20-3 中上部的"条的表征"单选框组中击活"其他统计量（例如均值）"选择项，然后在左面的变量矩行框中指定某个变量，移入"变量："矩形框内，本例选择"患龋率"变量（条图的长短代表患病率的大小）。若需选择其他统计函数，则单击"更改统计量…"按钮，展开"统计量"选择对话框。

（5）"类别轴："框确定分类轴，也就是条图的横轴上的变量，用于选择所需的分类变量，此处将"性别"选入。

（6）"定义聚类："确定分组变量，将"年份"选入。

（7）单击图 20 - 3 右边的"标题"按钮，弹出标题子对话框，如图 20 - 4 所示。

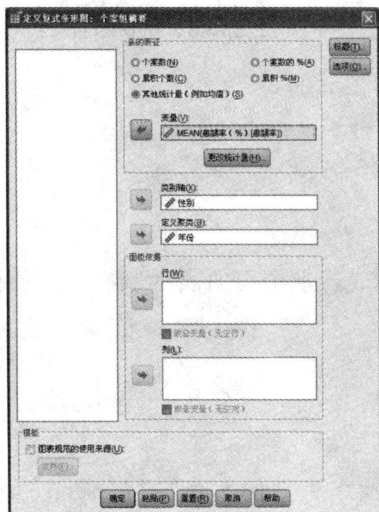

图 20 - 3　定义复式条形图：个案组摘要对话框

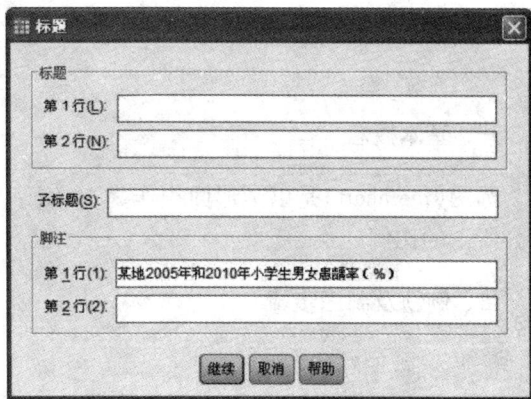

图 20 - 4　标题对话框

该对话框用于输入统计图的标题和脚注，最多可输入两行主标题，一行子标题，两行脚注。SPSS 默认将标题置于统计图的上方，这不符合统计图的制作原则。因此本例在脚注栏键入"某地 2005 年和 2010 年小学生男女患龋率（%）"，标题栏和副标题栏本例省略。单击"继续"，回到图 20 - 3 主对话框。

（8）单击"确定"按钮，系统绘出统计图，如图 20 - 5 所示。

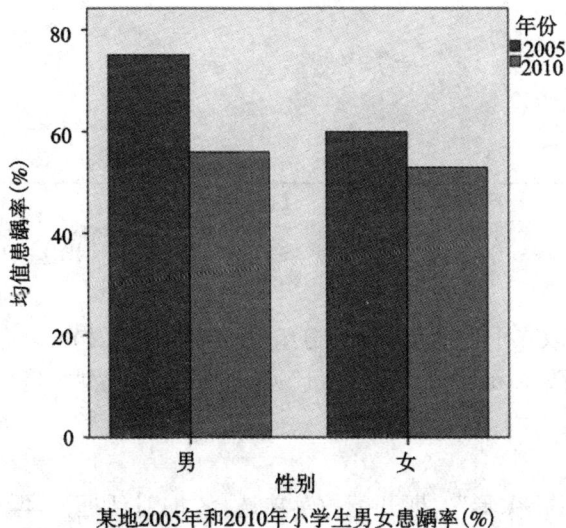

某地2005年和2010年小学生男女患龋率(%)

图 20 - 5　SPSS 条形图输出结果

（9）编辑统计图形，其编辑方法详见本章第七节。

（10）储存图形。单击主菜单"文件"，在下拉菜单中选择"另存为"，并单击之，取文件名为"条形图.spv"，单击"保存"钮，或单击工具栏上的 ■ 钮，即可将生成的图形储存起来。

第二节　圆图

一、基本概念

圆图（pie chart）是以圆形面积作为 100%，将其分割成若干个扇面表示事物内部各构成部分所占的比例。

二、例题及制图步骤

（一）例题

例 20 - 2　某医院对 327 例初次行人工髋关节置换术失败的案例进行分析，资料如表 20 - 2，绘制失败原因构成比圆图（孙振球、徐勇勇主编. 医学统计学（第 4 版）. 北京：人民卫生出版社，2014：P159.）。

表 20 - 2　某医院人工髋关节置换术失败原因构成

失败原因	人　数
无菌性松动	226
感染	52
假体周围骨折	22
假体不稳定	17
其他	10
合计	327

（二）制图步骤

1. 建立数据文件

建立数据文件时，取二个变量：一个为分组变量"失败原因 reason"，数值型，分别用 1、2、3、4、5 表示 5 种失败原因；一个频数变量"人数 fre"，数值型。建立数据文件"例 20 - 2. sav"，如图 20 - 6 所示。

2. 作图

（1）单击主菜单中的"图形"，展开下拉菜单选择"旧对话框"，再单击其中的"饼图"选项，打开"饼图"预定义对话框，如图 20 - 7 所示。

图 20 - 6　数据文件"例 20 - 2. sav"

（2）选择圆图类型，"饼图"预定义对话框中"图表中的数据为"用于定义图中的数据特征，有三种类型：

个案组摘要：绘制观测群分类的圆图

各个变量的摘要：绘制变量分类的圆图

个案值：绘制观测量分类的圆图

本例激活"个案组摘要"。

（3）单击"饼图"对话框的"定义"按钮，开启正式的圆图主对话框"定义饼图：个案组摘要"，如图 20 - 8 所示。

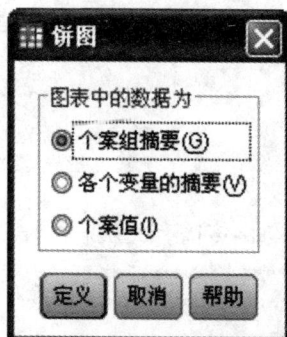

图 20 - 7　饼图预定义对话框

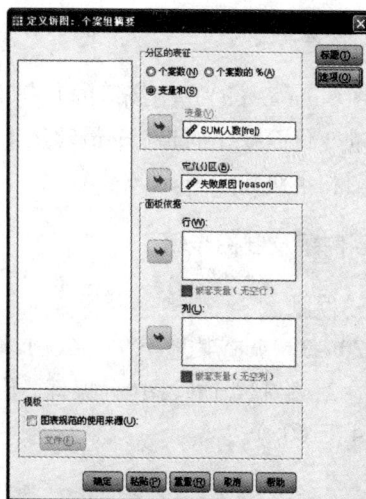

图 20 - 8　定义饼图：个案组摘要对话框

（4）在图 20 - 8 上部的"分区的表征"（扇面表达统计量）选择"变量和"，变量框中调入"人数"，"定义分区"（扇面分类变量）选择变量"失败原因"作为分类变量。

（5）单击"确定"按钮，系统绘出圆图如图 20 - 9 所示。

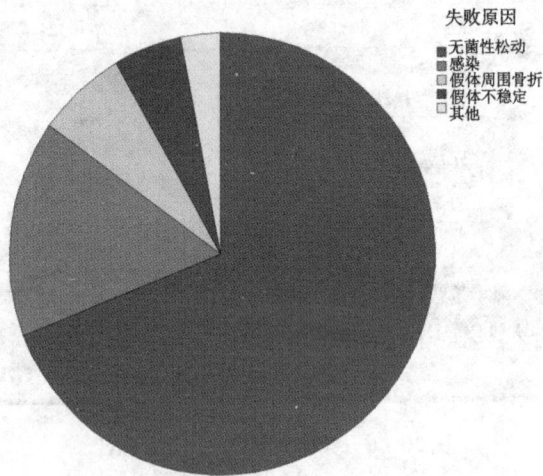

图 20 - 9　某医院人工髋关节置换术失败原因构成

（6）编辑图形，详见本章第七节。

（7）储存图形，单击工具栏上的 🖫 钮或单击主菜单"文件"，在下拉菜单中选择"另存为"，取文件名为"饼图.spv"，单击"确定"钮。

第三节　线图

一、基本概念

线图（line graph）是用线段的升降来表示数值的变化，适合于描述某统计量随另一连续性数值变量变化而变化的趋势，最常用于描述统计量随时间变化而变化的趋势。常用的线图有普通线图和半对数线图。

二、例题及制图步骤

（一）例题

例 20 - 3　调查某地 1997—2001 年艾滋病和梅毒两种与性传播有关疾病的发病率，资料见表 20 - 3，绘制普通线图（孙振球、徐勇勇主编.医学统计学（第 4 版）.北京：人民卫生出版社，2014：P160.）。

表 20 – 3　某地 1997—2001 年艾滋病和梅毒两种与性传播有关疾病的发病率（1/10 万）

年份	艾滋病发病率	梅毒发病率
1997	0.0069	3.7600
1998	0.0177	4.5800
1999	0.0187	5.7200
2000	0.0312	6.0900
2001	0.0468	6.2700

（二）制图步骤

1. 建立数据文件

建立数据文件时，取三个变量：一个为表示时间的连续变量"年度 year"，数值型；一个为分类变量"病型 TYPE"，数值型；另一个为统计指标"发病率 IR"，数值型。建立数据文件"例 20 – 3. sav"，如图 20 – 10 所示。

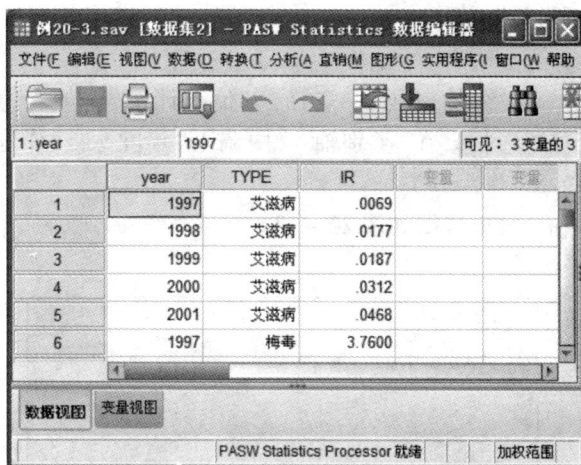

图 20 – 10　数据文件"例 20 – 3. sav"

2. 作图

（1）单击主菜单中的"图形"，展开下拉菜单选择"旧对话框"，再单击其中的"线图"选项，打开"线图"预定义对话框，如图 20 – 11 所示。

（2）图 20 – 11 对话框上半部分用于选择线图类型，本例选择"多线线图"，下半部分的"图表中的数据为"单选框组本例选择"个案组摘要"。

（3）单击图 20 – 11 的"定义"，开启线图主对话框"定义多线线图：个案组摘要"，如图 20 – 12所示。

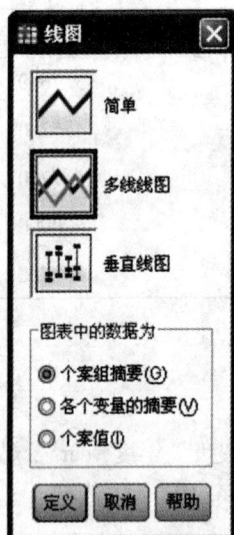

图 20 –11   线图预定义对话框

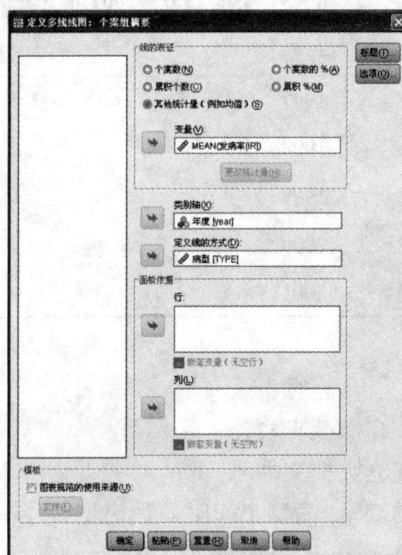

图 20 –12   定义多线线图：个案组摘要对话框

（4）在图 20 – 12 中，在"线的表征"中选择"其他统计量（例如均值）"，将变量"发病率 IR"调入"变量"下的变量矩形框。在"类别轴："中调入"年度 year"作为横轴。在"定义线的方式："中调入"病型 TYPE"作为分类。

（5）单击"确定"按钮，绘出线图如图 20 – 13。

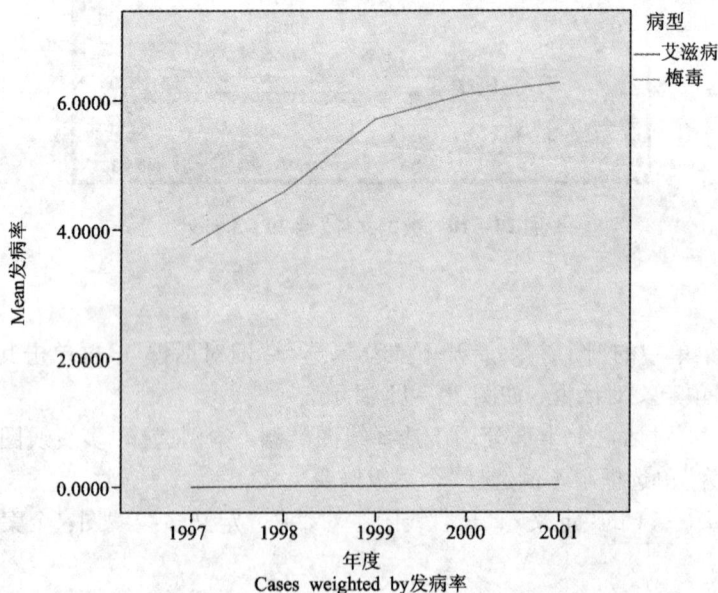

图 20 –13   某地 1997—2001 年艾滋病和梅毒的发病率（1/10 万）变化趋势

（6）编辑图形，详见本章第七节。

（7）储存图形，单击工具栏上的 █ 钮或单击主菜单"文件"，在下拉菜单中选择"另存为"，取文件名为"线图.spv"，单击"确定"钮。

第四节 直方图

一、基本概念

直方图（histogram）是以直方面积描述各组频数的多少，面积的总和相当于各组频数之和，适合表示数值变量的频数分布。

二、例题及制图步骤

（一）例题

例 20-4 某医院用随机抽样方法检查了 138 名成年女子的红细胞数（$\times 10^{12}/L$），其测量结果见表 20-4，以此绘制直方图（孙振球、徐勇勇主编. 医学统计学（第 4 版）. 北京：人民卫生出版社，2014:P9.）。

表 20-4 某医院 138 名成年女子的红细胞数（$\times 10^{12}/L$）频数分布

组 段	频数 f
3.07 ~	2
3.27 ~	3
3.47 ~	9
3.67 ~	14
3.87 ~	22
4.07 ~	30
4.27 ~	21
4.47 ~	15
4.67 ~	10
4.87 ~	6
5.07 ~	4
5.27 ~ 5.47	2
合 计	138

（二）制图步骤

1. 建立数据文件

建立数据文件时，取二个变量，均为数值型：一个为"红细胞数"，各组以组中值为代表录入有关数据；一个表示各组段人数的"频数"。数据文件"例 20 - 4. sav"，如图 20 - 14 所示。在绘图之前需先通过菜单【数据】→【加权个案】指定频率变量为"频数"。对"频数"进行加权。

2. 作图

（1）单击主菜单中的"图形"，展开下拉菜单选择"旧对话框"，再单击其中的"直方图…"选项，打开"直方图"对话框，如图 20 - 15 所示。

图 20 - 14　数据文件"例 20 - 4. sav"

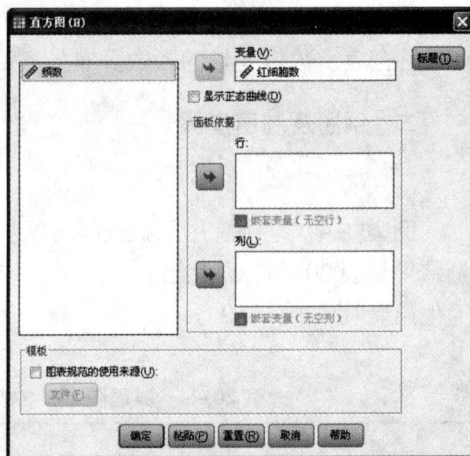

图 20 - 15　直方图对话框

（2）图 20 - 15 中，"变量："选择描述变量，将"红细胞数"调入。

（3）单击"确定"按钮，生成直方图，如图 20 - 16 所示。

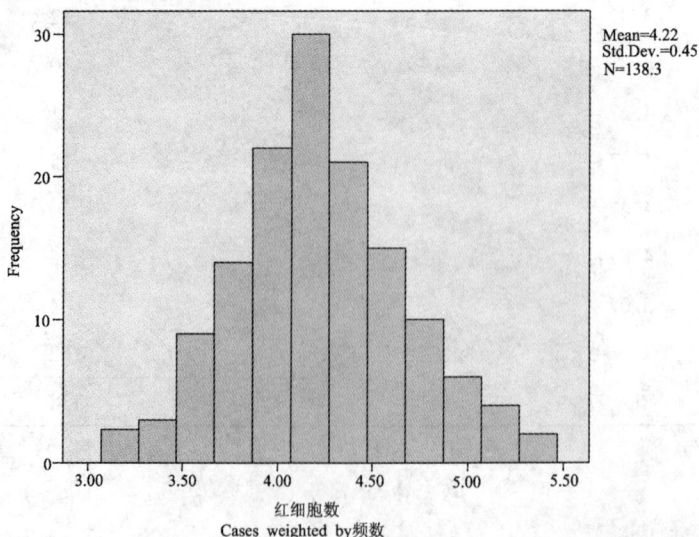

图 20 - 16　138 名成年女子的红细胞数频数分布直方图

(4)编辑图形,详见本章第七节。

(5)储存图形,单击工具栏上的 ▣ 钮或单击主菜单"文件",在下拉菜单中选择"另存为",取文件名为"直方图. spv",单击"确定"钮。

第五节 散点图

一、基本概念

散点图(scatter charts)又称散布图或相关图,它是以点的分布反映变量之间相关情况的统计图形,根据图中的各点分布走向和密集程度,大致可判断变量之间协变关系的类型。

二、例题及制图步骤

(一)例题

例 20 - 5 某地方病研究所调查了 8 名正常儿童的尿肌酐含量(mmol/24h)如表 20 - 5,试绘制散点图(孙振球、徐勇勇主编. 医学统计学(第 4 版). 北京:人民卫生出版社,2014:P132.)。

表 20 - 5 8 名正常儿童的年龄(岁)与尿肌酐含量(mmol/24h)

编号	1	2	3	4	5	6	7	8
年龄 X	13	11	9	6	8	10	12	7
尿肌酐含量 Y	3.54	3.01	3.09	2.48	2.56	3.36	3.18	2.65

(二)制图步骤

1.建立数据文件.

建立数据文件时,取三个变量,均为数值型:一个为"编号";一个为"x"表示年龄;一个为"y"表示尿肌酐含量。建立数据文件"例 20 - 5. sav",如图 20 - 17 所示。

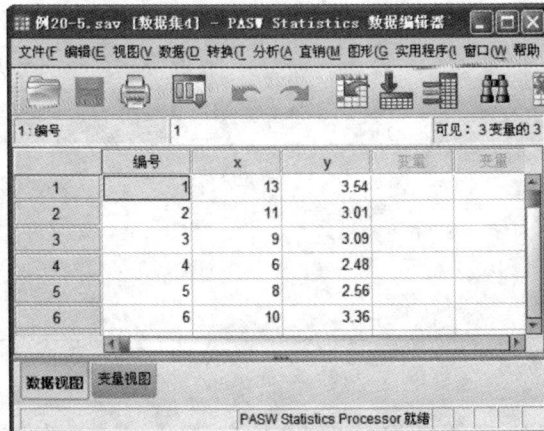

图 20 - 17 数据文件"例 20 - 5. sav"

2. 作图

（1）单击主菜单中的"图形"，展开下拉菜单选择"旧对话框"，再单击其中的"散点/点状…"选项，打开散点图/点图预定义对话框，如图 20 – 18 所示。

（2）图 20 – 18 中，激活"简单分布"，选择简单散点图。

（3）单击图 20 – 18 中"定义"按钮，开启"简单散点图"对话框，如图 20 – 19 所示。

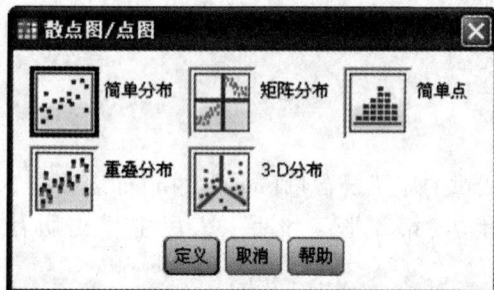

图 20 – 18　散点图预定义对话框

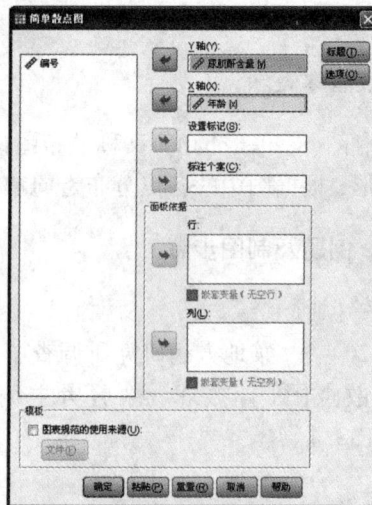

图 20 – 19　简单散点图对话框

（4）在图 20 – 19 中，将变量"尿肌酐含量 y"调入"Y 轴："下的矩形框，选择"年龄 x"调入"X 轴："下的矩形框作为横轴。

（5）单击"确定"按钮，生成散点图，如图 20 – 20 所示。

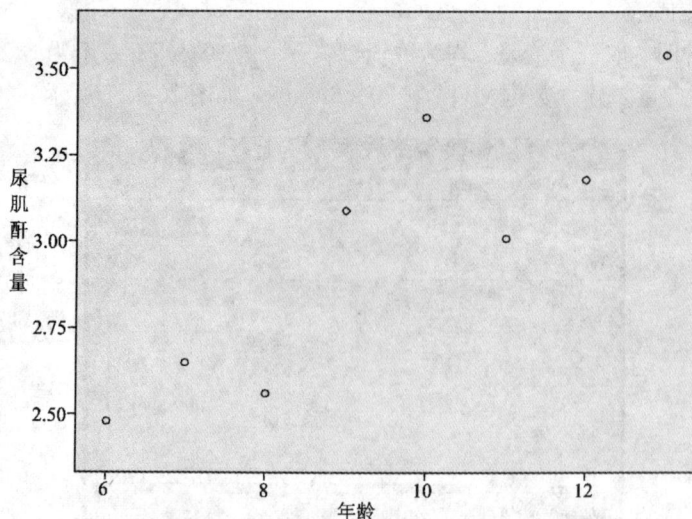

图 20 – 20　8 名正常儿童的年龄与尿肌酐含量关系散点图

（6）编辑图形，详见本章第七节。

（7）储存图形，单击工具栏上的 ■ 钮或单击主菜单"文件"，在下拉菜单中选择"另存为"，取文件名为"散点图.spv"，单击"确定"钮。

第六节　误差条图

一、基本概念

误差条图（error bar）是通过样本信息来描述总体，估计抽样误差的大小。特别适合比较多个样本间的差异情况。误差条图可以显示三种不同的区间：可信区间、$\bar{X} \pm S$ 和 $\bar{X} \pm S_{\bar{X}}$。

二、例题及制图步骤

（一）例题

例 20 - 6　某医生为了研究一种降血脂新药的临床疗效，按统一纳入标准选择 120 名高血脂患者，采用完全随机设计方法将患者等分为 4 组，进行双盲试验。6 周后测得低密度脂蛋白作为试验结果，见表 20 - 6。绘制 4 组低密度脂蛋白均值 95% 置信区间的误差条图（孙振球、徐勇勇主编.医学统计学（第 4 版）.北京：人民卫生出版社，2014：P49.）。

表 20 - 6　4 个处理组低密度脂蛋白测量值（mmol/L）

分　组	测量值									
	3.53	4.59	4.34	2.66	3.59	3.13	2.64	2.56	3.50	3.25
安慰剂组	3.30	4.04	3.53	3.56	3.85	4.07	3.52	3.93	4.19	2.96
	1.37	3.93	2.33	2.98	4.00	3.55	2.96	4.3	4.16	2.59
降血脂新药										
2.4g组	2.42	3.36	4.32	2.34	2.68	2.95	1.56	3.11	1.81	1.77
	1.98	2.63	2.86	2.93	2.17	2.72	2.65	2.22	2.90	2.97
	2.36	2.56	2.52	2.27	2.98	3.72	2.80	3.57	4.02	2.31
4.8g组	2.86	2.28	2.39	2.28	2.48	2.28	3.21	2.23	2.32	2.68
	2.66	2.32	2.61	3.64	2.58	3.65	2.66	3.68	2.65	3.02
	3.48	2.42	2.41	2.66	3.29	2.70	3.04	2.81	1.97	1.68
7.2g组	0.89	1.06	1.08	1.27	1.63	1.89	1.19	2.17	2.28	1.72
	1.98	1.74	2.16	3.37	2.97	1.69	0.94	2.11	2.81	2.52
	1.31	2.51	1.88	1.41	3.19	1.92	2.47	1.02	2.10	3.71

（二）制图步骤

1. 建立数据文件

建立数据文件时，取两个变量：一个为分组变量"group"，数值型，分别输入 1，2，3，4 代表安慰剂组，2.4g 新药组，4.8g 新药组和 7.2g 新药组；一个反应变量"ldl_c"，数值型，表示低密度脂蛋白测量值。建立数据文件"例 20 - 6.sav"，如图 20 - 21 所示。

图 20 - 21   数据文件"例 20 - 6. sav"

2. 作图

(1)单击主菜单中的"图形",展开下拉菜单选择"旧对话框",再单击其中的"误差条形图…"选项,打开误差条图预定义对话框,如图 20 - 22 所示。

(2)图 20 - 22 对话框上半部分用于选择误差条图类型,本例激活"简单",下半部分的"图表中的数据为"单选框组本例选择"个案组摘要"。

(3)单击图 20 - 22 "定义"按钮,开启"定义简单误差条形图:个案组摘要"对话框,如图 20 - 23 所示。

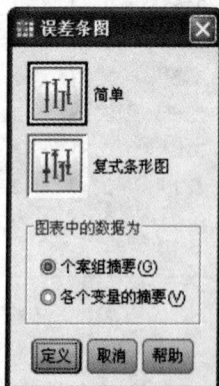

图 20 - 22   误差条图预定义对话框

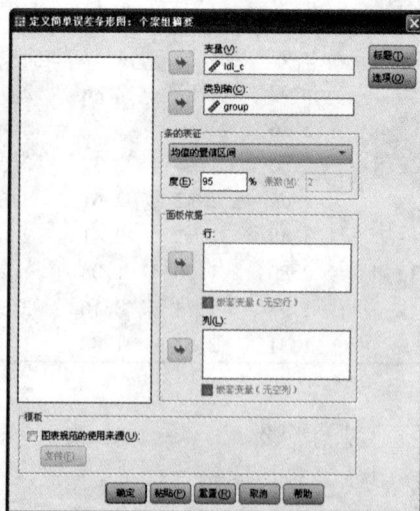

图 20 - 23   定义简单误差条形图:个案组摘要对话框

（4）在图 20－23 中，将变量"ldl_c"调入"变量："下的矩形框。在"类别轴："中调入"group"，作为分类轴变量。在"条的表征"选项中保留系统默认的"均数的置信区间"，"度："框中输入置信区间的范围，例 20－6 为"95"。

（5）单击"确定"按钮，生成误差条图，如图 20－24。

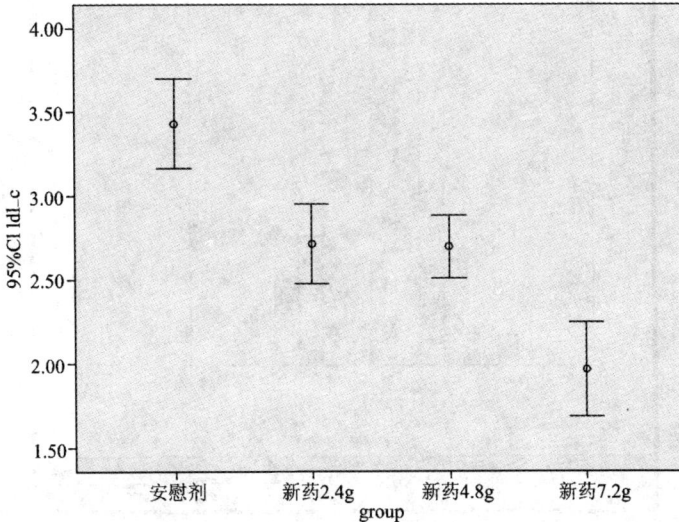

图 20－24　4 组低密度脂蛋白测量均值 95％置信区间的误差条图

（6）编辑图形，详见本章第七节。

（7）储存图形，单击工具栏上的 🖬 钮或单击主菜单"文件"，在下拉菜单中选择"另存为"，取文件名为"误差条图.spv"，单击"确定"钮。

第七节　统计图形编辑方法

一、基本概念

实际工作中，常常要根据实际需要对按默认选项直接生成的统计图形作美化和修饰，也就是编辑。

在结果窗口中使图形进入编辑状态，即进入图表编辑器有两种方式：第一，鼠标双击该图形；第二，选中相应图形，在菜单中选择编辑→ 编辑内容→ 在单独窗口中，都会开启 SPSS 的图表编辑器窗口，如图 20－25 所示。

进入图表编辑器窗口后，统计图形就被有机地分成了若干个基本单位，如：标题、图例、横坐标、坐标刻度值等，单击可以选中这些基本单位，再从菜单栏或工具栏中选择相应的选项进行编辑；或直接双击各基本单位，弹出相应的设置窗口。

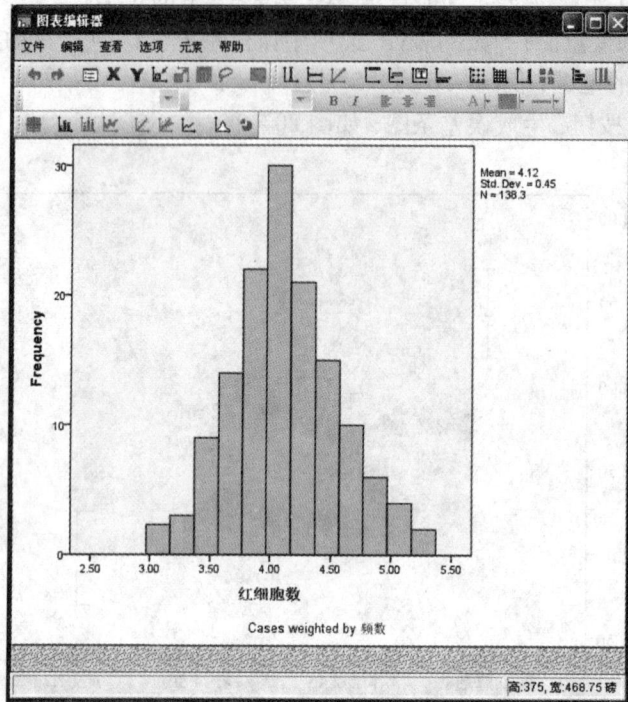

图 20 – 25   SPSS 的图表编辑器窗口

二、例题及编辑步骤

（一）例题

例 20 – 7   对例 20 – 4 生成的直方图进行如下编辑：①将纵坐标数据显示范围改为：0 ~ 35，主要刻度由原来的"10"，更改为"5"，纵坐标标题"Frequency"改为"频数（人）"；②删除原有脚注"Cases weighted by 频数"；③改填充模式为红色，填充颜色为灰色。

（二）编辑步骤

（1）双击需编辑的图形，使其进入图形编辑窗口，如图 20 – 25 所示。

（2）单击选中纵坐标，选择"编辑"菜单中的"属性"选项，打开属性对话框，如图 20 – 26 所示。

（3）选择刻度，在"范围"下"最小值"框中输入"0"，在"最大值"框中输入"35"。在"主增量"框中输入刻度"5"。单击"应用"按钮。

（4）单击选中"Frequency"，再单击，直接将"Frequency"改为"频数（人）"，按"回车"键即可。

（5）单击选中"Cases weighted by 频数"，用鼠标拖动选定，按"删除"键即可。

（6）在直方图条形中或背景单击，选择"编辑"菜单中的"属性"选项，打开属性对话框，如图 20 – 27 所示。选择填充和边框，可填充各种颜色。单击"应用"按钮。

（7）图形编辑完毕，关闭图表编辑器窗口，得结果如图 20 – 28 所示。

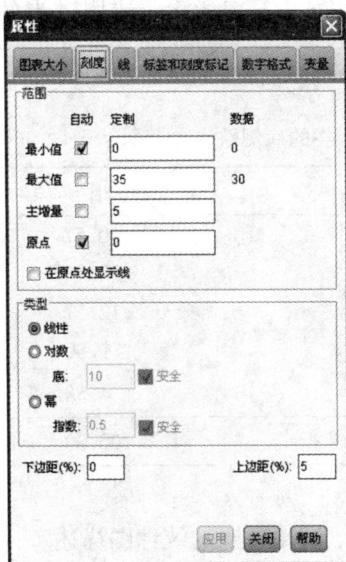

图 20-26 坐标属性对话框

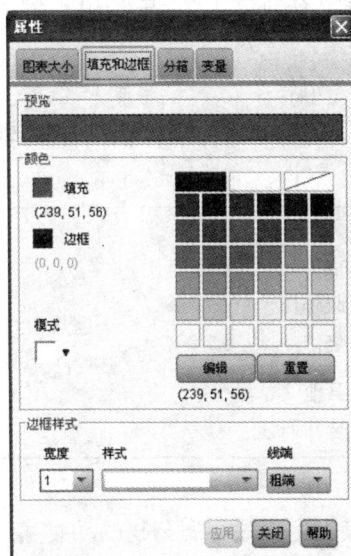

图 20-27 背景属性对话框

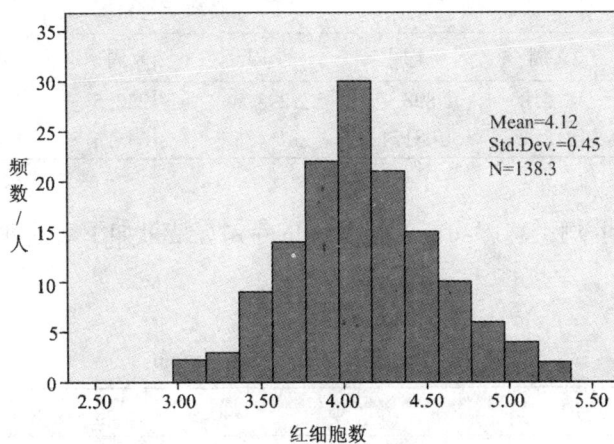

图 20-28 编辑后直方图

[练习题]

1. 某地两年三种死因别死亡率资料如下表所示,请绘制合适的统计图描述该资料。

某地两年的三种死因别死亡率(1/10 万)

死 因	1952 年	1992 年
肺结核	163.2	24.7
心脏病	72.5	83.4
恶性肿瘤	57.2	156.3

2. 某医生统计1992年某市机械工业生产性外伤例数见下表所示, 请用适当的统计图描述。

1992 年某市机械工业生产性外伤分类的病例数

外伤类型	病例数	百分比(%)
创伤	381	40.57
挫伤	305	32.48
眼外伤	118	12.57
烧伤	92	9.80
其他	43	4.58
合计	939	100.00

3. 某医生在冠心病药物的动物实验中得到以下结果, 试用适当的统计图描述。

家兔服药后血清总胆固醇的变化

组别	服药前	服药后					
		2 周	4 周	6 周	8 周	10 周	12 周
实验组	53.6	815.8	898.7	1298.9	1232.5	1179.4	1096.8
对照组	50.8	818.1	1081.1	1464.5	1645.5	1620.1	1411.0

4. 某医生统计168例甲状腺功能亢进患者的年龄, 结果如下表所示, 请绘制合适的统计图。

甲状腺功能亢进患者的年龄分布

年龄	0 ~	10 ~	20 ~	30 ~	40 ~	50 ~	≥60	合计
例数	1	13	51	61	35	6	1	168

5. 某实验室在动物实验中得到以下结果, 绘制成散点图。

大白鼠进食量与增加体重的关系

进食量(g)	体重增加量(g)
820	165
780	158
720	130
867	180
690	134
787	167

续上表

进食量(g)	体重增加量(g)
934	186
679	145
639	120
820	158

6. 2002 年某地 10 ~ 12 岁学生身高资料如下表所示，试绘制其 95% 可信区间的误差条图。

2002 年某地 10 ~ 12 岁学生身高频数分布

年龄(岁)	身高(cm)	人数(人)
10	145.6	7
10	145.7	8
10	146.5	5
10	147.2	6
11	148.0	12
11	148.3	13
11	150.2	8
12	157.9	11
12	155.6	10
12	156.2	5

7. 对例 20 – 1 生成的直条图进行编辑

(1) 更改直条颜色；

(2) 使直条显示数据标签。

（虞仁和　史静玲）

参考文献

［1］Norusis，M.，SPSS 16.0 Advanced Statistical Procedures Companion. Upper Saddle – River，N. J. : Prentice Hall，Inc. ，2008

［2］SPSS Inc. SPSS Advanced Models 12.0. USA 2003

［3］SPSS Inc. SPSS Base 12.0 User's Guide. USA 2003

［4］SPSS Inc. SPSS Regression Models 10.0. Chicago：SPSS Inc，1999

［5］SPSS Inc. SPSS Trends 10.0. Chicago：SPSS Inc，1999

［6］孙振球 徐勇勇主编. 医学统计学. 第 4 版. 北京：人民卫生出版社，2014

［7］颜虹 徐勇勇主编. 医学统计学. 第 3 版. 北京：人民卫生出版社，2015

［8］王乐三主编. SPSS 在医学科研中的应用. 北京：化学工业出版社，2007

［9］陈平雁 黄浙明主编. IBM SPSS19 统计软件应用教程. 第 2 版. 北京：人民卫生出版社，2012

［10］李洪成编著. SPSS18 数据分析基础与实践. 北京：电子工业出版社，2011

［11］徐秋艳主编. SPSS 统计分析方法及应用实验教程. 北京：中国水利水电出版社，2011

［12］马斌荣编著. SPSS(PASW)17.0 在医学统计中的应用. 第 5 版. 北京：科学出版社，2016

［13］陈胜可编著. SPSS 统计分析从入门到精通. 第 3 版. 北京：清华大学出版社，2015

［14］姚友平主编. SPSS17.0 与卫生统计学应用指南. 武汉：华中科技大学出版社，2010

［15］李康 贺佳主编. 医学统计学. 第 6 版. 北京：人民卫生出版社，2013

［16］方积乾主编. 卫生统计学. 第 7 版. 北京：人民卫生出版社，2012